Ces psychotiques qui vieillissent...

Pour Catherine
Pour Lorène

Collection « L'offre de soins en psychiatrie »

dirigée par Thierry Trémine

Ces psychotiques qui vieillissent...

| Georges Jovelet

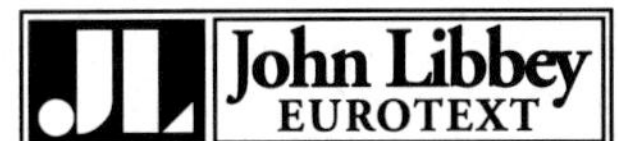

ISBN : 978-2-7420-1465-1
ISSN : 2270-1338

Éditions John Libbey Eurotext
127, avenue de la République
92120 Montrouge, France.
Tél. : 01 46 73 06 60
E-mail : contact@jle.com
http://www.jle.com

John Libbey Eurotext Limited
42-46 High Street
Esher
KT109KY
United Kingdom

L'auteur

Georges Jovelet est psychiatre des hôpitaux, titulaire d'un DESS de droit de la santé, diplômé d'éthique, d'anthropologie de l'Université de Picardie Jules-Verne. Il a exercé comme chef de service au sein de structures de psychiatrie générale avant de recentrer ses activités comme chef de pôle sur la clinique des personnes âgées. Membre du bureau national du Syndicat des psychiatres des hôpitaux, il a conjointement été vice-président de l'association scientifique de la Société de l'information psychiatrique. Il a publié différents articles, principalement dans *L'information psychiatrique*, dont il a coordonné deux numéros (« L'Amour dans les psychoses », « Psychiatrie du sujet âgé »), et a contribué à des ouvrages collectifs tels que *L'Empathie, Devenir vieux* et *Je vieillis... et ma folie ?*

Note à l'attention des lecteurs

Le contenu des entretiens et des vignettes cliniques a été systématiquement modifié, transcrit et rendu anonyme ; il ne comporte pas d'indication exacte quant aux coordonnées de lien, de temps, de profession afin de préserver les données personnelles du patient et de son entourage.

Préface

Voilà un livre qui fait d'abord honneur à son auteur, mais aussi à une profession et à des engagements à l'œuvre depuis un demi-siècle. Le « secteur », comme on dit. Georges Jovelet nous propose, avec une compétence maîtrisée, d'aborder un problème que l'on veut ignorer, sur lequel peu de choses ont été écrites : le vieillissement des patients souffrant de pathologies psychotiques, souvent placés le plus vite possible dans des maisons de retraite ni forcément compétentes, ni accueillantes, ni toujours épaulées. On remarquera que ces patients, nos patients, y sont admis autour de 60 ans, alors que la majorité des résidents entrent dans les établissements d'hébergement pour personnes âgées dépendantes (Ehpad) après 75 ans. Faut-il y voir le décalage connu entre l'espérance de vie des psychotiques et celui de la population en général ?

Le fond de ce livre est fait d'une pratique et d'un engagement qui sont ceux de la psychiatrie publique en France : elle ne connaît pas de limite d'âge, elle ne se cantonne pas à des patients gratifiants illustrant les normes néolibérales de l'autonomie et de la responsabilité.

Ici, il n'y a pas d'asservissement à la pensée protocolisée, qui signifie depuis un certain temps déjà qu'on préfère la fréquentation du dossier du patient et son évaluation au patient lui-même. Pourquoi ? Parce que nous avons parfois vieilli ensemble, parfois lors d'accompagnements de toute une vie. Comment oublier, pour chaque médecin et quel que soit son mode d'exercice, la tendresse d'avoir des « vieux patients » dans ce que cela signifie d'histoires communes, où nous devons laisser au destin, comme dans les couples anciens, le sort de savoir qui disparaîtra le premier ?

Ce livre plein d'humain, très documenté, nourri de l'expérience dans un domaine auparavant négligé, fera date.

Thierry Trémine
Directeur de la collection « L'offre de soins en psychiatrie »
Rédacteur en chef de *L'Information Psychiatrique*

Sommaire

- L'auteur — V
- Note à l'attention des lecteurs — VI
- Préface — VII
- Présentation — XI
- Avant-propos : parcours et discours — XIII

1 • Psychose chronique et logique de médico-socialisation — 1
Un intérêt pour les psychotiques âgés ? — 1
La démarche d'analyse — 6
Perspectives cliniques — 6
Place des psychotiques âgés — 11
Les psychotiques âgés : une catégorie sociale ? — 14
Une politique de santé intégrative ou ségrégative ? — 16
Les psychotiques âgés et les mutations institutionnelles — 17

2 • Être psychotique et vieux, rappel notionnel, identité sociale — 23
Être psychotique : questions cliniques et épidémiologiques — 24
Qui sont-ils ? — 29
Le suivi ambulatoire par l'équipe de secteur, le psychiatre d'exercice
libéral, le psychanalyste, le médecin traitant — 30
Rôle des proches aidants — 36
L'hospitalisation en psychiatrie : quel recours ? — 41
L'admission en Ehpad depuis une structure psychiatrique — 44
Le destin des psychotiques âgés — 46

3 • L'Ehpad : structure d'accueil possible pour les sujets psychotiques ? — 51
Éléments descriptifs — 51
Origine — 55
Conceptions et modes de vie différenciés ? — 57
Statut juridique du sujet psychotique âgé en Ehpad — 59
L'Ehpad un non-lieu pour le résident psychotique ? — 70
Enjeux cliniques, juridiques et éthiques — 71

4 • Culture institutionnelle et place des soins en Ehpad — 79
De la psychothérapie institutionnelle — 79
Comment sont organisées ces structures ? — 82
L'Ehpad, son image, sa politique d'établissement — 93
Les motifs de transfert entre institutions — 94

5 • La politique de la psychiatrie à l'adresse des Ehpad — 97
Rôle des secteurs à l'égard des maisons de retraite : historique — 97
Qu'apporte une pratique de secteur à la prise en charge de la psychiatrie
en Ehpad ? — 99
Traiter ou bientraiter les psychotiques en Ehpad — 100
Quelle place accorder au traitement médicamenteux ? — 101

Psychose, chimiothérapie et syndrome de passivité ? — 107
Passivité, hostilité et dépendance en Ehpad — 108
Le suivi « psy » des psychotiques en Ehpad — 110

6 • Un invariant historique, la ségrégation sociale — 125
La posture de porte-parole — 125
Un invariant anthropologique — 125
Les figures croisées de la maladie mentale et de la maladie d'Alzheimer — 128
Missions et omissions du rapport de P. Gohet — 129
Les oubliés de la société — 131

7 • L'enquête observationnelle auprès des établissements médico-sociaux — 133
Préalable méthodologique — 133
Que recèle ce questionnaire ? — 141
Le positionnement de médecins coordonnateurs et de psychologues d'Ehpad — 142
L'expérience de deux patients-résidents d'Ehpad — 154
Psychose, Ehpad et qualité de vie — 164

8 • Les voies du changement, les solutions innovantes : quel avenir ? — 169
Les propositions d'amélioration — 169
Fédérer les actions et les financer — 176
Les conditions de faisabilité — 177
Les actions de formation et de recherche — 177

• Conclusion — 181
• Annexe — 183
• Glossaire — 185
• Remerciements — 189

Présentation

S'intéresser aux conditions d'existence des sujets psychotiques âgés nécessite d'étudier ce qui les particularise, ce que nous effectuerons dans la première partie de cet ouvrage (chapitres 1 et 2), en isolant des éléments d'une clinique phénoménologique et sociale. Il s'agira ensuite d'observer les différents lieux qui accueillent ces sujets et la nature des liens qui s'y déploient : le domicile personnel ou familial, où le proche aidant a une place cruciale, l'hôpital psychiatrique et l'établissement d'hébergement pour personnes âgées dépendantes (Ehpad). Le devenir des psychotiques âgés est orienté vers ce dernier type d'établissement. Nous rappellerons l'historique, les missions et analyserons le fonctionnement de ces structures collectives (chapitres 3 et 4). Enfin, le dernier acteur que nous questionnerons est celui qui délivre des soins en consultation ou à l'hôpital, qui adresse le patient en Ehpad et en assure le suivi thérapeutique en lien avec le médecin traitant : le psychiatre, le secteur de psychiatrie ou, plus globalement, la psychiatrie (chapitre 5). La rencontre de ces sujets psychotiques dans leur double affiliation institutionnelle, à la fois à la maison de retraite et au secteur psychiatrique, permet d'apporter des éléments de réflexion. D'emblée se projettent en toile de fond les pouvoirs publics et la société, avec l'attente que soient conciliés humanisme, sécurité et impératif économique. Le travail d'analyse que nous proposons s'appuie sur les *parcours* individuels qui vont du suivi ambulatoire à un hébergement avec soins, en passant par les soins avec hébergement et leur évolution dans le temps, sur l'histoire des structures, sur les *discours* qui les conditionnent qui permettent d'isoler un invariant (chapitre 6), ainsi que sur des enquêtes auprès de professionnels et d'usagers (chapitre 7). Le but de cet ouvrage est de contribuer à délivrer aux praticiens au sens large, c'est-à-dire à tous les acteurs de terrain, des éléments à la fois théoriques, cliniques et institutionnels sur le sujet et à orienter les décideurs administratifs et politiques vers des solutions plus adaptées à la situation singulière des psychotiques âgés, en particulier pour ceux qui séjournent au sein des Ehpad (chapitre 8). Le devenir de ces sujets n'a pas été anticipé, et les budgets consacrés sont insuffisants ; c'est un chantier de structuration de l'offre de soins en psychiatrie de liaison et en direction des conditions de vie au domicile, du rôle des familles, des structures communautaires et des Ehpad qu'il faut ouvrir.

Nous formulons le souhait que ce livre ouvre au débat, fasse polémique, suscite des témoignages : toute réaction critique, toute controverse, sera préférable au *statu quo*, au silence et à l'exclusion dans « un espace neutralisé et pâle où la folie est comme annulée » (Michel Foucault)[1].

---

1. Foucault M. La folie l'absence d'œuvre. In : *Dits et écrits I, 1954-1975*. Paris : Gallimard, 2001, p. 440.

Avant-propos : parcours et discours

Cet ouvrage a pour objet l'étude de la catégorie des psychotiques âgés en allant à la rencontre de leur mode de vie au domicile, à l'hôpital et en établissement d'héberge-ment pour personnes âgées dépendantes (Ehpad), et de leur façon d'être. La situation de ces sujets sera analysée à la lumière de la nouvelle donne liée à la dénomination « handicapés psychiques » et à la transformation de la politique en matière de psy-chiatrie et de santé mentale, qui les amènent à intégrer les maisons de retraite à partir de 60 ans. Le sujet est complexe car les ramifications en sont historiques, impliquant les soubassements des structures de psychiatrie mais aussi des hospices, ce qui impose d'étudier l'articulation entre les politiques des domaines sanitaire et médico-social ainsi que les actions en faveur des personnes âgées. L'approche a été guidée par l'épisté-mologie, le positionnement éthique, le droit et la question sociale. Les outils d'analyse en sont la clinique, qu'elle soit d'essence psychopathologique ou anthropologique, ainsi que le résultat d'enquêtes et de rencontres *in situ*.

L'utilisation, dans le titre du livre, du terme « psychotique » justifie qu'il soit défini. La formulation plus juste serait celle de « sujet psychotique » non réduit à une affection. La catégorie générique « psychose » peut être éclairée par une organisation structurale freudienne ternaire qui délimite, à partir du rapport à la réalité, outre la psychose, la névrose et la perversion. La psychiatrie classique, dont le maître a été H. Ey, distingue chez l'adulte la schizophrénie, la psychose maniaco-dépressive (les troubles bipolaires) et les délires chroniques. Les manifestations cliniques, les modalités relationnelles et d'inscription sociale, les enjeux évolutifs diffèrent selon qu'il s'agit d'une psychose dissociative (schizophrénique) ou non dissociative. Dans ce dernier cas sont notées la rareté de la désorganisation des processus associatifs et l'absence d'évolution défici-taire. Les avancées neuroscientifiques, le pragmatisme ambiant, la place accordée à l'évaluation qui promeuvent l'objectivable, le mesurable ont donné du champ à l'ana-lyse des comportements où le donné à voir prime sur le dire ou le ressenti, et le fait sur le subjectif.

La clinique contemporaine est hétérogène. Les références classificatoires sont l'objet de controverses et éclairent les difficultés à cerner notre champ de compétence. Celui-ci ne peut se réduire à de seules conceptions médicales (*la maladie*) ou sociales (*l'anomalie, le handicap*). Notre exercice est guidé par le souci de l'humain, la prise en compte d'« existences malades » comme le formule L. Bonnafé [1] qui, avec H. Mignot, avait créé le terme d'« existentialisme clinique ». La référence à cette clinique dont la filiation est l'analyse existentielle de K. Jaspers et L. Biswanger confère au parcours du sujet psychotique la dimension d'une expérience humaine incluant souffrance et angoisses. Elle ouvre à un abord de leur trajectoire de vie par l'angle de la détermination, de la liberté et de ses limitations et *in fine* en termes de destin. Cette complexité de références ne facilite pas le dialogue avec les gériatres, les médecins traitants et les équipes non médicales confrontées à ces patients. Les modalités et les âges de déclenchement des différentes psychoses ne sont pas comparables, de même que leur génie évolutif. Tout oppose une psychose schizophrénique déclenchée au jeune âge (qui peut aboutir à des hospitalisations répétées, à un séjour hospitalier prolongé) à une déstabilisation à l'âge mûr (lorsqu'un sujet est marié, a des enfants, occupe un travail et a fait des incursions de durée courte à l'hôpital). Le recours à des soins psychiatriques ne compromet dans ce dernier cas ni sa place au sein de sa famille, ni sa participation sociale.

La psychose peut être envisagée à partir de la *diversité* de ses manifestations, amenant à parler de « psychoses » au pluriel, ou à partir d'une perspective *unitaire* fondée sur une relation différente aux autres, au langage, au symptôme, à la souffrance, aux catégories de l'amour et du sexuel. Ce qui singularise le sujet psychotique, c'est ce lien particulier à la réalité et à la vérité communément partagées. Le rapport altéré à soi-même, aux autres, au monde a des incidences sur le corps, les pensées, l'affectivité, le discours, ainsi que sur les actes. Le concept d'aliénation, désormais désuet, condensait la perte de la liberté et de la catégorie de la contingence, la soumission à un autre, une institution en place de toute-puissance. La conscience très inconstante de la maladie est déterminante dans la compliance aux soins proposés. Les expressions symptomatiques, la nature des liens conjugaux, familiaux ne sont pas univoques.

Le transfert à une équipe soignante dessine une géométrie au cas par cas. Catégorie clinique, les psychotiques sont aussi, par certains aspects que nous détaillerons, une catégorie sociale. En quoi les objets tels que le temps, les lieux, les modes d'affiliation, la sociabilité (c'est-à-dire tout ce qui concerne les échanges, l'appartenance) peuvent nous aider à saisir le destin des psychotiques âgés ? Les représentations de la maladie mentale et de l'avancée en âge sont abordées conjointement à la réponse des institutions et font l'objet d'un déchiffrement au même titre que l'étude des modes relationnels des sujets psychotiques ; les trois ordres de phénomènes sont indissociables. L'image de cette pathologie est associée à la chronicité dont G. Lantéri-Laura [2] a rappelé les racines cliniques et les variations dans la perception au cours de l'histoire de la psychiatrie. Cet auteur note qu'une hospitalisation interminable relève tout autant de la maladie que du contexte social.

Cette thématique n'a pas été traitée sous l'angle d'une vision globale, celle du sort fait aux psychotiques âgés. Les raisons du refoulement des conditions d'existence des psychotiques âgés, de leur devenir, en particulier lorsqu'ils se trouvent « déplacés », seront développées. Cette étude concerne une minorité sociale, somme d'individus plus que communauté, qui ne s'exprime pas, qui n'est pas sujette à la médiatisation. Les psychotiques âgés sont absents de toute histoire, ils sont les purs représentants « du vide, du rien, du vain » selon la formule de M. Foucault [3]. Ils font partie d'un monde invisible.

Partant d'une logique inverse, nous proposons d'éclairer la réalité de leur statut et de la mettre en perspective avec une histoire qui lui donne sens et met en cause les décideurs publics qui sont amenés à hiérarchiser les politiques de santé en fonction des âges et des pathologies. Dans ce contexte, les malades Alzheimer et les handicapés mentaux sont priorisés. Il est nécessaire d'anticiper les besoins du fait du vieillissement de la population, y compris dans cette catégorie. Les psychiatres de service public impliqués dans le processus ne protestent guère de la « défausse » vers la médico-socialisation des prises en charge et de la délégation (de fait) des suivis confiés, dans la moitié des cas, aux médecins traitants[1] ; la bonne conscience des psychiatres et leur mandat social sont donc interpellés. Les établissements d'accueil sont confrontés au manque de culture dans ce domaine, ils demandent qu'on les aide à gérer cette situation plus qu'on ne la remette en cause. L'ouverture des Ehpad à ces personnes est une variable d'ajustement qui permet d'équilibrer le budget d'établissement sans qu'un véritable projet spécifique l'accompagne. À qui profite ce silence généralisé ? Les raisons sont d'ordre économique, par glissement d'un budget d'État à celui des conseils départementaux, et d'ordre public puisque l'envoi de psychotiques chroniques, qui n'ont plus leur place dans les structures psychiatriques, en maison de retraite leur évite la désocialisation, d'être « à la rue ». Les établissements sont donc les instruments d'un ordre social qui à la fois protège et exclut. Peut-on dans ce contexte parler d'un devoir d'alerte ? Nous ne sommes plus au temps des hospices, ni même à celui des maisons de retraite, mais des Ehpad, c'est-à-dire des établissements comportant un volet soin assuré par des médecins traitants cependant peu rompus à l'exercice de la psychiatrie.

Dans ces établissements, les valeurs d'humanisation, de bientraitance, de tolérance et d'écoute sont promues, les locaux sont neufs ou rénovés. Malgré ces avancées et la bonne volonté des équipes, quelles sont les garanties pour les résidents psychotiques du respect des libertés fondamentales et de leur contrôle par des instances extérieures ? Nous interrogerons les savoirs profanes et d'essence médicale, les savoir-faire des équipes d'Ehpad et la dimension éthique dans l'accompagnement de ces résidents laissés pour compte.

Notre société est interpellée par le mode de traitement, au sens large, de minorités discriminées, objets de mesures hors du droit commun. L. Bonnafé, psychiatre désaliéniste, affirmait : « on juge le degré de civilisation d'une société à la façon dont elle

---

1. Le pourcentage varie en fonction des établissements, des secteurs et de la stabilisation de ces résidents. Dans certains Ehpad, le taux de suivi est de 20 %, dans d'autres de 80 % ; dans une enquête personnelle de 2015 portant sur 6 établissements, nous aboutissons au chiffre de 50 % qui représente la médiane.

traite ou maltraite ses fous et ses déviants ». On pourrait ajouter ses « vieux » et ses « fous vieux », formule plus juste que « vieux fous ». L'éclairage du passé, qu'il soit celui des hospices ou celui des asiles, peut être utile à la compréhension des enjeux idéologiques. L'association de deux formes de stigmates, la maladie mentale et l'âge, redouble le risque de mise à distance.

La situation des handicapés psychiques âgés est à la charnière des politiques sanitaires et médico-sociales et à l'interface des domaines de compétence du secrétariat d'État à la famille et des personnes âgées et du secrétariat d'État en charge des personnes handicapées et de la lutte contre l'exclusion. À l'échelon régional, les schémas régionaux de l'organisation médico-sociale sont scindés en deux parties, l'une consacrée aux personnes âgées, l'autre aux personnes handicapées ! Autre risque de délaissement : la psychiatrie se désintéresse des psychotiques âgés et les confie au secteur médico-social au titre d'handicapés psychiques vieillissants. Les différents rapports sur le vieillissement des handicapés attribuent une place très marginale aux handicapés psychiques qui se trouvent dans une posture d'entre-deux, sortis de la psychiatrie et mal intégrés au secteur médico-social et au monde fermé du handicap ! Le sort réservé aux malades mentaux âgés n'est pas propre à notre époque soucieuse des deniers publics, y compris quand il s'agit du service public hospitalier. Il s'inscrit dans un invariant historique : la violence qui leur a toujours été faite. Une de ses formes les plus subtiles concerne, dans notre modernité, leur envoi en Ehpad, sans garantie que des soins spécifiques y seront distribués. Les pères fondateurs du « secteur » s'étaient opposés à une séparation administrative des soins entre pathologie aiguë et pathologie chronique, qui existe de fait.

Dans une étude commandée par le ministère de la Santé, P. Gohet [4] a établi un rapport sur les handicapés vieillissants, problème de santé publique qui n'a pas été suffisamment pris en compte par les décideurs. La partie du document consacrée aux handicapés psychiques (*cf.* Annexe p. 183) est congrue, non appuyée sur des données chiffrées. Sa lecture recèle une hiérarchisation au sein de la catégorie des handicapés et une mise à l'écart du rôle de la psychiatrie. La réponse de la ministre des Handicapés et de la prise en charge de l'exclusion, en responsabilité de répondre aux besoins de chaque catégorie, est imparable et peut paraître surprenante ; elle est cependant logique. La France s'est engagée, avec l'Europe, à s'inscrire dans une société inclusive et participative. Il n'y aura pas, de ce fait, de mesure spécifique à l'égard des populations handicapées vieillissantes. Le handicap ne relève plus d'une spécialité médicale mais d'une approche collective dans laquelle nous sommes tous impliqués de manière transculturelle et pluridisciplinaire. Les malades mentaux sont rangés sous la rubrique « handicapés » qui est déconstruite au nom d'une politique d'intégration : cette nouvelle dénomination porte en germe ambiguïté et inconvénients. Cette construction-déconstruction s'apparente au tour de passe-passe du jeu de bonneteau où le *tiers exclu* de l'ensemble « psychiatrie, société, handicapé psychique âgé » est le financement et la réponse diversifiée aux besoins. Le principe éthique sert de caution au non-interventionnisme de l'État. Notons que quelques mois après cette déclaration, cette position de principe est démentie par les faits ; faisant référence au rapport Gohet, des appels à projet ont été lancés dans certaines régions pour transformer des lits d'Ehpad en unités pour handicapés vieillissants.

Certaines structures ayant regroupé les résidents psychotiques ou projetant de le faire sont en attente d'un appel à projet innovant, d'un agrément. La position première du ministère, en phase avec l'Europe, exemplifie le paradoxe clinique et social auquel tout praticien psychiatre ou gériatre est confronté pour parler de (et au nom des) psychotiques âgés. Soit ce groupe est socialement repéré, isolé, au prix de ségréguer, littéralement couper, mettre à part, soit l'identité de ses membres est déniée au risque d'un défaut de réponse adaptée, en l'occurrence de recours à des soins spécifiques.

La mise en perspective des logiques inclusives ou ségrégatives se retrouve à différents niveaux : faut-il créer des structures spécialisées pour la psychiatrie du sujet âgé ou ces patients relèvent-ils de la psychiatrie générale ? Les psychotiques âgés doivent-ils séjourner dans les unités de psychiatrie du sujet âgé, mêlés aux sujets très âgés et aux sujets présentant des troubles cognitifs majeurs (TCM), terme qui remplace celui de démence[2] ? Au sein des Ehpad, faut-il créer des unités de vie spécialisées regroupant les psychotiques âgés ? Enfin, faut-il concevoir des Ehpad dédiés à ces patients-résidents ou des unités de psychiatrie destinées à l'hébergement au long cours de ces patients dès lors qu'ils ne sont pas stabilisés ou refusent leur transfert ? La politique de santé actuelle justifie une organisation concertée et une lisibilité des actions transformatrices tendues vers l'amélioration de la qualité de vie apportée à cette catégorie de sujets.

Références

1. Bonnafé L. Préface. In : Le Guillant. *Quelle psychiatrie pour notre temps ?* Paris : Érès, 1984, p. 10.

2. Lantéri-Laura G. *La chronicité en psychiatrie.* Le Plessis-Robinson : Les empêcheurs de penser en rond, 1997, 93 p.

3. Foucault M. Préface. In : *Dits et écrits I, 1954-1975.* Paris : Gallimard, 2001, p. 191.

4. Gohet P. *L'avancée en âge des personnes handicapées. Contribution à la réflexion.* Rapport IGAS N° RM-2013, octobre 2013, 163 p, disponible en ligne.

---

2. Le terme de « démence » a plusieurs connotations qui légitiment son abandon : outre l'usage récent du mot comme superlatif, une équivalence à forcené, furieux, agité et la référence à l'exemption de responsabilité contenue dans l'article 64 du code pénal de 1810. Le mot reste usité y compris par nous dans notre développement !

1 Psychose chronique et logique de médico-socialisation

Un intérêt pour les psychotiques âgés ?

Les psychotiques âgés sont l'objet d'une négligence, qui tient d'une méconnaissance d'une partie de notre corps social. Cet oubli est celui des politiques publiques mais aussi, de plus en plus, des équipes de psychiatrie de secteur missionnées à d'autres tâches considérées comme prioritaires. Les psychotiques âgés sont de fait les oubliés de la société. J. Roblin *et al.* [1] indiquent que « 1 % seulement de la littérature s'intéressant à la schizophrénie est dédiée aux questions en lien avec l'avancée en âge », alors qu'une personne sur sept souffrant de cette affection est âgée de 65 ans ou plus.

Certaines époques se sont passionnées pour les productions imaginaires, la poésie, le rêve, le délire, l'écriture automatique, les images sous psychodysleptique, le spiritisme. On honore A. Artaud, V. Van Gogh, C. Claudel, G. de Nerval, A. Hugo, dont les parcours sont décrits par J. Garrabé et F. Seidel [2], mais nombre de psychotiques sont réduits au silence en ignorant leur potentiel de créativité et en surlignant leur déficit. Redoublant cette posture, la logique gestionnaire impose de normaliser, de protocoliser les suivis, au prix de gommer ce qui est de la singularité et de l'originalité de chacun.

Dans un article paru en 1977, M. Foucault [3] fait le projet d'un livre sur l'archéologie d'existences infâmes, au sens premier de « sans gloire », anonymes : « des vies qui sont comme si elles n'avaient pas existé, des vies qui ne survivent que du heurt avec un pouvoir qui n'a voulu que les anéantir ou du moins les effacer ». Existences amoindries dont nous sommes les témoins en tant que psychiatres qui adressent des patients dans les Ehpad, censés en assurer les suivis, mais aussi des agents participant aux instances du pouvoir.

Nous résumerons leur situation par la formulation de propositions qui ont chacune leur logique interne :

– *Les pouvoirs publics*, en l'occurrence le ministère de la Santé, ne se préoccupent guère de la catégorie des « psychotiques devenus âgés » qui vivent dans la communauté grâce à l'appui de soutiens familiaux et extrafamiliaux y compris associatifs qui proposent accueil, groupe de parole et aux soins dispensés par le secteur de psychiatrie publique : consultations, en centre médicopsychologique (CMP), parfois couplées avec des visites à domicile, fréquentation de structures d'hospitalisation à temps partiel ou de centres de jour (centres d'accueil thérapeutique à temps partiel [CATTP]). Ces soins peuvent être déspécifiés lorsqu'ils sont relayés par les médecins traitants et des infirmières libérales. Les données épidémiologiques chiffrées tant qualitatives que qualitatives sur la répartition des différentes formes de psychoses manquent pour estimer l'importance de ce groupe. Le croisement de données de files actives ambulatoires Atih (Agence technique de l'information sur l'hospitalisation) et du pourcentage global de sujets psychotiques dans la population des plus de 65 ans (un sur 7) permet d'estimer que le nombre des psychotiques âgés vivant au domicile est entre deux et trois fois plus important que celui des institutionnalisés et dépasse le chiffre de 100 000 patients. L'Union nationale de familles et amis de personnes malades et/ou handicapées psychiques (Unafam) attire régulièrement l'attention du ministre de la Santé sur le manque de moyens dédiés, d'anticipation de besoins, en particulier de structures communautaires relais autres que les Ehpad. Comme le formule Mme R. Touroude[1], le devenir des handicapés psychiques âgés est situé « dans l'angle mort des politiques publiques ».

– *Les mêmes pouvoirs publics* se soucient en revanche, pour des raisons dont l'affichage est humaniste et les motifs budgétaires car générateurs de coûts, de cette catégorie de patients devenus, selon la phraséologie administrative, « inadéquats » dans les structures d'hospitalisation. Ils n'ont plus leur place dans le système sanitaire où ils sont devenus des indésirables. Différentes terminologies ont été utilisées pour décrire la prolongation du séjour, ses conséquences en termes de « surencombrement », d'« embolisation » ou d'« enkystement ». Ces vocables apparaissent sous la plume de responsables administratifs mais aussi de psychiatres. La lutte contre la « sédimentation » vise l'amélioration du rendement thérapeutique ! Le processus de dépendance institutionnelle induite par l'hospitalisation prolongée est facteur de suraliénation et fait obstacle à leur participation sociale.

L'étude de la Mission nationale d'appui en santé mentale de 2011 [4], qui en analyse les mécanismes et propose des stratégies pour lutter contre le processus de désaffiliation, fournit des éléments chiffrés. Vingt à 40 % des lits de psychiatrie (tous âges et pathologies confondus) sont occupés en séjour prolongé par des patients dont 60 à 70 % sont considérés comme inadéquats, c'est-à-dire relevant « de situations qu'il convient de changer », au risque d'un déplacement, d'un déracinement. Les catégories cliniques sont délivrées, dans le document précité, par région : globalement, les sujets psychotiques schizophrènes et autres représentent 50 à 60 %, les troubles envahissants du développement (TED) 15 à 20 %, les handicaps mentaux 15 à 20 %. La

---

1. Madame R. Touroude est vice-présidente de l'Unafam.

prolongation du séjour durant des mois, voire des années, amène à interroger le parcours de vie des patients, le sens de l'hospitalisation et l'adéquation de l'offre de soins en psychiatrie.

– *La volonté politique* d'une liaison entre le sanitaire et le médico-social s'inscrit dans la suite du constat des limites thérapeutiques observées et de la nécessaire mobilisation de réponses médico-sociales. Des textes législatifs ou émanant de sociétés scientifiques et d'associations d'usagers, des rapports officiels témoignent de la volonté partagée de décloisonnement entre les établissements psychiatriques et les structures médico-sociales. L'ordonnance *princeps* du 24 avril 1996 prône une mise en réseau de soins destinée à optimiser la prise en charge médico-économique des patients. Le livre blanc des partenaires de Santé Mentale France, le rapport Piel et Roelandt de 2001, suivi des plans Santé mentale de 2001-2004 et de 2005-2008, l'ordonnance de simplification de 2003 qui définit le cadre des SROSS 3 (porteurs de concertation et de prise en charge multi-institutionnelle), la loi du 11 février 2005 introduisant la reconnaissance politique du handicap psychique, la loi « Hôpital, patients, santé et territoire » (HPST) de 2009 instaurant un pilotage unifié de l'Agence régionale de santé (ARS) convergent vers une action coordonnée de ces deux domaines. Réduire le cloisonnement et rendre plus lisible la planification sont des objectifs qui tendent à répondre de façon globalisée aux difficultés et à la souffrance des patients. Les points forts en sont l'articulation des acteurs sanitaires, sociaux et médico-sociaux, la politique en faveur des personnes âgées et la promotion de la santé mentale.

Les points de jonction ont du mal à se mettre en place. Les préjugés et les résistances restent tenaces quant à une conception hiérarchisée des deux registres. Les représentations et les « jugements excessifs » qui s'y réfèrent sont rappelés par M. Goldefy et P. Juhan [5]. Ne dit-on pas parfois, au sein même des hôpitaux psychiatriques, que le « social » ou le « médico-social » sont des « sous-prises en charge » enfermant, sinon plus, les malades dans des lieux de vie parfois qualifiés de « nouveaux ghettos » ? Ailleurs, il est écrit par B. Odier que « l'asphyxie de la psychiatrie » [6] peut entraîner « une autre dérive [qu']est la création d'une psychiatrie au rabais sous la forme d'institutions médico-sociales où la faible qualification et la faiblesse des effectifs du personnel créent mécaniquement des situations scabreuses ». Le guide de la Mission nationale d'appui en santé mentale (MNASM) [4] aborde ce sujet sensible : « La communauté psychiatrique peut, à juste titre, se montrer très méfiante vis-à-vis d'attitudes ou de décisions qui, à partir d'enquêtes et sous couvert de rationalité thérapeutique, organisationnelle ou stratégique, mais en réalité principalement économique, relèveraient, pour le bien des patients, d'un renforcement ségrégatif néo-asilaire ».

Le secteur médico-social peut, à l'opposé de la psychiatrie publique, sélectionner les personnes accueillies, ce qui est source de tensions. Une étude anthropologique sur l'image sociale des Ehpad, telle qu'elle est perçue par les mêmes équipes qui leur confient des patients, serait utile. Peut-être faudrait-il distinguer les soignants qui interviennent régulièrement dans ces structures de ceux qui n'en ont que des *a priori* distants. Le « médico-social » peut fustiger les pratiques psychiatriques liberticides, les abus de traitement, l'usage de la contention ! Ces stéréotypes sont autant de freins aux échanges et à la confiance envers les partenaires à propos desquels le mot « divorce » a été prononcé. M. Goldefy et P. Juhan, dans leur travail [5], rendent hommage aux équipes du médico-social « dont le mérite n'est pas assez connu et pas assez reconnu ». Ce déficit de visibilité, ce besoin d'expression, ce sentiment d'être souvent « oubliés [...] a été très perceptible ». Nous partageons cette réflexion et considérons que, si les psychotiques séjournant en Ehpad sont les oubliés des pouvoirs publics, les équipes qui les accompagnent, qui ont le souci de leur bien-être manquent de reconnaissance. La clientèle des Ehpad s'est diversifiée, ce qui rend les pratiques plus complexes. Aux sujets âgés polypathologiques s'ajoutent les patients présentant des pathologies neurodégénératives et différents handicaps physiques, mentaux, psychiques ! Le sentiment dépréciatif est lié à la dynamique de transfert des patients du sanitaire vers le médico-social, sans octroi de moyens supplémentaires et ce, aux fins de réaliser des économies de santé. La spécificité des approches se mue dans les représentations en délégation de compétence et en sous-qualification. La visée politique de réduction des coûts en matière de santé passe par une réduction des lits et des durées des séjours dans toutes les disciplines, ce qui entraîne un effet de glissement : sont confiés aux soins de suite et de réadaptation (SSR) des missions qui incombaient aux services aigus et aux Ehpad, comme des hospitalisations pour fin de vie accompagnées de soins palliatifs.

– *La psychiatrie publique* a modifié sa philosophie de soins qui était d'assister, y compris au long cours, ces patients. Assurer l'accueil (autre nom de l'asile) et traiter au sens large a été une de nos missions de service public. La psychothérapie institutionnelle a placé la culture du lien social et le collectif comme références de son principe thérapeutique. L'exigence de rentabiliser les actions de soins a entraîné une diminution du nombre des lits de 120 000 à 56 000[2] (soit – 56 %) entre 1987 et 2005, le raccourcissement de plus de moitié de la durée de séjour (passant de 86 à 41 jours entre 1989 et 2003), ainsi qu'une réduction drastique des coûts. Les patients présentant des « troubles psychiques durables » sont perçus avant tout comme un échec et n'ont plus leur place dans des structures de soin à vocation aiguë. Ces « chroniques irréversibles » renvoient l'image péjorative de la faillite de l'entreprise de réhabilitation psychosociale. La psychiatrie « moderne », en devenant « santé mentale », a vu ses missions s'amplifier, être soumises à de nouvelles demandes, à des files actives en croissance exponentielle, tant en ambulatoire[3] qu'en hospitalisation, qui l'amènent à se recentrer sur des thérapeutiques limitées dans le temps et l'effet rapide des médicaments. La notion de

---

2. Selon les données statistiques de la Direction de la recherche, des études, de l'évaluation et des statistiques (Drees) de 2005 concernant l'hospitalisation complète tous âges et tous exercices confondus.
3. La file active des consultations a augmenté de 56 % entre 1989 et 1999 et est passée de 1 million de personnes en 2003 à 1,6 million en 2013 selon les données de la Drees et de l'Agence technique de l'information sur l'hospitalisation (ATIH).

psychoses résistantes aux psychotropes s'est substituée à celle d'impasse thérapeutique impliquant l'équipe chargée du soin... L'efficacité de notre discipline est contrecarrée par le processus de chronicisation. Les patients de longue évolution peuvent faire l'objet d'un investissement minimal des équipes. Certaines unités sont désertées par les psychologues, et les psychiatres n'y interviennent que ponctuellement. Pour ces personnes hospitalisées au long cours, dont les séjours (selon une étude de 2009 citée par la Cour des comptes[4]) représentent 5,6 % à plus de 6 mois et 3,3 % à plus d'un an, « il n'existe plus de projet de soins en tant que tel »[5]. Selon le rapport précité, « les hospitalisations se prolongent au détriment des patients et de leurs libertés individuelles ». Le bénéfice ou l'effet délétère d'un séjour prolongé ne relève pas d'un écart à une norme comptable, elle est à évaluer cliniquement, au cas par cas, sans *a priori*. Les facteurs favorisants sont, outre des éléments liés à la pathologie, un effet réduit des médicaments, l'absence d'adhésion aux soins, des éléments de précarisation sociale, la rupture conjugale ou familiale, l'absence de travail et de logement, qui aggravent la désorganisation psychique. La question des libertés individuelles mérite d'être citée car, pour des raisons pratiques, ces patients « au long cours » sont en majorité sous le régime de l'hospitalisation libre. Ils ne bénéficient pas des mêmes garanties que ceux placés sous contrainte, bien que séjournant parfois en unité fermée. Quel est le degré de liberté lorsqu'on est sous le double effet d'une aliénation mentale et sociale ? L'absence durable de projet alternatif et l'approche des 60 ans facilitent la délégation des prises en charge vers les unités de psychiatrie du sujet âgé, lorsqu'elles existent, à l'occasion d'une ré-hospitalisation avec demande d'un relais de suivi ambulatoire ou d'orientation explicite vers une maison de retraite !

– Adresser ces patients à partir de 60-61 ans, voire moins en cas de dérogation, en Ehpad est perçu comme LA solution alternative. À partir de ce seuil, les patients seraient arbitrairement en rémission ou guéris, ce que contredisent la réalité quotidienne et le maintien de traitements psychotropes très conséquents. Des rationalisations permettent de mettre à distance les affects de culpabilité : l'abandon de tout projet véritablement thérapeutique, la sortie de l'hôpital psychiatrique pour une structure moins connotée par la maladie mentale signant une stabilisation. Le patient-résident peut, dès lors, se passer de soins spécialisés, voire d'un suivi psychiatrique. Comme l'indiquait J.-P. Coupier [7] : « le recours au psychiatre peut paraître superflu. Opinion à laquelle le psychiatre lui-même donne amplement corps lorsqu'il s'empresse de transférer à l'hospice le malade qu'il juge stabilisé, sinon guéri, et qui... l'encombre ! ». Ce glissement du sanitaire vers le médico-social exemplifie la convergence du pouvoir administratif et du pouvoir médical au service de la protection des personnes, d'une économie de moyens et de la préservation de l'ordre social.

---

4. *L'organisation des soins psychiatriques.* Cour des comptes, Rapport de l'année 2000, 32 p.
5. Guitton B. *Les doubles inadéquations.* Observatoire en santé mentale du syndicat inter-hospitalier santé mentale Loire-Atlantique 2004, cité par la MNASM [4], p. 20.

– Le service public et la psychiatrie se défaussent des psychotiques dits « chroniques » vers des Ehpad dont les équipes ne savent pas s'occuper. Ils n'en ont ni les moyens ni la vocation ; ils ne sont pas formés, n'ont pas de culture de la psychose mais de la maladie d'Alzheimer qui comporte des « troubles psychotiques », ce qui aggrave la confusion. Le risque est de passer d'une inadéquation en milieu hospitalier, qui en l'occurrence ne l'est pas, à une inadéquation d'âge et de comportement en Ehpad ! Ne devrait-on pas se préoccuper d'avoir un préalable de formation, de recrutement de personnel compétent là où, pour le moment, les accueils sont improvisés et la spécificité de l'accompagnement banalisée ? La bonne volonté ne peut remplacer ni un savoir théorique ni l'expérience, éléments constitutifs de la compétence. La légitimité sociale de ces structures justifie l'appropriation d'un savoir scientifique et l'exercice d'une pratique éclairée, garantes de la professionnalisation.

La démarche d'analyse

Notre témoignage s'appuie sur l'expérience de consultations de CMP ou hospitalières et d'une connaissance des structures, qu'elles soient psychiatriques (en l'occurrence un établissement public de santé mentale qui dessert une grande partie des secteurs de l'Aisne) ou médico-sociales (les Ehpad du département). L'élaboration dépasse les particularités de cette zone démo-géographique pour accéder à des principes généraux et généralisables. Cette projection impose des réserves liées au particularisme de l'histoire des secteurs, à leur implication dans la réponse psychiatrique aux besoins des sujets âgés et à leur équipement, à la densité de psychiatres qui est faible dans la région picarde, désormais intégrée dans les Hauts-de-France, qui était placée au 20e rang sur 24 de la démographie de ces spécialistes.

Perspectives cliniques

La réflexion, sur être psychotique et vieux, amène à prendre la mesure de l'adossement de ces deux catégories de nature radicalement hétérogène à partir des apports de la phénoménologie et de la psychopathologie qui, ici, sont intimement imbriquées. La réalité de l'expérience psychotique sera éclairée à partir de l'altérité, du sentiment d'existence, de la conscience de soi, de la temporalité, de la mémoire, de l'historicité et de la chronicité. Deux instances nouent ces différents points : le rapport à la parole et au langage, et la place du corps. C'est un parcours qui prend appui sur les dispositions fondamentales de l'être psychotique. Les façons de vieillir diffèrent pour un sujet névrosé confronté aux catégories de la perte, du dessaisissement lié à l'âge, pour un patient présentant une maladie d'Alzheimer dont la conscience du devenir vieux est altérée par les failles du processus de penser, de mémoriser, de discerner ou pour un patient psychotique qui n'a pas la même relation à la catégorie du futur !

Dans *La Conscience* [8], H. Ey contribue à cette recherche en mettant en série le moi névrotique, le moi aliéné et le moi démentiel... sans référence à l'avancée dans l'âge. Quand le névrosé refoule l'idée du vieillissement et de la mort, pour un sujet Alzheimer, véritable modèle d'accélération du vieillissement, c'est plus la peur de la dégradation mentale et physique qui fait souffrance au début de maladie et qui est secondairement objet de méconnaissance dans l'anosognosie. Pour le psychotique, ces questions sont le plus souvent recouvertes par le déni. Cette confrontation des éprouvés n'est pas seulement une donnée théorique ! Les équipes d'Ehpad sont amenées à rencontrer au quotidien ces trois catégories de résidents dont les problématiques et le mode d'adresse à l'autre divergent radicalement.

L'altérité du psychotique, un autre différent, étranger

La rencontre avec l'autre, ou de l'autre psychotique, recèle à la fois la quête de traits liés à l'appartenance à la communauté humaine, mais aussi des divergences dans la manière de vivre, de penser, de concevoir le sens d'une vie ou celui du monde. Cette confrontation avec un autre différent amène l'observateur à un décentrement de soi, à un questionnement sur son fonctionnement psychique, culturel, social. Ce qui peut paraître naturel, d'évidence, interpelle : cette démarche dérange, fait vaciller les repères, les références, elle est source du mal-être ressenti par les équipes d'Ehpad.

Soulignons, dans ce regard porté sur cet autre, la proximité des termes « étrange » et « étranger ». Le premier qualifie souvent le psychotique, d'abord étranger à lui-même et dont le contact recèle un caractère énigmatique, hermétique, peu compréhensible. Le malade mental, par le contenu de son discours, l'angoisse qu'il peut susciter, son attitude bizarre, est souvent perçu comme l'est l'étranger, avec réserve ou réticence entraînant une mise à distance hautaine. Sa prestance ne va pas de soi, elle dérange, interpelle. Ce style différent peut mettre mal à l'aise. Le sujet psychotique n'est pas, comme le névrosé, dans le semblant. Il ne compose pas. Sa position de hors-la-loi commune lui procure un sentiment d'omnipotence qui se heurte aux règles de l'institution. Le discours de vérité met à nu la facticité de ses interlocuteurs, d'où le qualificatif d'« impoli » des schizophrènes, dont le cynisme dérange. Il y a une perte de contact avec l'évidence des choses à l'origine d'angoisses, de perte de sens ou, à l'opposé, quand tout fait signe. D'où un brouillage de la signification.

Le temps dans la psychose a été associé à un temps figé, éternisé, celui du « hors temps » comme on dit « hors discours », c'est-à-dire que la perception du temps est discontinue. Le temps chronologique, « horloger », social, est déconnecté du temps vécu..., selon J. Oury [9] qui souligne que « dans le rapport avec le psychotique, ce que l'on peut appeler l'écoute, un peu bêtement, c'est l'attention absolue de ce qui est dit sans le projeter dans une dimension historique. » Chez le psychotique, il y a un « bouleversement de la temporalité ». Ce décalage est patent lorsque le rapport au temps est pris dans des idées délirantes que l'on rencontre par exemple dans le syndrome de

Cotard avec la négation d'organe et l'illusion d'être mort. L'accélération du temps est présente dans la manie. Dans la mélancolie, on observe, au contraire, une stase, un temps pétrifié... Chez le schizophrène ou le paranoïaque, le rapport au temps est marqué par le temps d'avant et d'après la décompensation. Le déclenchement fige le temps du bouleversement existentiel qui touche à toutes les catégories de l'être et aux investissements. Le temps est ici d'abord celui du délire et de ses effets sur le soi et les autres. La certitude qui fixe la pensée peut émerger de façon brutale ou faire l'objet d'une lente maturation délirante, être tendue vers une espérance de reconnaissance d'un préjudice, de revanche, de possession de l'objet support de l'érotomanie.

Les modifications temporelles de l'expérience de dépersonnalisation ou du délire sont d'autant plus sensibles qu'elles peuvent se redoubler de la perte de repères sociaux tels le travail ou la vie de famille en cas de divorce. Ces repères sont remaniés par une hospitalisation prolongée qui impose un temps ritualisé dans un ordinaire pris ici dans son sens liturgique. Le temps du sujet se confond alors avec le temps immuable de l'institution. Le sujet se trouve exclu d'une inscription, voire du temps lui-même. La notion du temps est articulée au manque à être qui ouvre à la capacité de se projeter dans un futur. C'est le désir comme promesse, catégorie subordonnée à l'expérience de la privation. Il s'en déduit chez ces sujets une perception différente de l'ennui, alliance d'un temps suspendu et du désœuvrement, de la satisfaction, de l'idée du bonheur et, par conséquent, de la qualité de vie. Cette temporalité diffère de celle du soignant mobilisé par de multiples tâches, affairé, et de celle des administratifs figurée par le chiffrage des durées de séjour et des coefficients d'occupation.

Ce rapport du sujet psychotique au temps n'est pas sans conséquence quant à l'accompagnement. Y.-M. Le Guernic [10] indique deux voies possibles : « [il peut s'agir] parfois d'ouvrir ou de soutenir un travail sur la temporalité de sorte que le sujet soit un peu moins hors temps, hors histoire. Dans d'autres cas, il faut venir voiler ce qui s'est ouvert dans l'instant de voir du réel de la mort, de la crudité du corps, qui n'est pas suivi par un temps pour comprendre la subjectivé par le sujet psychotique. »

Autre élément à prendre en considération dans les coordonnées de ces sujets, **le corps**, dont la représentation et la perception sont remaniées par le processus psychotique. La perte d'unité ou d'intégrité résume les manifestations d'un corps morcelé, dissocié, emprunté, dont les limites du dedans et du dehors sont poreuses. La dépersonnalisation s'accompagne d'une angoisse absolue. La psychose amène un déplacement, une confusion entre les registres de l'organisme, de l'enveloppe charnelle et du corps érotisé. Le corps peut être le support de la transformation délirante, d'illusions tactiles ou d'hallucinations cénesthésiques. La plainte hypocondriaque, « langage d'organe », est omniprésente et exacerbée par les effets des médications. Le rapport entre la construction de l'image individuelle du corps et l'inscription dans le collectif varie en fonction de la structure psychique : dans la psychose, c'est une double déliaison qui est au premier plan.

Le rapport singulier au temps et au corps a des incidences sur la *conception du sens de l'existence et du cycle de la vie*. L'échéance finale est déniée, le sujet ne semble pas concerné. En témoigne la négligence dans la préservation de la santé, les différents modes dans la mise en risque du corps, la nature des thèmes délirants d'immortalité ou de fin du monde. La menace vitale n'est pas internalisée, sous-tendue par la crainte d'une défaillance somatique, mais projetée sur un autre qui persécute et peut vouloir votre fin. La mort des proches est souvent l'objet d'un deuil pathologique avec décompensation déliro-hallucinatoire différée. Le réel de la mort peut faire effraction comme chez ce résident psychotique admis en Ehpad qui, confronté sans médiation à une série de décès de résidents très âgés, a exigé, affolé, son retour à l'hôpital. Cet épisode lui a fait prendre conscience de son statut de mortel.

La mémoire est articulée au temps et à la conscience qui, pour H. Ey [8], « en tant que structure complexe, celle de l'organisation même de la vie de relation, lie le sujet aux autres et à son monde », c'est-à-dire à ce que vit le sujet de sa réalité psychique propre *Eigenwelt* et dans sa réalité environnante *Umwelt*. Pour mieux saisir les coordonnées d'un sujet psychotique âgé, il est utile d'étudier la spécificité de sa mémoire dès lors que le rapport au temps et à la conscience diffère de la référence au sujet névrosé qui réalise l'évaluation. La nature de la mémoire, pour un sujet psychotique, doit être posée en termes, non pas quantitatifs à partir d'évaluations scalaires, mais qualitatifs. Cette précision est nécessaire pour analyser les liens entre psychose et troubles cognitifs majeurs et faire un parallèle entre les altérations de la mémoire dans ces deux contextes... Nous savons depuis Freud que la mémorisation est tributaire de processus conscients et inconscients et de mécanismes de défense : le refoulement, le déni, la dénégation... Le névrosé, le psychotique et le pervers n'ont pas le même mode d'emploi de la mémoire, du langage, le même type d'affect. Chez le sujet psychotique, le refoulement fait place au déni, les processus primaires priment sur les processus secondaires, sur la métonymie, sur la métaphore. Cela aboutit aux paradoxes de la « mémoire psychotique » : « ces patients apparemment se souviennent de tout, mais n'ont accès à rien » (D. Söderström [11]).

Le *discours du patient*, c'est-à-dire son dire et la manière dont il s'adresse à l'autre, surplombe et noue ces perspectives cliniques. Plusieurs niveaux peuvent être distingués selon que l'on analyse le contenu des propos, délirants ou dissociés, ou le langage lui-même qui peut être altéré par des barrages, l'usage de néologismes, les stéréotypies ou désorganisé. Le contexte est marqué par la réticence avec propos parcimonieux ou, au contraire, intarissables logorrhées et demandes incessantes. La clinique s'appuie d'abord sur ce mode d'expression du patient. La verbalisation chez le psychotique âgé peut être la traduction d'un trouble du cours de la pensée (figée, parasitée), de la construction délirante, mais aussi le reflet des effets des médicaments, à l'origine d'un ralentissement psychomoteur, d'une sécheresse buccale, de dyskinésies oropharyngées, d'une dysarthrie. Ces différents éléments concourent à ce que les échanges verbaux soient difficiles, prennent du temps, nécessitent une attention soutenue. Ce que dit le patient est souvent marqué à cet âge par un désintérêt qui tient à une certaine surdité de l'entourage, à un sentiment d'usure, mais encore à l'idée commune que ces vieux psychotiques perdent la tête, le sens des choses, le souvenir des mots. Ce regard dépréciatif amène à les taxer d'incohérents, à les assimiler à des sujets déments. Ce contexte favorise une clinique comportementale où ce qui est pris en compte c'est avant tout comment le patient agit au quotidien plus que ce qu'il dit ou vit.

Ce sont ces modalités du rapport à soi-même, au temps, à la mémoire, aux autres et à la réalité commune qui font que le sujet psychotique rencontre des difficultés durables à s'inscrire dans la norme sociale de son époque, à faire lien. Manque une jonction entre ces instances qui permettent la mise en histoire, c'est-à-dire la narrativité, y compris de leur propre vie, dans la mémoire autobiographique... Cette incapacité structurale est l'une des composantes majeures de l'affection. Elle facilite les hospitalisations parfois prolongées et le processus de chronicisation. Cette dynamique de décrochage des liens sociaux est liée au génie évolutif de la psychose, mais également à la discrimination liée aux représentations sur la maladie mentale, à la nature du traitement institutionnel et à la solidité de l'engagement et de la contenance familiale qui peuvent être mises à rude épreuve.

Qu'en déduire pour le positionnement des soignants ?

Cette introduction sur le sujet psychotique âgé, son vécu, son être au monde n'est pas seulement un apport ou un rappel théorique. Elle vise à entrevoir une façon autre de penser la psychose, de s'adresser à ces résidents singuliers, hors-norme, hors du sens commun. L'absence d'expérience clinique amène à une approche comportementale fondée sur des jugements binaires réducteurs (productif/passif, coopérant/méfiant ou hostile, calme/agité) et à des préjugés. Ces résidents expriment peu ce qu'ils vivent, ou sur un autre mode comme la plainte corporelle ou l'acte. Leur ambivalence peut amener à des contradictions qui mettent à l'épreuve la pensée logique. Cette difficulté dans l'échange entraîne les soignants à interpréter, à projeter leurs propres affects. Un autre point concerne l'existence ou non d'une activité délirante. La médicalisation des soins en Ehpad amène à considérer le délire comme un symptôme à éradiquer à la manière d'une infection à résorber ou comme une scorie du discours. Freud nous a enseigné que le délire est aussi une tentative de guérison, une reconstruction de l'existence. Il peut s'agir d'une solution, d'une invention du sujet témoignant d'un bouleversement interne. De là naît une possible « tolérance » pour les idées délirantes présentes chez ces résidents dès lors qu'elles ne sont pas envahissantes, porteuses de menaces ou d'une négativité destructrice. Une telle activité développée *a minima* peut être préférable, au plan de l'économie psychique du sujet, à un syndrome de passivité lié à l'intensité du traitement reçu. Le cadre thérapeutique, celui du suivi par un psychiatre, un psychologue, permet de lui donner une adresse *via* le transfert. La sensibilisation au champ de la psychose permet aux équipes qui se montrent régulièrement intéressées, ouvertes à cette élaboration, de se positionner par rapport à l'expression délirante en n'y adhérant pas mais sans la contredire et en évitant toute dramatisation. Pour chacun, l'effort pour bien dire et l'effort pour bien entendre ont partie liée. Le délire est construit sur un socle de certitudes qui, à l'opposé d'une croyance ou d'une conviction, n'est pas discutable, dialectisable, c'est-à-dire réfutable. De même, se tenir à la distance « juste » dans la relation à l'autre psychotique, sans chercher à interpréter ses propos, permet d'éviter au résident (et aussi au soignant) le risque fusionnel, le sentiment d'effraction ou au contraire l'impression d'un rejet hautain. Ces éléments constitutifs des actions de formation permettent d'améliorer les conditions d'accueil et l'accompagnement de ces résidents et à tendre à une alliance thérapeutique.

Place des psychotiques âgés

Cette formulation qui implique une fonction symbolique structurant l'ordre spatial, temporel, générationnel par une mise en opposition nous amène à définir les trois termes contenus dans la proposition (place, psychotique, âgés)... qui conduit à l'« altérité » radicale du sujet psychotique.

Place*[6]

Le mot a plusieurs acceptions dont la première, issue du sens originel, se réfère à un lieu, à une portion d'espace, d'où la position qu'une personne occupe, où elle vit et le fait d'être admise dans un ensemble, d'être classée dans une catégorie. Il s'en déduit une situation matérielle, morale ou sociale qui amène à la reconnaissance de la part du groupe qui lui confère une « identité ». Dans ce dernier sens, la place relève de la fonction symbolique et du statut. Les enjeux en sont éthiques et politiques. Pour les psychotiques âgés, cette notion de place interroge à la fois le lieu de vie et la place qu'ils occupent dans les représentations et dans leur accompagnement et celle dont ils sont exclus, parce que résolument différents et affectivement ou socialement disqualifiés. À quelle place est assigné un sujet psychotique ? Habiter un lieu vivant et avoir un ancrage où se loger ne sont pas équivalents. L'exil peut être intérieur comme chez l'autiste ou l'hébéphrène... le transfert sur la structure est ici essentiel. Soit s'entourer d'objets familiers, lui donner vie ; il est saisissant à quel point les espaces où vivent les sujets psychotiques en Ehpad sont soit nus contrairement à la surcharge d'autres chambres de résidents, soit encombrés d'objets rebus, de déchets, comme ces résidents qui tentent de reconstituer leurs univers encombrés avec leurs sacs plastiques, cassettes, compacts disques ou autres ébauches de collection par amoncellement.

---

6. Selon la définition du *Dictionnaire culturel en langue française* d'A. Rey (Le Robert Dictionnaire, 2005), l'ensemble des mots portant un astérisque ont la même source d'acception.

La question de la psychose

Elle peut être abordée à partir de sources historiques en prenant appui sur les changements de dénomination qui correspondent à des regards cliniques, des organisations de soins et des conceptions différentes, profanes puis scientifiques, de la folie... Ces glissements sémantiques ont pour ambition de rompre avec des représentations négatives du « fait mental », de la folie puis de la maladie mentale. Se sont succédé les appellations du fou puis de l'insensé, la figure de l'aliéné, du malade mental, du dégénéré et du psychiatrisé (les hôpitaux psychiatriques datent de 1937). Le terme « schizophrène » décrit par E. Bleuler [12] en 1911 reste d'usage non remplacé par celui de psychotique et de psychose. Le terme de « handicapé psychique » est apparu dans les années 2000. Les nuances terminologiques ne s'accompagnent pas *de facto* de mutations dans les représentations. Il y a le « voulu » et il y a ce qui est refoulé. En psychiatrie, c'est toujours l'image de la folie dans ce qu'elle a de brutal, de hors norme, qui tente d'être occultée. Trois notions sont associées dans les représentations communes à la folie et à la maladie mentale : l'absence de responsabilité, l'inéluctabilité et la violence[7]. Nous isolerons deux dénominations qui marquent une rupture à la fois épistémique et dans les représentations.

Aliéné : cet adjectif substantivé est contemporain de la création des asiles d'aliénés de 1838 et du délaissement de l'étiquette d'insensé : on reconnaît à l'aliéné une part de raison, de discernement lui permettant l'accès au traitement moral au sens de mental, d'inspiration médico-philosophique en rupture avec les méthodes physiques brutales. P. Pinel dénonce à leur propos un « délire médical ». Cette désignation s'accompagnait d'une mesure civile associée à l'hospitalisation désignant des incapables majeurs, d'une loi d'exception qui déterminait la possibilité de soins sans consentement, le placement volontaire et l'exemption de responsabilité pénale en cas de crime, issu du Code pénal de 1810.

Aujourd'hui, le vocable officiel est celui d'« handicapé psychique », qui souligne une difficulté dans le lien à l'autre, une incapacité sociale, conséquence de la psychose. Ce terme, introduit dans la loi d'orientation du 30 juin 1975 en faveur des personnes handicapées, consacre les troubles ou symptômes et leurs conséquences en termes de « désavantage social » selon la classification de P. Wood. Cette perspective amène à recentrer les soins autant sur le versant social que sur le versant sanitaire. Il existe une juridiction particulière concernant les soins sous consentement, une exemption de responsabilité et la possibilité d'une allocation de ressources : l'allocation aux adultes handicapés (AAH).

---

7. On se reportera au document publié dans la lettre de la Drees N° 347 d'octobre 2014 intitulée « Troubles mentaux et représentations de la santé mentale, premiers résultats de l'enquête *Santé mentale en population générale* ».

Les différentes dénominations de la maladie mentale correspondent à autant de constructions, de modèles au sens de la « formation de concepts dans le champ des sciences » qu'a développé T. Trémine [13]. Le curseur se déplace au sein de notre discipline entre les tenants d'une causalité psychique, d'un soubassement organique et la conséquence de l'environnement social, une sociogenèse.

En médecine, une terminologie nouvelle amène l'obsolescence des précédentes. Dans notre discipline, la moindre effraction sous forme d'un écart avec la norme fait resurgir les anciennes désignations qui demeurent vivaces, et l'appellation de « fou » ou « vieux fou » émerge du discours ambiant... Il y a en fait deux sortes de dénomination : celle du médecin qui identifie la maladie (l'étiquette à partir de la nosographie) et le discours commun. Maladie et malade se superposent de façon métonymique, ce qui recèle la violence contenue dans cette identité imposée. Cette réduction de « schizophrène » pour sujet présentant un état schizophrénique recèle un abus de langage qui est révélateur d'une vision totalitaire de la médecine et des représentations qui sont redoublées par l'affiliation à un lieu. En maison de retraite, les psychotiques accueillis n'ont d'autre passé que celui de la provenance principale d'un établissement psychiatrique qui résume leur trajectoire de vie, leur histoire ; ils viennent de Prémontré, de Sainte-Anne, de Ville-Évrard ou de Clermont-de-l'Oise... Passé et présent sont confondus. Quand on est étiqueté « psychotique chronique » venant de tels établissements, on n'est plus que cela, rien d'autre. Ce refoulement d'une partie de l'histoire du sujet est favorisé par l'absence d'informations anamnestiques fournies par les équipes qui l'ont adressé... Mais rien n'a d'autre importance que cette provenance institutionnelle qui résume et réduit toute la trajectoire de vie et tient lieu d'assignation identitaire, de marquage. La mise en récit des faits de l'existence et de l'expérience vécue est un élément essentiel dans l'accompagnement personnalisé du résident contenu dans le projet de vie et de soins. La fonction de la narrativité trouve ici toute sa place afin de réinscrire le résident comme témoin et acteur de sa propre histoire, et vise à restituer du sens. La préservation des liens familiaux ou la tentative de renouer avec l'entourage est une étape également importante.

La question de l'âge

Quant à la définition de l'être « vieux », elle renvoie classiquement autant à l'éprouvé de l'avancée en âge, c'est-à-dire d'un imaginaire personnel, que de la désignation sociale qui correspond le plus souvent à celui de la retraite. En psychiatrie, la frontière d'âge est celle de 65 ans, en gériatrie de 75 ans, exception faite pour l'inclusion de sujets polypathologiques ou objets d'un handicap.

Du point de vue juridique, si à l'âge peuvent être associés un affaiblissement et une vulnérabilité, il n'existe pas de démarcation. La capacité civile du sujet âgé est celle de l'adulte, pondérée par l'appréciation subjective d'une fragilité physique ou psychique voire d'une dépendance. Les psychotiques sont majoritairement hors circuit du travail ordinaire, en emploi protégé, en invalidité ou bénéficiaires d'une AAH et, lorsqu'ils sont hospitalisés de longue date, se trouvent souvent coupés de faits marquants personnels ou d'événements sociaux qui comptent. La notion d'avancée dans l'âge est pour eux une chose abstraite ; ils se sentent peu concernés. E. Kraepelin [14] notait : « ils ne participent pas aux événements qui les entourent et ne se préoccupent absolument pas du temps ni de leur avenir ». Pour le psychotique, l'avancée dans l'âge n'expose pas à une expérience ou à une épreuve de renoncement, comme pour les névrosés. Avec le temps, l'acculturation à l'institution les amène à vivre dans un présent sans *histoire*. L'accès aux 60 ans correspond le plus souvent à un changement radical d'orientation, en l'occurrence l'admission en Ehpad. Comme l'indique E. Dermenghem à propos de « son » patient, Vincent, qui a séjourné 30 ans au centre hospitalier (CH) de Saint-Alban : « Prend-on sa retraite de schizophrène ? »[8]. Cette charnière juridico-administrative est ici théorique mais a des incidences quant au maintien dans certaines structures et à l'admission dans d'autres, du fait de la dualité des systèmes. Pour A.-P. Van Amerongen, « l'avancée en âge des personnes ayant un trouble schizophrénique ne les fait pas passer par miracle de la psychiatrie à la gériatrie » [15] car « la maladie psychotique demeure active tout au long de la vie de la personne malade. Ceux qui sont bien placés pour le constater sont les membres de la famille et de l'entourage » [16]. Le changement du lieu de vie est le marqueur du processus de vieillissement qui, autrement, s'inscrit dans un continuum. C'est « l'impression de devenir une vieille » cité par une résidente d'Ehpad en réaction à son entrée en maison de retraite (*cf.* l'entretien de Mme T. au chapitre VII).

Les psychotiques âgés : une catégorie sociale ?

Prendre comme objet d'étude la catégorie des malades mentaux âgés suppose l'existence d'une communauté ayant une identité sociale qui ferait un groupe à part entière, affiliée à un lieu. Qu'est-ce qui permet de les définir, de les cerner... c'est-à-dire quelle est la portée de ce travail ? Il y a des arguments pour et d'autres contre. Dans les éléments contribuant à cette identité sont inclus des critères de délimitation qui peuvent être internes (liés à une appartenance à une culture) ou externes (un parcours psychiatrique commun, la situation d'assistance, le même regard porté par la société). Cette catégorie relève autant d'une assignation à caractère idéologique que d'une définition clinique, c'est-à-dire à contenu scientifique. Quels sont les arguments contre : il s'agit d'une « population », terminologie sociologique, virtuelle. La catégorie des psychotiques âgés n'a pas d'homogénéité, de véritable identité. Il y a par ailleurs une hétéronomie entre une classe clinique et une catégorie d'âge...

---

8. Selon la formule de E. Dermergenghem, « Vincent reste, les médecins passent, trente ans plus tard Basile » Psy cause 1997 ; 7-8.

Les psychotiques n'ont pas de lieu de vie spécifique. On pourrait parler à leur sujet d'habitat dispersé, pas d'organisation sociale. Manque une structure communautaire portée par des valeurs, une langue, un rapport à un leader, des relations de solidarité. Leur regroupement est artificiel et résulte d'interventions extérieures d'ordre sanitaire ou médico-social. Une approche psychanalytique déconstruit cette fiction d'un groupe et prend en considération chaque cas dans sa singularité. Il s'agit d'une intégrale au sens mathématique, soit la somme d'individus pris chacun dans le « un par un », plus que d'un groupe constitué par affinité ou traits d'identification... Lorsqu'on isole la « catégorie collective des malades mentaux âgés » (expression retenue par D. Jodelet [17]) ou un « groupe socialement identifié sinon constitué » (B. Odier [18]), s'agit-il d'un abus de langage et d'un forçage résultant d'une réduction idéologique ?

Catégorie clinique et représentation sociale ?

Il peut être heuristique de s'intéresser à leur devenir, car les psychotiques âgés ont en commun :

- le rapport à la réalité, au discours ambiant, à leur corps, à leurs objets, qui est en décalage avec les aspirations communes. Ils ne s'inscrivent pas dans la quête de pouvoir, de la possession, de la rivalité. Résolument différents dans leur absence de revendication à une importance sociale, ils sont, au regard des aspirations et croyances partagées, des « hérétiques ». Sauf exception liée à des idées mégalomaniaques, un refus de tout discours établi, le psychotique ne cherche pas comme le névrosé à se singulariser à tout prix. Il tente, aussi maladroitement que désespérément, à se rapprocher de la normalité, à se conformer aux modèles dominants ;

- ce qui les rapproche – la formulation est juste et paradoxale –, c'est le rapport aux autres, fait de méfiance, d'un vécu d'hostilité où l'autre peut être perçu comme le mauvais objet, qui fait la difficulté à vivre en société, d'y assumer une place ;

- enfin, il existe fréquemment un refus de se considérer comme malade qui rend l'accès aux soins et à la compliance au traitement si fragile.

Ce qu'ils ont en partage, c'est le regard des autres, les préjugés, les représentations négatives, la discrimination dont ils sont l'objet et qui contribuent à entretenir leur mal-vivre... Il y a un effet de renforcement circulaire. L'unité, l'homogénéité de ce groupe, repose sur l'effet de contraste avec les autres et le rapport avec la rationalité, la réalité qui les particularise. Ce qui est perçu de la différence, le hors du commun, peut entraîner gêne, peurs, phénomène de projection de ses propres affects sur l'autre. La perplexité et le rejet ressentis par les patients-résidents aggravent la tension relationnelle. C'est, en résumé, une minorité qui ne revendique rien, n'est pas agissante et qui subit. Ils partagent avec d'autres sujets exclus (clochards, prisonniers, réfugiés, sans-papiers) l'appartenance aux structures négatives de la société, ce qui amplifie le risque lié à la psychose d'être déshérités de leur histoire, déshumanisés. La préservation des droits, de la citoyenneté et de l'autonomie au sens de l'*empowerment* résulte d'une démarche active et peu relayée.

Le deuxième élément qui autorise ce regroupement se concentre sur les structures qui les accueillent : l'hôpital psychiatrique et ce lieu de vie particulier qu'est l'Ehpad. Ce dernier établissement héberge ces sujets selon deux modalités. Soit les psychotiques sont « mêlés » aux sujets âgés, polypathologiques, présentant des altérations cognitives, soit ils sont regroupés. Dans le premier cas, le risque est de reproduire ostracisme et rejet ; dans le second d'aboutir à des unités où ces sujets seraient délaissés. Lorsque ces résidents se retrouvent dans de petites unités, type unités dédiées aux handicapés psychiques vieillissants, avec un véritable projet d'accompagnement et de soins, des relations de convivialité, au sens de l'existence de liens qui favorisent l'autonomie et la création, peuvent se mettre en place dans le groupe. Le propos d'un patient témoigne de cet effet « d'entre soi ».

Dans le documentaire de Nicolas Philibert, *La moindre des choses*, consacré à un témoignage-récit sur l'institution La Borde dirigée par J. Oury, un « pensionnaire »[9] échange avec le réalisateur en résidence qui a partagé avec soignants et soignés l'expérience du tournage centré sur la mise en scène par les malades d'une pièce de théâtre : il décrit La Borde comme le lieu où l'on est « entre nous ». Ce sujet en place d'acteur constate que le réalisateur, de par sa présence attentive et soutenue, est désormais « entre nous », là où l'on pouvait attendre ou entendre parmi nous. Le « entre nous » marque ici la séparation et la difficulté d'une cohabitation des psychotiques avec les autres, l'existence d'une convivialité entre patients !

Une politique de santé intégrative ou ségrégative ?

La mise en dilemme de la politique de santé à l'égard de cette catégorie de patients est un préalable nécessaire. La description-classification et la localisation des psychotiques âgés comportent le risque de toute approche prenant comme objet une minorité vulnérable ; celui d'une hiérarchisation sociale. Un recours à l'histoire de notre discipline et de ses institutions éclaire les logiques à l'œuvre. L'entreprise de P. Pinel, fondateur de l'aliénisme, a consisté à isoler les fous des mendiants, délinquants, errants, relevant des hôpitaux généraux, à leur consacrer des soins, le traitement moral, et à concevoir des structures d'accueil spécifiques. Cet aliéniste a créé une « médecine spéciale », corpus théorico-pratique précurseur de la psychiatrie. Sa démarche a été de ce fait ségrégative en s'attachant à traiter avec humanité une des modalités de la

---

9. C'est le terme qui désigne les résidents de La Borde qui sont pour une majorité des psychotiques « chroniques ».

condition humaine : la folie. La politique de secteur, la psychothérapie institutionnelle ont combattu l'ostracisme dont ces patients font l'objet. La déségrégation est un des maîtres mots de ce mouvement dont les valeurs sont portées par le psychiatre désaliéniste L. Bonnafé. La déstigmatisation actuelle s'est construite à rebours de la démarche ségrégative ; elle est représentée par le mouvement de l'antipsychiatrie, par la logique universaliste des droits de l'Homme et du tout juridique qui, au nom de l'égalité des personnes, de leur citoyenneté, vise à annuler toute différence.

Cette démarche à prétention humaniste n'est pas au service du soin et s'oppose au principe de filières et de structures spécifiques ! Comment concilier ces deux propositions en opposition logique qui toutes deux mettent en avant l'intérêt du patient ! Faut-il mettre dos-à-dos P. Sidon [19], orienté par la psychanalyse, qui affirme que « la déségrégation des psychotiques ne leur rend pas service » et P. Delion [20], chantre de la psychothérapie institutionnelle et de la déségrégation ? La première ségrégation consiste à distinguer le sujet malade en lui octroyant une identité, des qualificatifs, mais aussi en lui donnant la parole. Cette distinction permet de prendre en considération l'autre dans la singularité. C'est la base de nos interventions... La démarche clinique opère ce temps d'individualisation des symptômes, d'identification de la pathologie grâce à l'examen clinique, de diagnostic dit « positif » qui s'accompagne d'un diagnostic différentiel qui tous deux visent à séparer les malades des non-malades et à préciser la nature de l'affection. Cette démarche est donc, par essence, ségrégative. En psychiatrie, énoncer à un sujet qu'il est psychotique ou handicapé psychique procède d'un acte de nomination qui le différencie. L'appartenance à un tel sousgroupe ouvre au traitement clinique, social, politique qui tend à réduire les effets liés à l'assignation identitaire et à lutter contre l'exclusion. Nous proposons une mise en opposition dialectique des deux positions sur la ségrégation qui se répondent et se complètent. Il y a deux versants à la ségrégation ; il est donc préférable, malgré la proximité sémantique des deux termes qui signent l'action de mettre à part, de préférer le terme « discrimination » sociale lorsque les psychotiques sont l'objet d'une attitude de rejet ou de discrédit du fait de leur pathologie et de ses représentations négatives.

Les psychotiques âgés et les mutations institutionnelles

Les sujets psychotiques ne vivent pas vieux. B. Azema et N. Martinez indiquaient en 2005 [21] « que le statut des malades mentaux face à la mortalité évitable reste toujours inégalitaire par rapport au reste de la population », « il demeure une surmortalité massive [...] que n'a pas modifié la désinstitutionalisation entamée dans de nombreux pays ». Ces mêmes auteurs opposent cette surmortalité aux gains de longévité observés chez l'ensemble des handicapés qui croissent plus vite qu'en population générale.

La réduction de l'espérance de vie résulte du défaut de soins somatiques liés à de « mauvais comportements de santé », des effets des traitements neuroleptiques dont cardio-vasculaires, de la prise de risque, des violences subies du fait d'une vulnérabilité sociale liée en particulier à la récurrence de place de victime investiguée par J.-L. Senon [22], de l'incidence de la dépression estimée 1,5 à 3 fois plus élevée qu'en population générale, et du suicide de l'ordre de 15 % vie durant.

Différentes études, dont celles réalisées par F. Casadebaig [23] et G. Loas [24], ont permis le suivi de cohortes de malades mentaux et font le constat que ces patients, que ce soit à l'hôpital ou à domicile, ont une morbi-mortalité élevée. Le taux standardisé de mortalité (TSM) varie selon les travaux d'un facteur multiplicateur de 2,6 à 6 ! Ils vivent en moyenne 10 à 15 ans de moins qu'en population générale. Ces éléments d'ordre médical à incidence démographique sont intégrés dans les *Recommandations de bonne pratique en psychiatrie* centrées sur ce sujet et riches d'analyses et de documentation [10]. L'espérance de vie actuelle en France est de 77 ans pour les hommes, 84 ans pour les femmes, ce qui amène à une projection à 67 ans en moyenne chez les psychotiques hommes et 75 ans chez les femmes. Les patients psychotiques âgés de 80 ans et plus sont rares dans nos consultations ou en unité d'hospitalisation. Il y a une surreprésentation, à cet âge, de malades Alzheimer ou présentant des troubles psychiatriques tardifs.

Du fait de leur pathologie, de leur isolement familial, de la rupture des liens avec les proches, de l'absence de ressources, ces patients étaient maintenus dans des unités autrefois dites de chroniques, orientées aujourd'hui vers la réinsertion. Une séparation était pratiquée avec hiérarchisation de différents pavillons, les quartiers de classement, dont celui de *défectologie* qui regroupait les « séniles », les « gâteux ». Ceux qui mouraient à l'hôpital psychiatrique étant enterrés dans le carré des malades au sein d'un cimetière proche... L'hôpital assurait des missions de soins et d'hébergement au long cours, soit l'assistance aux malades mentaux... La politique de secteur a introduit l'humanisation au sein des structures intra-hospitalières ; les unités sont devenues polyvalentes et le soin actif a remplacé l'assistance. D'où le constat fait par M. Audisio [25] que « cette indifférenciation de l'assistance et des soins a toujours été un facteur d'encombrement des services hospitaliers psychiatriques, de dégradation de la qualité des soins et d'inhumanité relative vis-à-vis de la population des malades chroniques... ». Dans les solutions proposées au nom de l'humanisme et de la rentabilité thérapeutique figure, selon ce même auteur, « l'édification de véritables hospices spécialisés qui n'auront d'ailleurs pas l'obligation d'être implantés sur l'assiette des établissements psychiatriques actuels... de même que la création dès maintenant des maisons de retraite plus ou moins spécialisées ».

---

10. Fédération française de psychiatrie. *Recommandations de bonne pratique en psychiatrie : comment améliorer la prise en charge somatique de patients ayant une pathologie sévère et chronique ?* FFP, juin 2015, 32 p.

Cinquante ans auront été nécessaires pour entrevoir le début de réalisation de cette spécificité. Cette ambition « d'un appareil de santé publique capable d'action rentable » a contribué à partir des années 1970, sous l'influence de la critique de toute forme d'institution (la famille, la société) portée par l'antipsychiatrie, au mouvement de désinstitutionnalisation qui a eu pour conséquence l'adresse massive de « vieux psychotiques » dans des maisons de retraite. L. Bonnafé [26], évoquant un travail de réflexion commun à L. Le Guillant et H. Mignot sur la chronicité dans les institutions, rapporte le terme « d'externement arbitraire » pour dénoncer cette politique qui « envoie des êtres fragiles à un monde extérieur difficile et malmenant, sans la mise en œuvre d'une aide efficace ». Les conditions de ces transferts imposés aux patients ont eu des conséquences sous la forme de décompensations (imposant parfois leur retour au centre hospitalier) et de suicides. Le « désencombrement » des services dans les années 1970-1980 a été aussi réalisé par transfert de ces patients lors de la création de nouveaux hôpitaux psychiatriques. C'est également dans cette décennie que les premiers services de psychiatrie implantés dans les hôpitaux généraux ont vu le jour. L'accueil, dans ces structures nouvellement créées, de « vieux psychotiques » a fait débat. Les affrontements entre les chefs de secteurs concernés ont suscité une réponse du ministère sous la forme de la circulaire du 8 février 1971 : « L'empressement des établissements anciens, souvent structurés suivant des normes archaïques [...], à se débarrasser desdits chroniques, la plupart du temps âgés, dont beaucoup n'ont plus d'attaches sociales, en les envoyant dans l'établissement de leur lieu d'origine qu'ils ont quitté parfois depuis dix ou vingt ans, ne répond absolument pas à la doctrine de "sectorisation" ».

Transposée aujourd'hui, cette prudence « du point de vue humain[11] » ne s'applique guère lors des transferts vers des Ehpad ! La seconde vague d'envoi dans ces structures date des années 2000. La pression des demandes d'hospitalisation, la montée de la chronicité favorisée par la précarité socio-économique grandissante ont aggravé le fonctionnement des unités d'hospitalisation confrontées aux difficultés d'insertion de ces patients par manque de structures alternatives d'où la nécessité de ces sorties. La perte de l'influence de la psychanalyse, de la référence au dogme de la continuité des soins, fait que les psychiatres et leurs équipes se sont progressivement désintéressés des psychotiques chroniques. Dans l'image qui est celle des psychiatres, nous avons relevé ce témoignage de M.-J. Durieux [27] : « Le psychiatre, c'est encore quelqu'un qui croit en certaines valeurs humaines. Il est obligé d'aimer ses malades. Ce que je trouve de plus fabuleux dans les CHS [centres hospitaliers spécialisés], c'est quand je vois les vieux schizos ; il y aurait de quoi être rebuté. Mais les psychiatres les regardent avec beaucoup d'amour et d'humanité ».

---

11. La circulaire précisait : « Des malades hospitalisés depuis longtemps dans tel ou tel hôpital psychiatrique et qui, de ce fait, sont entièrement adaptés au personnel et au mode de vie de leur service, ne doivent être changés qu'en cas de nécessité et ce, dans la mesure du possible, après consultation des familles ».

Cet abandon fait que les psychotiques en rupture de soins se retrouvent en prison, à la rue ou, comme l'ajoute justement P. Delion [20], en maison de retraite... qui assure un hébergement avec des soins et « où le nombre de places a dû beaucoup augmenter, où l'on trouve beaucoup de malades mentaux sous neuroleptiques » [6]. Calquée sur le transfert de patients autistes ou de psychoses infantiles dans des structures belges, il existe une telle « filière » d'adresse pour les psychotiques âgés. Les réponses vis-à-vis de cette catégorie de patients diffèrent en fonction des secteurs et des établissements. Il n'y a pas d'orientation de la politique de santé : il resterait beaucoup à faire pour les droits des patients et pour leur prise en charge afin de rompre avec un désavantage social, mais les priorités sont mises ailleurs, la répartition des dotations est du ressort du politique. Si P. Delion complète la série des patients « délaissés du secteur », il convient d'y ajouter ceux qui sont à la charge des familles, souvent très démunies dans cette mission d'assistance.

Références

1. Roblin J, Vaille-Perret E, Tourtauchaux R, Malet L, Galland F, Jalenques I. Qualité de vie, schizophrénie et avancée en âge. *Ann Med Psychol* 2009 ; 167 : 392-6.

2. Garrabé J, Seidel F. *Promenades dans le Paris de la folie*. Paris : John Libbey Eurotext 2015, 206 p.

3. Foucault M. La vie des hommes infâmes. In : *Dits et écrits II, 1976-1988*. Paris : Gallimard, 2001, pp. 237-53.

4. MNASM. Guide pour une démarche plurielle de conduite du changement, comment mobiliser le projet de vie de personnes longuement hospitalisées en psychiatrie. 2011, 67 p. (disponible en ligne).

5. Goldefy M, Juhan P. Psychiatrie et handicap : entre sanitaire et médico-social. Les enseignements d'un questionnaire. *Pluriels* 2007 ; 64.

6. Odier B, Escaffre JP. L'asphyxie programmée de la psychiatrie publique. *Le passant ordinaire* juin 2004-septembre 2004 ; 49 : 1-5 (disponible en ligne).

7. Coupier JP, Houser M, Ruetsch G. Hospice ou hôpital psychiatrique où est passé l'« asile » ? *L'information psychiatrique* 1977 ; 53 : 953-9.

8. Ey H. Le moi ou l'être conscient de soi. In : *La conscience*. Perpignan : CREHEY, 2014, pp. 256-86.

9. Oury J. Ce qui est en question... la psychose, préface. In : Polack JC, Sabourin D. *La Borde ou le droit à la folie*. Paris : Calmann-Lévy, 1976, p. 12.

10. Le Guernic YM. Les mots, la mort, les corps. Réflexions sur la temporalité dans la psychose. In : *Je vieillis... et ma folie ? Approche clinique et institutionnelle*. Les Cahiers de Psychologie & vieillissement 2014 : 47-55.

11. Söderström D. Psychose et mémoire. *VST vie sociale et traitement* 2001 ; 3 : 8.

12. Bleuler E. *Dementia praecox* ou groupe des schizophrénies. Paris : EPEL/GREC, 1993, 671 p.

13. Trémine T. *Délires et modèles, études de psychiatrie*. Paris : L'Harmattan, 2003, 174 p.

14. Kraepelin E. *La psychose irréversible*. Paris : Navarin, 1987, p. 17 ; p. 35.

15. Van Amerongen AP. Familles et patient souffrant de schizophrénie : questions liées à l'avancée en âge. *Ann Med Psychol* 2009 ; 167 : 478.

16. Van Amerongen AP. Familles et patients souffrant de schizophrénie : comment envisager les soins et l'accompagnement lors de l'avancée en âge ? *Ann Med Psychol* 2012 ; 170 : 288-90.

17. Jodelet D. *Folies et représentations sociales*. Paris : PUF, 1989, 398 p.

18. Odier B. L'odyssée des centres médico-psychologiques : penser le futur. *L'information psychiatrique* 2016 ; 92 : 534.

19. Sidon P. La place contemporaine des psychoses dans la société ; ségrégation ou exclusion ? Site de la SARP (en ligne).

20. Delion P. De l'asile à la psychiatrie de secteur... et retour. *Fédérer* 2013 (septembre), 4 p.

21. Azema B, Martinez N. Les personnes handicapées vieillissantes : espérances de vie et de santé ; qualité de vie. In : *Politiques en faveur des personnes handicapées*. Paris : La Documentation française, 2005, n° 2, pp. 295-332.

22. Senon JL, Manzanera C, Humeau M, Gotzamanis L. Les malades mentaux sont-ils plus violents que les citoyens ordinaires ? *L'information psychiatrique* 2006 ; 82 : 645-52.

23. Casadebaig F, Philippe A. Mortalité chez les patients schizophrènes. *L'Encéphale* 1999 ; XXV : 329-37.

24. Loas G. Mortalité et surmortalité dans la schizophrénie. *Ann Med Psychol* 2009 ; 167 : 446-9.

25. Audisio M. La réorganisation de l'assistance psychiatrique et des organismes de soins. In : *Le livre blanc de la psychiatrie française*. Supplément au n° 3, vol. XXX, fascicule II/1. Paris : Privat, 1965, pp. 77-91.

26. Bonnafé L. Préface. In : Le Guillant. *Quelle psychiatrie pour notre temps ?* Paris : Érès, 1984, p. 10.

27. Durieux MJ. L'image des psychiatres auprès des laboratoires. *L'information psychiatrique* 1992 ; 68, 7, (Suppl) : 23-34.

2 Être psychotique et vieux, rappel notionnel, identité sociale

Dans les unités, le terme « vieux psychotique » est facilement utilisé lorsqu'on parle de schizophrènes, de « délirants chroniques » ou de maniaco-dépressifs, ce qui n'équivaut pas à des psychotiques vieux, c'est-à-dire de plus de 60, voire 65 ans. Il s'agit en fait de patients hospitalisés au long cours. Leur présentation contribue à leur conférer les stigmates de la vieillesse : ralentissement dû au syndrome parkinsonien iatrogène, patients souvent édentés, au visage marqué, ridé du fait du tabagisme et des effets de l'alcool. Ils sont littéralement « sans âge ». La description qu'en faisait B. de Fréminville en 1977 [1] reste en partie d'actualité : « Depuis ce moment-là [1952], des centaines de milliers de "malades mentaux" ont reçu des doses souvent effarantes de neuroleptiques, parfois pendant toute la durée d'un séjour long. [...] C'est d'ailleurs à l'usage massif et prolongé de ces médicaments que l'on doit l'aspect si uniformément caractéristique de ces lieux où l'on rassemble les malades "chroniques", malheureux personnages raidis, à la démarche saccadée, à la dentition détruite, [...] évoluant avec peine, marmonnant, mâchonnant, le regard vide, visage de cire et corps figé à jamais [...] ».

Ils sont de ce fait immédiatement reconnaissables par la collectivité des soignants et des résidents. Les psychotiques ont été considérés très tôt dans l'histoire de la psychiatrie, soit le milieu du XIXe siècle, comme des déments – on utilisait alors le vocable de « démence vésanique » – et ainsi assimilés aux « séniles ». Si l'on égrène les personnages célèbres considérés comme psychotiques, on prend conscience de la somme de destins tragiques par suicide ou mort précoce : Virginia Woolf à 59 ans, Robert Schumann à 46, Zelda Fitzgerald décédée dans l'incendie de l'institution où elle séjournait, à 48 ans, Daniel-Paul Schreber à 69 ans, Antonin Artaud à 52, Vincent Van Gogh à 37, Gérard de Nerval à 47 ans, Jean-Jacques Rousseau décédé à 66 ans. Adèle Hugo et Camille Claudel, toutes deux paranoïaques et longuement internées, échappent à cette série en s'éteignant respectivement à 84 et 85 ans. La première séjournera à l'hôpital de Suresnes où elle sera admise dès la mort de son père et y mourra. La seconde, hospitalisée également à la disparition son père, à Ville-Évrard, puis de 1919 à 1943 à l'hôpital-hospice de Mondevergues, intégré au centre hospitalier de Montfavet. L'espérance de vie, au début du XXe siècle se situait dans une médiane d'âge de cinquante ans et n'a cessé de progresser. Leurs conditions de vie ont contribué à écourter l'existence des patients psychotiques. La prise en compte des effets au long cours des neuroleptiques, le relais par des antipsychotiques et un meilleur suivi des soins somatiques (lorsque cela s'avère possible), de l'hygiène de vie et de l'alimentation ont permis, avec le développement de leur prise en charge, d'améliorer à la fois la qualité et l'allongement de la durée de vie, même si elle reste très inférieure à la moyenne de référence.

Être psychotique : questions cliniques et épidémiologiques

Le groupe des psychotiques âgés est mal identifié, mal délimité[1] ; il manque le préalable d'une connaissance épidémiologique de cette population, tant en intra- qu'en extra-institutionnel, qui permette de mieux prendre en compte ces situations et d'orienter les politiques. Différents articles sur le sujet (celui de T. Gallarda [2], de J.-M. Dorey [3]) ainsi que la circulaire du 30 avril 2007 sur « la prise en charge des troubles psychiatriques des sujets âgés » font état du vieillissement de la population et de l'impact sur l'incidence des troubles psychiatriques estimés à 17 % des plus de 65 ans (étude *Esprit*[2]). Y est recensée l'incidence de l'anxiété, de la dépression, du suicide. Dans l'inventaire des troubles, la psychose n'est pas citée ! Il est noté également que l'amélioration des conditions de vie faites aux malades mentaux, ainsi que la meilleure qualité des soins augmentent leur espérance de vie sans autre précision.

Le rapport de synthèse sur les personnes handicapées psychiques vieillissantes [4], de l'Union nationale de familles et amis de personnes malades et/ou handicapées psychiques (Unafam) fait le même constat de carence de recherche épidémiologique sur la population des psychotiques vieillissants. Dans l'analyse d'une cohorte de 8 784 patients handicapés psychiques domiciliés dans la Marne, 1 500 sont âgés de plus de 65 ans (soit 17 %). L'étude de F. Rouillon sur « les troubles mentaux du sujet âgé » [5] est datée de 1995 ! Son auteur rappelait « à quel point il est important, en épidémiologie des maladies mentales du sujet âgé, de prendre en compte les zones d'exclusion que sont les maisons de retraite et les institutions de long séjour où semblent se concentrer des sujets souffrant de troubles mentaux ou d'alcoolisme ».

Après avoir envisagé des études comparatives et abordé les manifestations névrotiques et la dépression, F. Rouillon en vient à la répartition de la maladie mentale selon l'âge. Citant un travail de la Direction générale de la santé (DGS) du Centre collaborateur

---

1. On peut regretter la disparition, à compter de 2003, des rapports annuels dits « de secteur » du service d'études épidémiologiques au ministère de la Santé qui permettait des études populationnelles de terrain. L'activité prise en considération était hospitalière et extra-hospitalière. Depuis 2011, les données en psychiatrie sont celles recueillies par l'ATIH (Agence technique de l'information sur l'hospitalisation), plus globalisées.
2. Cette étude est extraite de l'article : Artero S, Ancelin ML, Ritchie K. Épidémiologie des maladies mentales dans le grand âge. *L'Encéphale* 2006 ; 32 (4) : 1091-94.

de l'Organisation mondiale de la santé (CCOMS) portant sur 103 000 sujets présentant des troubles mentaux, regroupant différentes pathologies de la dépression à la démence, il observe que les sujets de plus de 65 ans représentent 12 % d'hommes et 24 % de femmes, soit une moyenne de 18 %. Ce pourcentage est le même qu'en population générale. Une majorité de ces patients est suivie en ambulatoire. Le taux d'hospitalisation ne varie pas selon l'âge. La schizophrénie, selon ce chercheur, « probablement par l'effet de surmortalité très important qu'elle entraîne, semble disparaître après 65 ans. Il est d'ailleurs exceptionnel de voir dans les institutions psychiatriques des schizophrènes très âgés ». L'étude de la DGS n'est pas datée ; il peut s'avérer difficile, dans le contexte d'un sujet ayant un long passé psychiatrique, de porter le diagnostic de schizophrénie. Une approche épidémiologique construite sur ce modèle demanderait à être actualisée.

Questions de classification

Le DSM, guide statistique et diagnostique, ne se substitue ni aux manuels de psychiatrie ni à l'enseignement de la discipline. Il influence un mode de penser, la clinique en termes de troubles, et entraîne un réductionnisme de la démarche de soin qui lie, de façon sommaire, entités et traitements. La déduction thérapeutique peut se simplifier à : états anxieux-anxiolytiques, délirants et hallucinatoires-neuroleptiques et antipsychotiques, états dépressifs-antidépresseurs, états démentiels-médications anti-Alzheimer. Cette description peut paraître caricaturée, elle n'en est pas moins observée en pratique dans l'usage d'une liste de *troubles* sans que soit porté un diagnostic synthétique orientant une conduite à tenir. Elle est utilisée en « prêt-à-porter » dans les interventions en établissements d'hébergement pour personnes âgées dépendantes (Fhpad). La clinique s'efface au profit des conduites comme « trouble oppositionnel, perturbateur ou psycho-comportemental » non spécifiés. La perte des limites entre catégories est facilitée par la dénomination de *troubles psychotiques*, des *troubles délirants*, rencontrés à la fois dans les déficits cognitifs majeurs et les psychoses. D'où s'origine ce diagnostic inscrit dans les antécédents d'une résidente de *psychose non organique*.

Cette femme âgée de 81 ans nous a été adressée en consultation avec pour tout mot de liaison son traitement qui comportait des doses conséquentes d'un neuroleptique sédatif et anticholinergique et comme antécédents une liste d'affections comportant, outre la référence à la psychose, celui de démence vasculaire. La patiente semi-mutique avait perdu tout repère y compris sa date de naissance et son nom de jeune fille ! L'infirmière diplômée d'État coordonnatrice (Idec) jointe n'a pu nous préciser qui avait sollicité la consultation ni pourquoi ! Nous avons partagé la perplexité de la résidente. Il est difficile, à partir des documents et notes cliniques recueillis dans les dossiers des résidents, d'avoir des précisions cliniques qui sont souvent absentes du contenu des lettres d'adresse des services de psychiatrie, avec une tendance à minorer la pathologie et ses conséquences pour s'assurer de l'admission de « leur » patient. Le diagnostic de psychose est le plus souvent attesté par la provenance d'un établissement psychiatrique ou par le traitement centré sur des neuroleptiques, déduction qui résulte d'un raisonnement probabiliste source de surdiagnostic. Cette affirmation est éclairée par la vignette clinique de Mme X. (chapitre V, p. 120). Il y a peu de précisions sur la nature de la psychose : dissociative, bipolaire, paranoïaque, séquelles de psychose infantile, de handicap mental ? Ce qui importe *in fine*, c'est le comportement compliant ou pas du résident, la garantie d'une stabilisation durable. Les données issues de la rencontre du résident, la régression favorisée par l'institutionnalisation, les traitements reçus et un éventuel déficit cognitif rendent difficiles une appréhension clinique fine aux fins d'adapter le traitement ou d'effectuer un travail de recherche.

Le recueil d'informations cliniques utilisées dans ces établissements, la coupe PATHOS[3], est destiné au codage des besoins en soin, sans visée épidémiologique. Cette évaluation destinée à l'Agence régionale de santé (ARS) est nécessaire pour obtenir un réajustement des moyens dans le cadre de la convention tripartite et ne peut être détournée de sa vocation médico-économique. Ce préalable n'empêche pas l'analyse de son contenu. Le codage est réalisé à partir d'un descriptif des états pathologiques et de profils de soins requis, découpés en 50 lignes de pathologies globales, dont cinq peuvent relever de la psychiatrie, intitulés ici neuropsychiatrie[4] : *les troubles chroniques du comportement, les états dépressifs, les états anxieux, les psychoses-délires-hallucinations, les syndromes démentiels.*

Les états confusionnels aigus sont, chez le sujet âgé, intriqués entre origine psychogène, organique et iatrogène ; nous les maintiendrons à la limite externe de notre champ. Les éléments de réponse colligés à partir de l'ensemble des établissements de la région picarde placent, en 2014, la catégorie *psychose, délire et hallucinations* en 32e rang avec un pourcentage de 9,04 % de résidents impliqués. Les syndromes démentiels et les troubles chroniques du comportement sont respectivement en 2e et 3e rang avec des pourcentages de 56,29 et 44,77 %. Il faut rester prudent quant à toute interprétation clinique de la catégorie *psychose* de même que du profil P2 ou P1[5], ou du NPI qui inventorie les troubles du comportement, car ils sont à la confluence de plusieurs pathologies et n'ont pas de spécificité. La seule indication fiable porte sur l'accompagnement adapté de ces états évalué à partir des trois catégories précitées et la charge « psychiatrique » supportée par les établissements. Les Ehpad regroupant ces résidents dans des unités en attente d'une reconnaissance de cette individualisation

---

3. PATHOS est un outil d'évaluation qui, à partir d'une coupe transversale de situations cliniques, fait une estimation des soins médico-techniques requis, à domicile ou en institution.
4. La neuropsychiatrie a été scindée par un arrêté en date de décembre 1968 en neurologie et psychiatrie !
5. Le profil P1 correspond à la prise en charge individuelle et quotidienne d'un résident en état de crise (situation neuropsychiatrique grave, aiguë à surveillance rapprochée ou à haut risque de rechute), P2 à la nécessité de soins psychiatriques et/ou psychothérapiques programmés, mobilisant surtout les paramédicaux pour surveiller et traiter des troubles neuropsychiatriques contrôlés. *Cf.* le document en ligne : le modèle « Pathos » (Guide d'utilisation, 2012 : http://www.cnsa.documentation/guide_d_utilisation_pathos_2012.pdf

ont obtenu, à partir de cette évaluation des besoins psychiatriques, un renforcement de leur dotation en personnel médical, en l'occurrence jusqu'à deux demi-journées de psychiatre par semaine et de temps non médicaux.

Dans l'estimation de la charge de travail qu'exigent ces résidents, n'apparaît pas un élément lié à la mutation des pratiques. Un infirmier affecté dans une unité de vie pour handicapés psychiques âgés en témoigne. Le nouveau style de relation établi avec ces résidents qui reçoivent un traitement psychotrope raisonné implique ce qu'il appelle « la *négociation* des actes de la vie quotidienne : lever, contrôle de la prise des médicaments, hygiène, habillement, repas, etc. ». L'estimation de la durée en est de deux heures et demi par jour de son exercice ! Cette pratique, qui amène à parlementer, témoigne d'un échange, d'une façon d'entrer en relation et de se comporter à l'égard de l'autre psychotique, qui est à la fois sur ses gardes et cherche à capter la présence du soignant. Ce temps interstitiel est essentiel dans la relation de confiance, le transfert à établir avec le résident. Il n'est ni reconnu comme acte, ni pris en compte, dans l'attribution de moyens.

Données chiffrées concernant la catégorie des psychotiques âgés

F. Chapireau, dans un article de 2004 consacré aux trajectoires des personnes hospitalisées durablement en psychiatrie [6], chiffre à 16 000 le nombre de patients d'Ehpad issus d'un établissement psychiatrique, ce qui représente 4 % et 3 800 en soins de suite et de réadaptation (SSR) de même provenance, soit 5,5 % ; l'âge d'admission est variable et peut débuter à 50 ans. Ces chiffres concordent avec les données d'une enquête personnelle auprès des établissements de l'Aisne. Le pourcentage de résidents handicapés psychiques vieillissants, quelle qu'en soit l'origine (hôpital, foyer, domicile), y est en moyenne de 5 à 6 %, ce qui est quantitativement faible mais, selon les équipes, « conséquent » au point de vue du soin, ce dont témoigne un médecin coordonnateur (Chapitre VII, p. 135 et 140). Dans un travail de synthèse sur le sujet [4], l'Unafam indique : « La crainte de nombreuses directions et des personnels est que ces handicapés psychiques déstabilisent les autres pensionnaires déjà fragilisés par un handicap lié à la vieillesse. Les handicapés psychiques font peur ; il est alors proposé de ne les accueillir qu'en petit nombre (moins de 5 %) ou encore de créer dans la maison de retraite un lieu à eux ».

Il y a une insistance autour de ce pourcentage seuil. Les chiffres de la Direction de la recherche des études et évaluation et statistiques (Drees)[6] permettent de préciser qu'il y avait, selon les données 2011, 693 0000 places en Ehpad et que les résidents issus d'établissements psychiatriques y représentent 9 % des moins de 70 ans. La répartition

---

6. Selon les données de la Drees (décembre 2014, dans une étude intitulée « 693 000 résidents en établissements d'hébergement pour personnes âgées en 2011 »), les malades Alzheimer et apparentés représentaient à cette date 22 % des présents en Ehpad.

de l'âge des résidents psychotiques varie en sens inverse de celle des sujets âgés ou Alzheimer, les courbes se croisent. *Le chiffre, pour la France, de 35 000 résidents psychotiques*, projeté à partir de l'Aisne et d'autres études, est donc réaliste. J.-P. Coupier [7] effectuait un constat proche en relatant en 1977, à partir d'une enquête sur le département de l'Ain, « qu'il fallait admettre que 900 malades mentaux chroniques[7], ou supposés tels, sont disséminés dans les hospices ». D'où sa déduction « qu'il existe par conséquent un deuxième hôpital psychiatrique, parfaitement occulte ou du moins méconnu, dépourvu pratiquement de réels moyens de traitements et de soins ». Comment interpréter cette difficulté à recenser la population des psychotiques résidents en Ehpad ? Participe-t-elle de la même réticence à établir des statistiques ethniques concernant une communauté, sa capacité d'intégration, d'extraction sociale, au risque de renforcer la discrimination ? Il peut s'agir plus prosaïquement, sous couvert de politique d'intégration, de dénier ou mettre de côté un problème de santé publique pour en différer la résolution. **Trente-cinq mille résidents psychotiques** représentent un chiffre important mais qui pèse peu face aux **cent cinquante mille malades Alzheimer**, si l'on prend comme base de calcul le quart des résidents qui sont en Ehpad reconnus comme tels. Le constat s'impose, la maladie d'Alzheimer concentre les différents moyens financiers, tant les aides au domicile, l'accompagnement aux aidants, que des diverses mesures institutionnelles... On peut mettre ce chiffre en parallèle avec l'estimation de P. Declerk[8] [8] de 100 000 sujets vivant à la rue en 2001, chiffre qui s'est amplifié avec la précarité sociale grandissante[9]. Selon ses estimations, environ un quart de ces sujets (23 %) sont des psychotiques de tous âges, schizophrènes, délirants, en rupture de soins, tant psychiatriques que somatiques.

Deux éléments convergent pour légitimer la médico-socialisation des prises en charge de ces patients qui ont, durant de nombreuses années, relevé de structures sanitaires d'hospitalisation complète, fréquenté hôpitaux de jour ou centres de jour, bénéficié d'hébergement en appartements thérapeutiques... Le premier est lié à la désignation de « handicapé psychique » qui les assimile aux handicapés moteur, mental ou sensoriel et gomme leur spécificité. En revanche, la ségrégation et le manque de formation des équipes font leur retour lorsqu'ils se retrouvent en Ehpad.

Le second élément est lié à la référence dans la nosographie non plus à des syndromes, à des symptômes, mais à des troubles... Dans l'écart entre un trouble et un symptôme, il y a la place du sens, du déchiffrage. Le comportement d'un patient psychotique peut être analysé en relation avec son milieu, à un sens relationnel pris dans l'interaction avec les autres résidents, l'équipe, le règlement rigide de la structure. Le travail d'analyse

---

7. Les états démentiels sont inclus par cet auteur dans le chiffre global.
8. Ceux-ci parviennent rarement à un âge avancé. En 2015, le collectif *Les morts dans la rue* a recensé, en France, 497 décès de ces sujets. Leur âge était en moyenne de 49 ans. Selon cette association, ce nombre est toutefois sous-estimé. Croisée avec les données Inserm, cette catégorie compterait environ 2 800 morts.
9. Les dernières données chiffrées fiables sont celles de la Fondation de l'abbé Pierre qui, croisées avec celles de l'Insee, donnaient en 2012 le chiffre de 141 500 sans domicile autre que la rue ou les dispositifs d'urgence. Les plus de 65 ans représentaient 2 % contre 17 % en population générale à la même date.

institutionnelle peut éclairer une conduite, une façon d'être. C'est la subjectivité et l'intersubjectivité qui sont évincées. Considérer certains comportements comme des troubles, c'est les relier de façon réductrice et causaliste à la seule pathologie du résident, à partir d'un discours moral ou appuyé sur des considérations technico-scientifiques.

Qui sont-ils ?

On peut délimiter à grands traits plusieurs catégories de psychotiques âgés :

- un groupe des sujets psychotiques vivant dans leur milieu familial auprès d'un conjoint, de leurs enfants : schizophrènes, délirants chroniques, bipolaires, souvent placés en invalidité, ils ont désormais atteint l'âge de la retraite. Ils bénéficient d'un suivi psychiatrique, psychologique, régulier en centre médico-psychologique (CMP) ou auprès d'un psychiatre privé ou de leur médecin traitant. La préservation de l'insertion est tributaire du suivi, de la qualité du soutien et de la tolérance familiale toujours fragile ;
- patients psychotiques, souvent schizophrènes, célibataires ou divorcés, vivant avec des parents devenus âgés, qui sont en prise avec des situations tendues du fait de l'agressivité, parfois de la maltraitance de leur fils ou fille, favorisées par les idées délirantes, les conduites addictives. Le mode de vie est volontiers désorganisé, soit par instabilité, soit par repli apathique avec incurie. À plusieurs reprises, l'Unafam a attiré l'attention des pouvoirs publics sur ces situations de parents et de patients en grande souffrance, sans avenir autre que l'Ehpad après l'âge de 60 ans, la séparation, malgré ces difficultés et tensions relationnelles, étant douloureusement ressentie de part et d'autre ;
- patients qui vivent seuls ou en groupe à leur domicile, en situation de grande précarité, souvent en rupture de suivi psychiatrique, présentant une négligence domestique, des troubles du comportement, des problèmes récurrents de voisinage... Dans les syndromes de Diogène, la pathologie psychotique représente, avec les états dépressifs majeurs et les troubles cognitifs, un des éléments à l'origine de la claustration. Elle est chiffrée, selon l'étude clinique de J.-C. Monfort [9], à près de 30 % des situations. L'orientation à terme en Ehpad est fréquente, souvent l'objet d'un forçage, comme en témoigne la vignette clinique de M. E. (chapitre 3, p. 60). Sur une série de 21 patients étudiée par P. Taurand [10], 14 ont été institutionnalisés, dont 13 « contre leur désir » ;
- à côté de ces situations, il y a celle des patients bénéficiant d'un placement familial qui s'interrompt du fait de leur âge ou de l'accession de la famille d'accueil à la retraite ! Il s'avère difficile, à partir d'un certain âge, de trouver une famille relais ;
- le sous-groupe de « psychotiques chroniques » des hôpitaux psychiatriques. Ils ont dix, vingt, trente ans d'hospitalisation en quasi continu. Ils sont maintenus dans les unités après plusieurs tentatives de sortie. Ils sont souvent confrontés à la distension

des liens familiaux, aux difficultés récurrentes de réinsertion sociale, seuls ou en structure collective, du fait de problèmes addictifs, de ruptures thérapeutiques, de troubles des conduites sociales. Des institutions médico-sociales dont des établissements et services d'aide par le travail (Esat) ont pu les accueillir plus ou moins durablement. Dans cette cohorte, il y a des patients non stabilisés, qui restent opposés à la prise de leur traitement, voire à la psychiatrie en général. Ils présentent des difficultés relationnelles liées à une activité délirante et hallucinatoire résistante ou à des troubles de l'humeur, formes dysthymiques sans intervalle libre. Ils sont le témoin d'une impasse thérapeutique impliquant un patient, sa maladie et la prise en charge par une équipe. Certains de ces psychotiques présentent des risques surajoutés de dépendance institutionnelle comme les comorbidités somatiques, les séquelles neuropsychiatriques de conduites d'alcoolisation ou de prise de substances psychoactives, une déficience intellectuelle. Dans ce dernier cas, handicap mental et psychique se conjuguent, rendant difficile l'intégration, lorsqu'ils sont plus jeunes, en maison d'accueil spécialisée (MAS) ou foyer d'accueil médicalisé (FAM). Selon la mission d'appui en santé mentale, le handicap mental et les troubles envahissants du développement représentent 40 % de ce groupe (*cf.* p. 2) ;

- enfin, les psychotiques stabilisés, insérés dans les Esat (ex-CAT : centres d'aide par le travail), hébergés dans un foyer, un appartement associatif ou thérapeutique. Les foyers de vie, les FAM ont une tolérance pour accompagner leurs résidents vieillissants mais subissent des pressions pour admettre des plus jeunes et refusent, de ce fait, les admissions de psychotiques âgés. Certains FAM ont été créés au sein d'associations pour accueillir des handicapés mentaux ou psychiques à partir de l'âge de 60 ans.

Le suivi ambulatoire par l'équipe de secteur, le psychiatre d'exercice libéral, le psychanalyste, le médecin traitant

Par la psychiatrie publique de secteur

Au centre médico-psychologique
Données chiffrées

Il est difficile, à partir des sources de statistiques nationales Drees, Irdes (Institut de recherche et documentation en économie de la santé) ou ATIH (Agence technique de l'information sur l'hospitalisation), d'aller au-delà de données globales indiquant que, sur les plus de 1 million de personnes suivies exclusivement en CMP en 2003[10] (plus de

---

10. Goldefy M, Lepage J. *Les secteurs de psychiatrie générale en 2003.* Drees (document de travail), novembre 2007, N° 70.

1,6 million aujourd'hui[11]), les plus de 65 ans représentent près de 197 000 personnes, soit 12 % des patients suivis, proportion moindre qu'en population générale où cette tranche d'âge représente 19 %. La fréquence des consultations régulières pour *troubles psychiques et mentaux*[12] était en 2003 de 2 % pour les plus de 65 ans, contre 2,6 % entre 25 et 64 ans. Le chiffre de 197 000 représentait la file active des patients psychotiques et aussi ceux présentant des troubles névrotiques, addictifs et cognitifs... Une étude restreinte, centrée sur l'ambulatoire[13], chiffre à 75 % la fraction de sujets psychotiques. Les données ATIH établies à partir de la classification CIM-10 (classification internationale des maladies, 10e édition) peuvent être centrées sur les différentes formes de psychose, de F20 à F29 pour *schizophrénie et troubles délirants durables* (7,8 %), mais les *troubles bipolaires* ne sont pas dissociables de l'ensemble des troubles dépressifs (F30-F39), soit 14,10 %... Ces données sont à interpréter avec prudence : l'écart entre moins de 20 % et 75 % est considérable, la représentation de la pathologie dans la base ATIH est « vie durant » et non spécifique au plus de 65 ans. La tranche 60-65 ans ne peut être intégrée dans l'étude des sujets âgés ! J. Roblin [11] indique que 85 % des schizophrènes âgés vivent dans la communauté, seuls, au domicile de parents ou en structure communautaire, à l'exclusion des hôpitaux et des Ehpad. Il n'y a pas de modification notable du pourcentage de la pathologie psychiatrique en fonction de l'âge.

Données qualitatives

Dans une pratique de secteur de psychiatrie générale, les suivis ne sont pas différenciés en fonction de l'âge. Le principe de la *continuité des soins* fait que ces patients pouvaient bénéficier d'une prise en charge sur des dizaines d'années. Les ré-hospitalisations sont rares dans cette tranche d'âge, hormis dans le groupe des patients maniaco-dépressifs, plus exposés aux récurrences pathologiques. Cette part de notre activité de consultation est méconnue. Cette catégorie de patients, d'ordinaire invisible, évolue dans un monde marqué par la stratification sociale. Le suivi au long cours à visée psychothérapique et chimiothérapique est aussi préventif de rechutes. Il peut représenter une part conséquente de l'activité de secteur, mobilisant l'équipe pluriprofessionnelle sur le CMP ou au domicile des patients, contexte que nous allons envisager.

En visite ou intervention à domicile

Les textes réglementaires qui ont accompagné la création des secteurs ne nomment pas la visite à domicile (VAD) comme un des outils de soin. Ceux qui étaient désignés comme « infirmiers visiteurs » ont contribué aux actions de « dépistage », de « soins de surveillance

---

11. Selon les données ATIH de 2013, 1 639 3090 patients ont été pris en charge, en ambulatoire exclusivement, par différents membres de l'équipe dans les établissements sous dotation annuelle de financement (DAF).
12. Données issues de : *Les personnes suivies régulièrement pour troubles psychiques ou mentaux.* Études et résultats, avril 2003, N° 231.
13. Guillard M, Aubert JP, Greacen T, Guegan M, Bohn I. Patients psychiatriques ambulatoires. Quelle coordination des soins ? *La revue du praticien – Médecine générale* ; 2007 ; 21 (770) : 512.

et de post-cure ». Cette activité est conforme aux principes de continuité des soins et d'une psychiatrie de proximité qui prend en considération le contexte relationnel et socio-économique du patient. Les visites au domicile sont d'une particulière utilité à l'adresse des psychotiques âgés, qui sont parfois peu mobiles et isolés. Le déplacement de l'équipe permet de rencontrer l'entourage familial, les voisins, les services à domicile. Les VAD sont assurées principalement par une infirmière de liaison, des infirmiers de secteur, plus récemment l'équipe mobile, l'assistante sociale, plus rarement un médecin. Les intervenants (principalement des infirmiers de secteur) acquièrent au fil de leur expérience une autonomie décisionnelle et une grande compétence. Les équipes, du fait d'un exercice solitaire demandant beaucoup de réactivité et d'implication personnelle, sollicitent souvent un travail de supervision interne au service ou externe par un psychologue ou un psychanalyste. Le mot « visite » recouvre des réalités différentes : l'intitulé *soins à domicile* serait plus proche du projet développé. La VAD *d'évaluation* permet à la demande d'une famille, d'un maire, du centre local d'information et de coordination gérontologique (CLIC), d'un tuteur ou du médecin traitant de rencontrer la personne et de donner des indications cliniques et thérapeutiques. Ce premier temps permet « l'accrochage » d'une relation. Les données issues de la rencontre et de la connaissance des conditions de vie du patient sont d'une grande richesse clinique. Le domicile est la projection du corps propre et enseigne sur la structuration du désir et sur la nature de l'objet pulsionnel qui concerne la voix, le regard, l'oralité et la fonction excrémentielle. Une négligence corporelle, une incurie domestique, des aménagements de protection vis-à-vis de phénomènes intrusifs en témoignent. Vitres occultées, bouches d'aération masquées, voire construction d'une double cloison sont autant d'indications du fonctionnement mental. Les VAD sont aussi une plateforme de suivi relayant des consultations médicales espacées et veillant à l'organisation de la vie quotidienne et à la prise du traitement ; enfin, il peut s'agir d'un suivi post-hospitalisation permettant la consolidation des bénéfices du séjour. La dernière fonction est celle de « relance ». Le terme n'est pas élégant mais il est parlant. Il permet d'aborder les « abandonnés » du secteur. Ce délaissement apparent ne résulte pas d'une démarche active, ce sont les patients qui sont en rupture thérapeutique. Soit l'équipe prend acte de cette séparation, soit elle « re-convoque », puis tente de joindre le patient, sa famille, le médecin traitant si l'on craint à terme une décompensation délirante, mélancolique ou la rupture d'un ancrage fragile. Une visite peut être organisée pour tenter de rétablir le contact. Cette vigilance à l'adresse des psychotiques âgés peut signer une vision plus paternaliste de l'exercice sectoriel (veiller, surveiller, prévenir) que juridique, qui prendrait en compte d'abord la liberté et les droits du patient de consulter ou pas. L'activité ambulatoire peut aussi se déployer à l'adresse des Ehpad, ce que nous aborderons au chapitre 5.

Éléments de réflexion

Le suivi de ces patients, que nous avons effectué à partir d'une activité de psychiatre consultant, d'une expérience d'intervenant direct, de référent d'une équipe se rendant au domicile, puis de chef de secteur, s'est constitué chronologiquement à partir d'un

CMP parisien, d'un secteur d'abord « sans lit » puis appuyé sur un service à l'hôpital général et, enfin, d'une unité de psychiatrie du sujet âgé, le tout retraçant le déroulé d'une carrière. Trois éléments permettent de décrire des caractéristiques régulièrement rencontrées dans ces accompagnements thérapeutiques : *l'isolement, la précarité et la fidélité.*

L'isolement

Dans un ouvrage collectif intitulé *Devenir vieux* [12], nous avons abordé cette problématique chez les sujets psychotiques âgés. La canicule de 2003, qui a eu comme conséquence directe le décès de 15 000 personnes, a mis en lumière leur isolement. Les malades mentaux ont payé un lourd tribut à la vague de chaleur. La déshydratation a eu, chez eux, des incidences létales induites par l'augmentation massive des taux de neuroleptiques et de sels de lithium : la majoration du risque dose-effet est significative et a été évaluée à 30 %. L'isolement résulte du déficit de sociabilité de ces patients et de la discrimination ambiante. La présentation et le comportement des psychotiques sont rapidement identifiés et ne se prêtent pas à la sollicitude habituelle de l'entourage. Au contraire, c'est l'intolérance qui prédomine. L'isolement est aussi le résultat de la surreprésentation dans cette catégorie du célibat et des divorces (dont le taux est doublé)[14] ; la présence d'un enfant en place d'aidant est, de ce fait, plus rare. La distension des liens familiaux a souvent comme origine la multiplication des hospitalisations en milieu psychiatrique. Pour certains de ces patients, les consultations au « dispensaire », les ateliers des centres d'accueil thérapeutique à temps partiel (CATTP) et les visites à domicile d'infirmiers de secteur constituent, avec la rencontre du médecin traitant et la fréquentation des commerces de proximité, les seuls contacts.

La précarité

La précarité se décline en *fragilité* et en *vulnérabilité*. Précarité sociale d'abord : la psychiatrie publique a un recrutement qui concentre les patients qui ont été placés précocement en invalidité ou ont bénéficié d'une allocation d'adulte handicapé (AAH). À partir de 60 ans, le niveau de ressources peut être limité aux taux de l'allocation solidarité aux personnes âgées qui impose un mode de vie rétréci. La vulnérabilité est manifeste vis-à-vis de tiers, de voisins mal attentionnés. Ces patients sont plus souvent que d'autres personnes âgées l'objet de violence, de racket, de spoliation. Ils peuvent être squattérisés, être évincés de leur logement ou faire l'objet d'abus de faiblesse.

---

14. Selon les données de la Drees sur *la situation sanitaire et sociale en France en 2003*. Par ailleurs, en population ordinaire, un homme sur quatre vit seul à 60 ans et une femme sur deux, avec une médiane de 27 % (G. Jovelet [12]).

Madame B conjuguait tous les handicaps. Âgée de 75 ans, elle était « réfugiée espagnole » (formule qui résumait la fuite du régime franquiste), veuve et maîtrisait mal le français. Elle était suivie au CMP pour une psychose délirante chronique. Ayant fait appel, pour la réparation d'une fuite d'eau, à un artisan qui avait déposé une carte dans sa boîte aux lettres, l'intéressée a dû, apeurée, régler une facture exorbitante que l'assistante sociale n'est pas parvenue à amender.

La vulnérabilité s'exerce aussi vis-à-vis des soins du corps, objet de négligence ou de conceptions délirantes. Seul un tiers de ces patients a un médecin traitant.

Nous rencontrons Madame C avec une infirmière lors d'une visite à domicile liée à un signalement par le commissariat. Dans une logique déliro-hallucinatoire, cette femme de 65 ans persécutée par son ex-mari (un gendarme) a interprété la tumeur (qui sera qualifiée d'« historique ») qu'elle présente au cou comme résultant des coups de revolver qu'il aurait tirés sur elle. D'où des démarches répétées auprès de la police. Elle ne peut accepter, dans ce vécu de préjudice, que la trace, la preuve de ce forfait (signature du vœu de mort de l'époux à son égard), soit effacée... Ce n'est qu'après l'instauration d'un traitement neuroleptique, mis en place lors d'une hospitalisation contrainte, que la patiente acceptera des soins trop retardés pour être salvateurs.

Cette fragilité se retrouve au niveau des hôpitaux et des urgences. La difficulté de communication, l'expression d'idées délirantes, fait que le discours du patient est volontiers qualifié d'incohérent quand il n'est pas identifié comme relevant de la démence.

Nous suivons Madame D, âgée de 72 ans, au CMP pour une paraphrénie ancienne. Cette production donne un sens secret, à usage privé, à son ordinaire fait de solitude. La luxuriance du délire d'invention impliquant des vedettes de la chanson, principalement Jacques Brel, contraste avec une organisation satisfaisante de sa vie quotidienne. La rencontre régulière avec un psychiatre lui a permis d'avoir un lieu d'adresse à ses propos délirants. Auparavant, c'est au commissariat qu'elle avait recours pour témoigner de son vécu de spoliation. À l'occasion d'une chute, la patiente est admise aux urgences pour une luxation de l'épaule. La réduction est faite sous une anesthésie légère qui facilite l'expression d'un délire habituellement bien contrôlé. Dès le lendemain, la patiente sera transférée sur l'hôpital psychiatrique de son secteur. Nous aurons la surprise de l'y rencontrer. La patiente nous relatera, avec l'ironie dont les psychotiques sont coutumiers, sa mésaventure. Nous en avons ri. La sortie sera programmée sans délai.

La fidélité

C'est l'une des composantes du transfert, du transfert « multi-référencé » selon l'expression de J. Oury, aux personnes (soit l'ensemble de l'équipe, de la secrétaire au médecin), aux lieux. Elle se traduit par la moindre fréquence, à cet âge, des ruptures thérapeutiques. Le suivi scrupuleux du traitement, la participation aux activités, la fréquentation d'un CATTP ou d'un hôpital de jour qui diversifient et densifient la prise en charge en sont des indicateurs. Des notations complémentaires attestent de la nature du lien. Un collègue ayant été muté sur un secteur parisien voisin a proposé à quelques patients de le suivre sur son nouveau CMP, proposition qu'ils ont tous déclinée. La richesse de ces patients n'est pas du registre d'une épistémê savante, mais de la rigueur, de l'humanité et de la bienveillance qu'ils savent manifester avec beaucoup de constance. Quatre patients de notre ancien service continuent depuis 13 ans à nous adresser leurs vœux pour la nouvelle année, susciter ainsi un échange et s'assurer de notre existence ! S'ils n'avaient pas tous 60 ans au moment de notre départ, ils les ont largement aujourd'hui.

Deux éléments ont modifié la relation des secteurs à ces patients : tout d'abord, le curseur s'est déplacé de la vocation sociale de notre discipline à une conception plus neuroscientifique. La perspective néo-kraepelinienne qui s'en déduit s'exprime sous la forme d'un moindre intérêt pour ces patients âgés et « chroniques », ces *abonnés au secteur*. Au fil du temps comptable, cet adjectif substantivé a acquis un sens péjoratif. Enfants de Chronos, notre *father time*, père du temps devenu mythique à une époque où se trouvent remaniées, avec les événements vécus en temps réel, les scansions saint-augustiniennes, nous sommes tous des chroniques ! En second, les conditions d'organisation des CMP amènent à prioriser les patients plus jeunes et les nouveaux consultants. C'est ainsi que d'*abonnés au secteur*, ils en deviennent des *abandonnés* !

Les psychiatres d'exercice libéral, les psychanalystes

Il existe, en dehors de toute prise en charge sectorielle, des patients qui, grâce au soutien familial, au suivi régulier auprès d'un psychiatre, à un traitement minimal, mènent une existence préservant leur autonomie et leur insertion, y compris après le temps de la retraite. Les psychiatres libéraux leur délivrent leurs soins, contrairement à l'idée reçue d'une partition névrosé-psychotique entre le « privé » et le « public ». Des relais sont organisés souvent à l'initiative de patients, du public vers le privé. Des psychanalystes témoignent de récits de cas et de cure de psychotiques devenus âgés, reçus en face-à-face et qui majoritairement bénéficient d'un suivi par un psychiatre. Notons que ces deux catégories de praticiens sont les garants d'une stabilité de leurs fonctions et du lieu d'exercice, le cabinet. Ils n'ont pas d'âge réglementé de prise de la retraite.

Les médecins traitants

L'accompagnement de ces patients peut être assuré de façon partagée entre le psychiatre et le généraliste, ce qui a l'avantage de préserver un lien avec le CMP en cas de décompensation, ou par les médecins traitants seuls parce qu'un relais a été effectué à la demande du psychiatre qui délègue certains suivis ou du patient lui-même qui négocie ce transfert. Il peut s'agir aussi de malades âgés « perdus de vue » qui ont cessé de fréquenter le CMP, qui sont en rupture par rapport à la psychiatrie mais pas aux soins. Certains médecins concentrent dans leur clientèle ce profil de patients. Cette pratique s'inscrit dans la ligne des préconisations de la récente *loi de modernisation de notre système de santé*. Elle traduit une déspécification progressive de notre discipline en se calquant sur les relations médecin traitant – spécialiste des autres disciplines. Cette activité des médecins généralistes nous est assez méconnue. Elle est confirmée par le fait que la moitié des prescriptions de neuroleptiques [15] est désormais établie par nos confrères. L'engagement du médecin traitant peut être l'objet d'une rupture thérapeutique à l'occasion d'une rechute ou d'une entrée du patient dans un Ehpad trop distant.

Dans la demande de relais de prise en charge de patients, à partir de consultations ou d'une hospitalisation, de secteurs polyvalents à l'équipe de psychiatrie du sujet âgé, nous avons pu entendre de la démotivation, le récit d'une histoire commune qui ne laisse plus guère de place au désir soignant. La stabilisation psychiatrique prolongée peut amener aussi à un transfert du suivi sur le médecin traitant désigné ou à désigner ; bien préparée, la greffe peut fonctionner. Ailleurs, réalisée sans ce préalable ou motivée par le départ du psychiatre référent, le maintien de l'équilibre est rompu. La ré-hospitalisation de ces patients autour de la soixantaine facilite leur institutionnalisation. À plus ou moins terme, le déficit de structures d'hébergement communautaire conduit à l'Ehpad. Il faut dès lors, sans état d'âme, penser leur admission dans une structure n'ayant ni l'expérience, ni les moyens en personnel et les connaissances pour s'occuper d'eux. C'est le seul horizon de leur avenir... Le risque est la mise à l'épreuve des liens avec leur environnement pour les patients vivant au domicile, un renforcement des difficultés relationnelles avec la famille et une perte de contact avec l'équipe psychiatrique présente et intervenant depuis des années, voire des dizaines d'années.

Rôle des proches aidants

Le contexte

L'organisation sectorielle a permis d'éviter la désinstitutionnalisation massive rencontrée aux États-Unis, en Italie et en Angleterre où le retour dans la communauté s'est effectué par le biais de l'appui des structures sanitaires alternatives mais aussi des

---

15. Donnée du numéro d'avril 2010 du *Bulletin de l'observatoire de la médecine générale*.

familles. En France, la déhospitalisation progressive mais conséquente – la baisse étant de l'ordre de 50 %[16] depuis la création des secteurs –, l'élargissement du champ de la santé mentale par rapport à la psychiatrie classique et l'inflation des files actives dans les CMP ont eu pour conséquence un délaissement progressif des psychotiques chroniques d'autant plus qu'ils devenaient âgés. La politique de secteur était considérée comme un modèle, en particulier à l'étranger, d'investissement dans la durée de ce profil de patients en conformité avec l'engagement de « la continuité des soins ». La première conséquence en est une délégation de l'accompagnement aux proches aidants et aux médecins traitants. Les sujets psychotiques âgés sont tributaires de la préservation de leur autonomie tant décisionnelle que physique, de leur dépendance affective à l'entourage familial. Lorsque les patients résident au domicile de parents, conjoints, frères et sœurs, enfants ou à proximité, ce sont les aidants naturels[17] qui sont sollicités en première ligne et risquent l'isolement social. L'Unafam a communiqué sur cette dynamique d'enfermement et sur le retentissement psychologique et physique de cet accompagnement en raison de l'intensité de la charge de travail et de soins, de la vigilance exigée. L'implication de l'entourage, en particulier du conjoint est forte, la charge répétitive et contraignante. Comme l'indique la lettre de l'Agence de presse médicale (APM)[18], les familles de malades mentaux se retrouvent seules quand, dans d'autres affections rhumatologiques, endocrinologiques (diabète) ou neurologiques, il existe un réseau d'aides. Les proches des malades Alzheimer bénéficient de moyens dont des structures répit, des groupes de parole et des intervenants à domicile. Les difficultés des psychotiques âgés à gérer leur vie quotidienne ne leur sont pas reconnues. La grille d'évaluation AGGIR (Autonomie Gérontologie Groupes Iso-Ressource) identifie principalement la dépendance physique, au grand dam des proches, comme de cette femme qui assistait sa mère hébéphrène, âgée de 64 ans, suivie par l'équipe de secteur, qui vivait seule et qui a été classée GIR 5[19]. Cette personne aurait dû bénéficier, malgré sa validité, d'aides au domicile, en particulier d'une auxiliaire de vie.

---

16. Passés de 120 000 à 55 000 ; en 2011, 11 % des patients suivis relevaient d'une hospitalisation, 68 % d'un suivi ambulatoire. Données extraites du n° 180 d'octobre 2012 de *Questions d'économie de la Santé* (Irdes, M. Goldefy).
17. Selon le baromètre Aidants réalisé par la société de sondage et d'opinion BVA en juin 2015 sur un échantillon représentatif de l'ensemble de cette catégorie : 53 % sont des actifs, 56 % des femmes et 55 % ont plus de 50 ans. Une journée nationale leur est désormais consacrée, le premier jeudi du mois d'octobre.
18. En date du 10 octobre 2014 intitulée : « Plus de $^3/_4$ des aidants familiaux de personnes schizophrènes assument seules ou quasiment seules cette charge » (étude multicentrique de l'université de Louvain).
19. Le GIR évalue l'autonomie ; il va de 6 « autonome » à 1 « entièrement dépendant ». L'allocation personnalisée d'autonomie (APA) est accordée pour les GIR de 1 à 4. Elle ouvre à un ensemble de prestations au domicile.

Vers une reconnaissance

En France, le rôle des proches aidants, leur définition, leurs droits ne sont reconnus par voie législative que depuis peu. Une « attention prioritaire » leur a été apportée dans le plan Alzheimer 2008-2012 ainsi qu'une première définition par la Haute Autorité de santé (HAS) en 2010. La loi relative à l'adaptation de la société au vieillissement, publiée le 31 décembre 2015, énonce : « est proche aidant, une personne qui vient en aide de façon régulière, à titre non professionnel, pour accomplir une partie ou la totalité des actes de la vie quotidienne d'une personne en perte d'autonomie ». Les droits annoncés sont limités au droit au répit, à un financement complémentaire de l'allocation personnalisée d'autonomie (APA) et la possibilité d'obtenir un congé « soutien proche parent ». Ces dernières mesures, comme la journée nationale qui leur est consacrée le premier jeudi du mois d'octobre relèvent plus d'un effet d'annonce que d'une innovation réelle, consistante. La prestation compensatrice comporte trop de conditions d'exclusion quant au degré de parenté ou de grande dépendance, les mesures sont orientées vers la maladie d'Alzheimer. Malgré l'affichage d'une politique de maintien au domicile et l'affirmation du rôle pivot des aidants, reconnus *personnes ressources*, aucune mesure forte ne vient confirmer cette ambition. La définition d'un statut est cependant un premier pas vers la reconnaissance. Les conjoints et les enfants mobilisés devraient pouvoir bénéficier d'indemnités compensatrices mais aussi d'informations, de formations et d'une protection juridique. Des mesures concernant la fréquentation de centres ou hôpitaux de jour adaptés à cette population, l'aménagement du temps d'activité des aidants ou de leur poste de travail seraient dans l'ordre des choses. La dépression, l'anxiété, le stress chronique ainsi que le *burn-out* sont des éléments souvent retrouvés, indicateurs de déstabilisation des proches et de risque de désocialisation pour eux-mêmes. Leur espérance de vie serait, comme celle des aidants Alzheimer amputée de plusieurs années, à la fois du fait de leur désarroi, d'un sentiment d'impuissance et parce qu'ils négligent leur santé. La place d'aidant, en général, est désormais l'objet de nombreuses études dites de *proximologie*, qui rappellent que la nature de la maladie du parent, au sens large, est un élément capital. Certaines maladies stigmatisent celui qui en souffre mais également les proches, et la maladie mentale en est l'exemple type. Elle ne prête ni à la compassion ni à la solidarité du groupe élargi. Les familles sont isolées, la communication avec les équipes soignantes souvent difficiles ; les attentes et les demandes peuvent ne pas converger, d'où une incompréhension. La temporalité du soin lors d'une séquence d'hospitalisation et celle de l'aidant dans le déroulement d'une vie divergent. Quand le sujet psychotique vieillit, les consultations se raréfient et le relais des soins par le médecin traitant est souvent mis en place au départ du psychiatre lors d'une mutation ou de sa prise de retraite. Les hospitalisations difficiles à négocier pour les familles sont de plus en plus courtes, amenant une résolution incomplète et fragile de la crise.

Illustrations cliniques

Deux observations confirment cette mobilisation des proches dans la durée ; elles ont en commun leur lot de souffrance.

> Parce qu'elle est une femme, issue d'une fratrie de cinq et qu'elle exerce comme aide-soignante, Madame Y a été désignée par son frère et sa sœur pour veiller à la santé et à la destinée de leur père, âgé de 70 ans, veuf depuis quelques années, paranoïaque. Ce dernier, persécuté, hautain, dénie ses troubles cognitifs d'origine vasculaire. Le quotidien est difficile à gérer, les aides sont mises à la porte, il entend bien continuer à conduire et vitupère contre tout ce qui n'est pas « lui ». Il ne sait plus gérer son argent, ses médicaments, mais refuse l'intervention d'une infirmière chargée de contrôler l'observance du traitement. Les visites auprès du médecin sont irrégulières. Le suivi psychiatrique a été interrompu par lui, sans relance du côté du secteur concerné. L'intéressé fait des dépenses inconsidérées. La négociation pour obtenir son accord pour son admission en Ehpad sera longue, douloureuse activant de la culpabilité. Une fois admis en institution, le patient continuera à en vouloir à sa fille et à idéaliser ses autres enfants qui sont restés à distance de ces événements.

Autre situation parmi de nombreuses autres :

> Celle d'un époux et père de deux jeunes adultes, ancien ingénieur au Gaz-de-France, qui, après un long passé d'épisodes maniaco-dépressifs mouvementés parfois ponctués d'hospitalisations sous contrainte, effectuées dans une ambiance dramatique, s'est, après la soixantaine, stabilisé. Est-ce à la faveur d'un traitement plus adapté, de l'avancée en âge ou de la préférence de ce sujet pour un statut de retraité plutôt que celui d'invalide que les symptômes ont évolué sur un mode de repli dépressif chronicisé ? Il manifeste une apathie, une aboulie, avec négligence physique chez un homme antérieurement élégant. Le patient est confiné chez lui dans un semi-mutisme coloré d'hostilité et de reproches à l'égard de ses proches, ne témoignant aucune empathie. Il impose aux autres un mode de vie étriqué et ritualisé, d'où tout désir est effacé, et une infinie tristesse. L'épouse attentionnée a dû renoncer à tout ce qui fait le sel de la vie, au prix de ce qu'elle estime la résignation du devoir et de la promesse. La résurgence d'une rechute avec ce qu'elle implique d'un vécu traumatique pour les proches reste toujours possible, suspendue comme une épée de Damoclès au-dessus de leur tête. Qu'espérer dans ce contexte ? Un illusoire rétablissement ? Quel sera l'avenir ? Le maintien au domicile, une institutionnalisation mais à quel prix ?

La cohabitation avec un adulte psychotique peut constituer pour des parents très âgés un facteur de maltraitance. La vie au quotidien d'un malade mental avec ses proches peut être difficile, tendue du fait de l'apathie, du déficit d'empathie, de problèmes récurrents d'hygiène, du refus (de la prise de psychotropes, du suivi, de respect des horaires de repas, de coucher). Il peut s'agir plus d'une coexistence lourde de non-dits que d'un vivre-ensemble.

Madame A est une patiente schizophrène délirante âgée de 66 ans maintenue chez elle grâce à un traitement neuroleptique d'action prolongée ; elle vit avec son mari et un fils resté célibataire. Cette femme apragmatique, au vécu de préjudice, reste très hostile à la psychiatrie. Les idées délirantes sont centrées sur la possession d'un « magot » au Luxembourg entraînant des malentendus répétés avec ses proches. Les hospitalisations dans une petite unité de psychiatrie d'hôpital général sont très mal vécues par elle et par l'équipe soignante. L'équipe de secteur intervient avec difficultés uniquement au domicile : l'intéressée réfute le CMP ! Les relations sont tendues avec les siens qui considèrent le maintien à la maison comme une contrainte qui leur est injustement imposée. Fait qu'ils ont dénoncé dans une lettre adressée au directeur de l'établissement : le motif retenu pourrait-il être *externement arbitraire* ? Les proches aidants ne peuvent, par ailleurs, envisager un projet d'institutionnalisation qui imposerait la vente de leur seul bien : la maison.

Cette description rend compte du niveau de souffrance et de la complexité des situations. L'hospitalisation prolongée (ici impossible à partir d'une petite unité d'hôpital général) entraînerait une relégation de fait de la patiente. La préservation de l'insertion sociale est bien fragile car principalement limitée au domicile. Le recours à des hospitalisations courtes confronte et contraint l'entourage familial à un rôle d'assistance thérapeutique au long cours. Ils ont à subir l'effet de contamination des préjugés et du rejet d'avoir à leur domicile une épouse, une mère désignée par le voisinage comme *folle* car à même, lors de périodes de crises, d'invectiver les passants ou de menacer de mettre le feu à leur voiture... Que ce soit une femme, qu'elle ait l'âge de la retraite ne change rien à ces stéréotypes où le rejet, la mise à l'écart du groupe familial domine la prise en considération de la souffrance et du soutien qui pourrait lui être apporté.

Parmi les témoignages, deux ont eu une résonance particulière. Celui d'une femme âgée qui vivait en maison de retraite et que nous recevions en consultation pour une névrose traumatique (stress post-traumatique chronique, avec anxiété basale et crises d'angoisses paroxystiques, peu accessibles à la parole et aux médicaments psychotropes donnés avec prudence eu égard à son grand âge). Cette femme reliait son mal-être avec le climat d'insécurité, de peur qui l'a habitée durant des années, elle et ses enfants. Son mari relevait de soins psychiatriques pour une psychose délirante schizophrénique, déclenchée à l'âge de 30 ans, qui le conduisait à des moments de « crises » où il pouvait se montrer emporté, menaçant, y compris à l'égard de ses proches. Il refusait régulièrement les soins dont l'hospitalisation qui se passait « toujours mal ». La résidente a vécu des années, y compris après la fin de l'invalidité et jusqu'au décès de son conjoint à plus de 75 ans, sur le qui-vive, guettant les signes annonciateurs d'une récidive.

La seconde résulte de la rencontre en consultation mémoire d'une femme de près de 70 ans dont le symptôme *plainte mnésique* orientait plus vers une névrose « actuelle » (dont témoigne la force du refoulement) que vers un *trouble de la mémoire*, ce que confirmera le bilan. La consultante relatera une histoire clinique évocatrice du déclenchement chez son mari d'une *bipolarité tardive*. Cet homme actif, dynamique a basculé pendant plusieurs années dans un marasme dépressif, abandonnant toute initiative, toute responsabilité, se négligeant et ne sortant plus de chez lui. L'épouse n'a pas écouté le médecin traitant lui conseillant une hospitalisation que son mari refusait, a assuré le rôle d'infirmière dévouée. Le temps s'est figé dans un immuable pesant. La suite du récit était plus difficile à évoquer. En quelques jours, l'inversion de l'humeur transformera le mari de la patiente. Voiture neuve, renouvellement de la garde-robe en sont des indicateurs. Les dépenses, le sens de la fête, la rencontre de femmes s'inscrivent dans une dynamique d'hypomanie à laquelle l'épouse n'est nullement associée.

Ces récits relatent l'attitude d'épouses ou de filles de patient : les proches aidants sont en majorité des femmes... Certains hommes accompagnent avec beaucoup de dévouement la maladie déclenchée précocement ou tardivement de leur épouse et acceptent les conséquences psychologiques et sociales de cette situation, y compris dans l'avancée en âge, qui comporte des incertitudes sur l'avenir. Nous avons abordé cette conjoncture dans un article[20] construit à partir de cas cliniques et d'exemples de la littérature.

L'Unafam, l'association la plus représentative des familles et amis de malades, qui sont majoritairement des aidants, ainsi que d'autres associations de même profil assurent une mission très active auprès des proches. Rôle *d'information, de sensibilisation, de formation* lors de sessions, d'écoute et de conseils. Ces associations d'entraide organisent des réunions de parole, mettent à disposition des conseils économiques, patrimoniaux ou juridiques. Ils pallient une carence des pouvoirs publics dans ce domaine.

L'hospitalisation en psychiatrie : quel recours ?

L'hospitalisation temps-plein

Nous avons envisagé la situation de patients longuement hospitalisés en psychiatrie. Actuellement, un patient ou un résident psychotique âgé adressé dans un secteur de psychiatrie ou une unité spécialisée bénéficie d'un séjour dont la moyenne dans notre expérience est d'un mois, moyenne qui correspond à une majorité de séjours de 15-20 jours dont la durée médiane est majorée par des situations de patients en attente

---

20. Jovelet G. Psychose et amour. *L'information psychiatrique* 2010 ; 86 (8) : 677-84.

d'une orientation. Des médecins peuvent nous adresser des résidents aux fins d'un « placement » à l'hôpital, sans billet de retour, façon de signifier que l'intéressé n'a plus sa place dans son Ehpad d'origine. L'amélioration clinique, la rencontre avec la famille, l'équipe, l'engagement d'assurer un suivi permettent de dépasser la situation de crise et le rejet qui l'accompagne. Dans d'autres cas, par l'intermédiaire de l'assistante sociale, nous aidons l'établissement à réorienter le résident sur une autre structure, déplaçant les difficultés !

Qu'attendre de l'admission dans une unité de psychiatrie ? Quelles en sont les modalités et les indications ? Le patient peut provenir de son domicile ou de celui de proches aidants ou d'une structure médico-sociale dont un Ehpad.

Les conditions d'admission

L'enquête observationnelle du chapitre 7 confirme les propos tenus à ce sujet par les médecins traitants et les équipes d'Ehpad : il est difficile d'organiser une hospitalisation directe dans l'unité dont relève le patient. En cas d'accord de principe avec le médecin du service ou de l'unité d'accueil, les délais sont longs et l'urgence ressentie insuffisamment prise en compte. L'âge est habituellement perçu par le service d'accueil comme un élément de minoration du degré d'urgence. La priorité est mise ailleurs ! Le passage au service porte de l'hôpital général n'apporte pas d'éléments opportuns, retarde l'admission. L'examen somatique peut y être rapide, de base, et ses résultats à considérer avec prudence.

Quelles sont les indications ?

Elles sont de trois types. La première est liée à des tensions relationnelles au sein de la famille, de l'Ehpad avec agressivité, conduites d'opposition, menaces de suicide, escalade dans les troubles du comportement. Il existe un lourd contentieux de conflits parlés ou agis. Le deuxième contexte est celui d'une hospitalisation pour faire le point d'une souffrance exprimée, manifestée ou agie : dépression, idées délirantes, préoccupations hypochondriaques... Le bilan recherchera une comorbidité, des troubles cognitifs, une affection somatique sous-jacente, précisera le contexte de survenue des manifestations, tentera de lui donner sens et de les traiter. Enfin, il peut s'agir d'une décompensation psychotique s'inscrivant dans le cadre d'une rechute. Dans les trois situations, le changement de lieu peut avoir un effet d'apaisement. L'hôpital, la présence des infirmiers en blouse blanche, une permanence médicale contribuent à mettre le résident hostile, rebelle, agité dans une situation d'écoute et d'assujettissement. En cas de résolution rapide, il est préférable que la sortie soit différée afin de faire « tomber la tension institutionnelle », l'émotion, le contentieux avec les autres résidents, les familles, le personnel suscités par les troubles du comportement. La rencontre des proches du patient, « son » équipe permet de mettre du sens et d'élaborer un projet co-construit avec lui. En cas de décompensation psychiatrique chez un patient ayant un traitement lourd, la situation s'avère complexe. À côté de l'aménagement de la médication, il existe de mesures institutionnelles dont la participation à un groupe de parole, à des activités, à un atelier. Le cadre de surveillance constante en milieu hospitalier permet d'organiser une fenêtre ou une transition thérapeutique parfois bénéfique. Après l'hospitalisation, des entretiens de suivi peuvent être préconisés, des visites infirmières sur site, des aménagements du cadre de vie au domicile, la fréquentation d'un centre ou hôpital de jour, d'ateliers... en plus de la modification fréquente du traitement.

Deux questions adjacentes sont à aborder dans ce contexte

Faut-il orienter le patient *vers son secteur d'origine* ou *vers l'unité de psychiatrie du sujet âgé* si elle existe ? Aux critères d'âge s'opposent des critères de regroupement par pathologie[21] : chacun a sa pertinence ! Le mélange des âges et des pathologies peut être difficile, reproduisant les conflits en EPHAD ! Il existe une pression forte des services pour un critère d'âge permettant aux mêmes services d'adresser des patients connus depuis longtemps et considérés comme relevant d'une impasse thérapeutique durable. Le changement d'équipe, de regard, porté sur le patient peut être un élément à son service.

L'autre point concerne *les modalités d'hospitalisation*. Le régime d'hospitalisation est-il dépendant de l'âge ? de la pathologie ? En pratique oui ! À notre arrivée en psychogériatrie, seule unité toujours fermée au sein de l'hôpital, les entrants étaient en hospitalisation libre. Certains patients contestaient leur admission, d'autres n'avaient plus les capacités intellectuelles de donner un consentement éclairé. La réponse adaptée à cette réserve est d'agir au cas par cas, tenant compte de l'adhésion, de l'acquiescement du patient au projet, trouble cognitifs ou pas. Prendre acte du refus d'un patient d'être hospitalisé, le contraindre si la situation l'impose, c'est faire preuve de respect à son égard quel que soit son âge.

Place de l'hospitalisation des sujets âgés en psychiatrie : les menaces

L'avenir des unités de psychiatrie du sujet âgé est fragile du fait du développement de la filière gériatrique et de la création des unités cognitivo-comportementales davantage dédiées aux troubles du comportement dans les maladies neurodégénératives mais dont le recrutement est de fait plus large. Les moyens de ces unités adossées à des SSR sont plus faibles. Les cliniques psychiatriques ouvrent des secteurs dédiés à la psychogériatrie confirmant les besoins dans ce domaine. Il existe au sein de certaines maisons de retraite des unités d'hébergement renforcé (UHR), qui permettent d'éviter certains transferts en psychiatrie. Dernier point, l'image de la psychiatrie qui, quelle que soit la qualité des soins reconnue dans l'après-coup, rebute les familles amenées à hospitaliser un parent pour des manifestations psychiatriques liées à des troubles

---

21. Situation analysée par P.-M. Charazac dans un article intitulé : De l'intérêt d'un critère d'âge en géronto-psychiatrie. *L'information psychiatrique* 2011 ; 87 (6) : 456-8.

cognitifs. Est également associée à la psychiatrie la prescription de traitements psychotropes lourds, ce qui peut être le cas... Enfin, les psychiatres n'ont pas tous intérêt pour cette surspécialité, ni pour les psychotiques âgés. En pratique, dans la logique de fermeture de lits en médecine et chirurgie remplacés par la médecine de réseau, les hôpitaux de jour et la chirurgie ambulatoire, une pression existe de la part des ARS pour que les unités de psychogériatrie soient transformées en unités mobiles de psychogériatrie qui ne répondent pas aux mêmes indications et n'ont pas la même finalité. L'argumentaire des responsables et des équipes, leur mobilisation ainsi que celle des partenaires médico-sociaux ont permis dans notre région de préserver des unités un temps menacées.

Les structures d'hôpital de jour, de CATTP dédiés aux personnes âgées

Les psychotiques âgés en relèvent, que ce soit à partir de leur domicile ou d'un Ehpad. L'hôpital de jour permet le déplacement de patients peu mobiles en véhicule sanitaire léger (VSL). Les avantages en termes de socialisation, d'expression artistique et verbale (individuelle ou en groupe) sont patents et contribuent à la stabilisation. Ces structures trop peu nombreuses, sont rattachées au pôle psycho-gériatrique d'une clinique psychiatrique (exemple de l'Aisne) ou d'un pôle de psychiatrie du sujet âgé.

L'admission en Ehpad depuis une structure psychiatrique

Le contexte du transfert

L'orientation en Ehpad est parfois décidée sans l'accord des patients, par contrainte ou ruse quant au lieu ou à la durée, parce que cela s'impose. Il s'agit d'un fait social qui justifie une interprétation. Le manque d'humanité n'est pas constant et il y a de bonnes indications ainsi que des situations satisfaisantes pour les résidents et les équipes qui témoignent de ces bonnes rencontres. Ce qui est choquant, c'est le discours sur l'inadéquation et le systématisme des envois. *Il y a là un symptôme de la société et de ses gouvernants, de la psychiatrie publique oublieuse de ses valeurs et de ses missions, des psychiatres eux-mêmes qui abandonnent leur statut de soignants et ses idéaux en acceptant d'être tributaires de gestionnaires au service de l'hôpital-entreprise, de la rentabilité thérapeutique, le tout dans un climat d'indifférence.*

« Inadéquats » signifie non conformes à son objet, non appropriés aux buts de l'institution. Encore faut-il préciser cette raison d'être qu'est devenu l'établissement de santé mentale et rappeler ses conditions historiques. On est passé de la création de l'asile de 1838, à l'hôpital psychiatrique de 1937, puis au centre hospitalier spécialisé en 1971, au centre hospitalier de 1990, puis en établissement de santé mentale qui s'est mué de fait, avec la gouvernance et la loi « Hôpital, patients, santé et territoire » (HPST)[22] de 2009, en hôpital entreprise recevant une clientèle. Une transformation s'est opérée d'une structure d'accueil à la folie, à un établissement soucieux de sa rentabilité et de son efficacité, tendu vers une exigence d'équilibre financier[23] qui va à l'encontre du maintien de patients dont la chronicité est fixée ; de là naît l'inadéquation. Le décloisonnement du sanitaire et du médico-social facilite l'envoi de ces patients vers les Ehpad suivant la recommandation de la cour des comptes[24]. Dans le cadre de la psychiatrie publique, les principes de suivi, de continuité des soins en extra-hospitalier, d'humanité dans l'organisation des sorties, étaient la règle ; ils étaient formalisés par des visites préparatoires, une synthèse, la préservation des liens au-delà du transfert du patient.

Inadéquation du patient ou de la psychiatrie ?

Que penser de la rédaction d'une demande d'admission en Ehpad formulée pour un patient longuement hospitalisé en psychiatrie (20 ans), recevant un traitement psychiatrique conséquent et dont les seuls antécédents retenus dans la *fiche standardisée de demande d'admission* sont strictement médicaux ? Rien n'est indiqué de la trajectoire des soins « psy » ou du diagnostic porté, ni de la symptomatologie actuelle, ni de l'histoire du patient ainsi effacée. Le document de liaison ne fait pas référence à la trajectoire de vie, ni ne formule une interrogation sur les capacités d'accueil de la maison de retraite d'un tel patient-résident ! Autre exemple : est-il légitime que le médecin coordonnateur de l'Ehpad qui accueille ne soit pas informé du fait que, jusqu'à la veille de son transfert, le futur résident ait été maintenu en hospitalisation d'office, désormais intitulée sur décision du représentant de l'État, ou qu'un résident relève à sa sortie de psychiatrie d'un suivi sociojudiciaire imposant le port d'un bracelet électronique et une limitation stricte des déplacements, qui seront une découverte d'après coup ? Plus qu'une rétention d'information difficilement justifiable par la protection du secret médical, sujet que nous abordons dans la section « Secret professionnel ou échange d'informations » du chapitre 4, ce qui est ici à l'œuvre, c'est la hiérarchisation des patients et des équipes dans une délégation distante. L'absence de référence aux antécédents psychiatriques ou leur fréquente minoration peut se révéler dans certains cas sans dommage à moyen terme, comme l'atteste cette vignette clinique :

---

22. Loi du 21 juillet 2009 portant réforme de l'hôpital et relative aux patients, à la santé et aux territoires.
23. Y compris *via* le plan de retour à l'équilibre financier (PREF) qui engage l'établissement, vis-à-vis de l'ARS, à corriger son endettement.
24. *L'organisation des soins psychiatriques.* Cour des comptes, Rapport de l'année 2000, 2e partie, pp. 408-442 (disponible en ligne).

Monsieur A séjourne depuis près de 4 ans en Ehpad : il s'agit d'un homme de 80 ans, veuf, qui, dans les suites d'un accident vasculaire cérébral (AVC) aux conséquences motrices légères, assumant difficilement l'organisation de son quotidien, intègre une maison de retraite. Il est courtois et discret, sa présentation est soignée. Insidieusement, le comportement change, il sort affairé, sub-agité, entreprend des démarches auprès d'un ancien employeur à propos d'un vieux préjudice concernant sa mise en invalidité ; il multiplie les déplacements au point de faire un malaise et d'être amené aux urgences de l'hôpital où il extériorise des idées délirantes. La reprise des antécédents médicaux avec le résident permet d'identifier un historique psychiatrique passé inaperçu et d'obtenir les comptes rendus d'hospitalisation. Le résident recevait un traitement psychotrope léger, dont un antipsychotique à petites doses que le médecin traitant avait rapporté aux troubles du comportement survenus dans les suites de l'AVC et qui avait été maintenu. La rechute actuelle a justifié un renforcement de la thérapeutique afin de mettre à distance les idées délirantes. Un suivi psychiatrique a été ré-instauré.

Notons que, jusque dans les années 1990, l'admission en Ehpad pouvait être obtenue par dérogation dès l'âge de 50-55 ans... Depuis la généralisation de conventions tripartites entre le conseil départemental, l'ARS et la maison de retraite, ce n'est souvent plus le cas, y compris pour les structures privées, lorsque les patients ont la capacité de payer leur hébergement. Cela peut engendrer des situations d'attente pendant des mois, des années, en milieu psychiatrique. Cette position peut varier selon les départements, d'où l'adresse de certains patients dans des départements voisins au risque d'aggraver la distension des liens.

Le destin des psychotiques âgés

Pour une majorité de patients reconnus « chroniques », longuement hospitalisés puis institutionnalisés, interroger leur sort amène à revisiter l'histoire de la psychiatrie de ces dernières décennies parce qu'il est subordonné aux :

- conceptions sur la maladie mentale, sur le traitement au sens large de la chronicité ;
- conditions et capacités de réinsertion, de réhabilitation ;
- développement des alternatives à l'hospitalisation qui sont sous la dépendance de la volonté politique ;
- moyens attribués à l'activisme thérapeutique des équipes.

La chronicisation est une réalité difficilement contournable. Les hospitalisations se prolongent du fait du caractère résistant de la psychose, des difficultés récurrentes de réinsertion pour des patients divorcés, en situation de précarité sociale, qui trouvent refuge, assistance et soins à l'hôpital, ou y sont refoulés, posture favorisée par la rupture de suivi.

Cette référence à la diachronie des soins en psychiatrie impacte le sort des psychotiques âgés et amène à aborder l'histoire des concepts et des institutions qui se décline selon trois lignes force :

- du parcours de la démence précoce à la démence tardive ou secondaire ;
- du passage de l'assistance à une thérapeutique active (psychothérapie institutionnelle, psychanalyse, secteur, psychotropes) ;
- de la transition des soins psychiatriques à la réhabilitation.

Ce parcours impose de faire état des débats récurrents sur l'origine des maladies mentales, sur l'évolution inéluctable des psychoses vers une aggravation et sur l'existence d'atteintes cognitives.

Cette réflexion n'est pas anodine. Les descriptions d'une évolution déficitaire des psychoses alimentent les préjugés négatifs et la notion même de chronicité.

Éléments d'une clinique évolutive

Nous ne reprendrons pas ici les comorbidités rencontrées, qu'elles soient psychiatriques ou somatiques, que d'autres auteurs ont détaillées (P. Jalenques [13], G. Loas [14]), pour nous attacher aux incidences cognitives. Un préalable : si les études sur les effets du vieillissement sur la schizophrénie et sur les troubles bipolaires sont bien documentées, différents auteurs s'accordent pour exclure des cohortes les délirants paranoïaques, sans que cela questionne. L'expérience clinique confirme la préservation cognitive de ces sujets, comme si d'avoir un mauvais objet protégeait de la bascule dépressive ou de la régression démentielle. Il convient de souligner, à propos de l'évolution du processus psychotique, que l'opposition tranchée Kraepelin/Bleuler [15, 16] ne résiste pas à la lecture attentive de leurs écrits. E. Kraepelin [15], dans chacune des trois formes de la démence précoce, décrit des évolutions où le processus de démentification [25] reste léger (27 % des cas) et même des guérisons totales qu'il pense possibles, bien que rares (dans 13 % des cas). Voilà qui nuance les jugements définitifs qu'on lui prête. Quand à E. Bleuler [16], il conteste la notion de guérison utilisée par Kraepelin et lui substitue celle d'« amélioration considérable », que H. Ey reprendra sous le vocable de rémission [17]. Si Bleuler réfute la notion de dégénérescence et de démence, il conteste plus la nature de l'abêtissement que son existence. Il écrit : « dans nulle maladie le trouble de l'intelligence n'est aussi improprement qualifié par les mots stupidité et démence que dans la schizophrénie »... « C'est l'état des associations et de l'affectivité qui caractérise le mieux le trouble schizophrénique de l'existence », d'où l'usage du terme d'« abêtissement affectif » [16]. Les recherches épidémiologiques d'E. Bleuler, de C. Müller et de L. Ciompi, associées sous le terme générique de

---

25. Le terme de « *verblödung* » est traduit, soit par celui d'abêtissement, soit par démentification. Il coexiste avec des dénominations proches telles que « *Blödsinn* » (démence), « *Schwachsinn* » (faiblesse mentale), « *Psychishe schwäche* » (faiblesse d'esprit), « *Verwirtheit* » (naufrage psychique)...

l'enquête de Lausanne, sont régulièrement citées. Dans son étude catamnestique portant sur 101 schizophrènes chroniques[26], C. Müller [18] constate que dans 55 % des cas, les symptômes observés en début de traitement s'étaient atténués, permettant une meilleure adaptation sociale, 32 % restaient inchangés et 14 % s'étaient aggravés. Lors du vieillissement, les symptômes secondaires (délire, hallucinations) peuvent perdre de leur acuité, s'enkystent ; persistent des troubles affectifs, une désorganisation du comportement relationnel et une symptomatologie négative. H. Ey se positionne sur la question du « déclin schizophrénique » [17] : « On peut dire que la plupart des schizophrènes ne sont pas ni ne deviennent déments. Mais lorsqu'on parle d'"affaiblissement démentiel", Verblödung, de déficit, Defeckt, on entend généralement ceci que, sans qu'il y ait un état démentiel, il existe une sorte de déchéance progressive de la totalité de l'être psychique qui, dans la totalité de ses aptitudes affectives comme intellectuelles, subit une sorte de "régression", d'amoindrissement ».

Déficit cognitif ou handicap social ?

Cet appauvrissement se conjugue à une plus grande dépendance à l'entourage qui accentue le handicap social. Si globalement la forme prise peut être celle d'une stabilisation, c'est au prix d'une réduction d'autonomie vivement ressentie par les familles ou les institutions. Cet équilibre dans la rémission, souvent sous psychotropes, peut s'accompagner de troubles résiduels ; il peut être mis à mal par la rupture que constitue le changement du cadre de vie. L'influence de facteurs psycho-organiques est tributaire du processus biologique du vieillissement. Les atteintes vasculaires ou neurodégénératives progressent de façon linéaire avec l'âge.

La perspective évolutive des psychoses a été réélaborée plus récemment à partir des notions de rémission, de rétablissement (*recovery* en anglais), portées par le mouvement de réhabilitation psychosociale qui a contribué à modifier le regard sur le futur des troubles, c'est-à-dire le pronostic.

Ce mouvement s'appuie sur des données scientifiques, l'expérience des patients, des familles et des professionnels du soin. Le rétablissement comporte un volet symptomatique et un volet fonctionnel qui prennent en compte l'autonomie sociale. Différentes études citées par M. Koenig-Flahaut [19] *et al.* sont concordantes et permettent d'affirmer qu'un quart des patients atteints de schizophrénie peuvent être considérés comme « pleinement rétablis » ; cette évaluation doit être poursuivie dans le long terme. Cette amélioration sous-entend « la capacité de se tourner vers le futur, de faire de nouveaux investissements dans le domaine du travail, des relations sociales et familiales, des domaines artistiques ou spirituels » (P. Huguelet, 2007 [20]).

---

26. Qui étaient hospitalisés depuis en moyenne 25 ans.

Les termes d'un débat

Nous ferons réponse à J. Maisondieu qui, on le sait, a le goût des formules et feint de s'interroger [21] : « les vieux déments sont-ils aussi fous qu'ils en ont l'air » par un message inversé : « les vieux fous sont-ils aussi déments qu'ils en ont l'air » !

Le débat reste ouvert au sein de notre communauté scientifique entre les tenants de la psychanalyse qui font le pari de la parole et du sujet, les psychiatres orientés par la dimension humaniste de leur pratique qui, sans négliger les apports des neurosciences, considèrent la psychose comme une affection justifiant des soins, mais aussi comme un mode d'être, un destin, les défenseurs du mouvement de réhabilitation psychosociale qui « met l'accent sur l'importance de toujours avoir et transmettre une vision optimiste de l'évolution du trouble » (M. Koenig [22]) et ceux qui, dans la lignée de conceptions néo-kraepeliniennes, réintroduisent, accolée à la psychose, la notion de démence. Il s'agit autant d'un positionnement scientifique qu'éthique. L'approche phénoménologique, à partir de 100 cas de psychoses chroniques, de L. le Guillant, L. Bonnafé et H. Mignot [23] nuance et a le mérite d'introduire dans le processus évolutif l'impact des actions thérapeutiques qui sont à même d'incurver la destinée des patients : « De même que la psychose nous apparaît comme issue de toute existence de ceux qu'elle frappe – ou englobe si l'on veut –, c'est celle-ci tout entière qu'il faut transformer, tenter de transformer, enfin de modifier ». Les membres du réseau de psychiatrie de l'âge avancé du canton de Lausanne (ARCOS)[27], en mettant dans leur charte, en premier, la caractéristique de projets de soins qui « reconnaissent à la personne malade et à son entourage un rôle central dans leur définition et refusent d'enfermer la personne malade dans une évolution posée comme irrémédiable et irréversible », participent pleinement à ce débat.

Références

1. De Fréminville B. La raison du plus fort, traiter ou maltraiter les fous. Paris : Seuil, 1977, 189 p.

2. Gallarda T. Prendre soin des personnes âgées atteintes de troubles mentaux. *Santé mentale* 2008 (131) : 26-9.

3. Dorey JM. Éléments conceptuels et épidémiologie : les pathologies psychiatriques de l'âge. CHS le Vinatier, Bron, diaporama en ligne.

4. Unafam. *Les personnes handicapées psychiques vieillissantes.* Rapport du groupe de travail 2002-2003, 16 p. (non publié).

5. Rouillon F. Épidémiologie des troubles mentaux du sujet âgé. *L'information psychiatrique* 1995 ; 71 : 825-8.

6. Chapireau F. Trajectoires des personnes hospitalisées durablement en psychiatrie. *L'information psychiatrique* 2004 ; 80 : 793-8.

---

27. La charte du réseau de l'Association de la communauté sanitaire de la région lausannoise est disponible en ligne.

7. Coupier JP, Houser M, Ruetsch G. Hospice ou hôpital psychiatrique où est passé l'« asile » ? *L'information psychiatrique* 1977 ; 53 : 953-9.

8. Declerck P. *Les naufragés. Avec les clochards de Paris.* Paris : Plon, 2003, 457 p.

9. Monfort JC, Hugonot-Diener L, Devouche E, Wong C, Pean I. Le syndrome de Diogène et les situations apparentées d'auto-exclusion sociale. Enquête descriptive. *Psychologie & Neuropsychiatrie du vieillissement* 2010 ; 8 : 141-53.

10. Taurand P, Taurand S, Compère C, Blotin M, Vergnet P, Mazzola C. Le syndrome de Diogène du sujet âgé. *La Revue de Gériatrie* 1993 ; 18 : 139-46.

11. Roblin J, Vaille-Perret E, Tourtauchaux R, Malet L, Galland F, Jalenques I. Qualité de vie, schizophrénie et avancée en âge. *Ann Med Psychol* 2009 ; 167 : 392-6.

12. Jovelet G. L'isolement chez le sujet âgé : du fait social à la dimension clinique. *Devenir vieux.* Paris : Doin, coll. « Polémiques », 2012, pp. 123-54.

13. Jalenques P. Schizophrénie et vieillissement : aspects cliniques. *Ann Med Psychol* 2009 ; 167 : 382-3.

14. Loas G. Mortalité et surmortalité dans la schizophrénie. *Ann Med Psychol* 2009 ; 167 : 446-9.

15. Kraepelin E. *La psychose irréversible.* Paris : Navarin, 1987, p. 17 ; p. 35.

16. Bleuler E. Les troubles accessoires de la mémoire. In : *Dementia praecox* ou groupe des schizophrénies. Paris : EPEL/GREC, 1993, pp. 196-201.

17. Ey H. Formes évolutives. Rémissions. Formes terminales. Problème du pronostic des schizophrénies. *EMC psychiatrie* 1955 (2), 37285A10 : 1-6.

18. Müller C. Influence de l'âge sur les schizophrénies préexistantes. In : *Manuel de géronto-psychiatrie.* Paris : Masson, 1969, pp. 172-652.

19. Koenig-Flahaut M, *et al.* Le rétablissement de soi dans la schizophrénie. *L'information psychiatrique* 2012 ; 88 : 279-85.

20. Huguelet P. Le rétablissement, un concept organisateur des soins aux patients souffrant de troubles mentaux sévères. *Schweiz Arch Neurol* 1958 ; 6 : 271-8.

21. Maisondieu J. Vieux fous. In : *Être vieux.* Paris : Autrement, série mutations, 1991, p. 44.

22. Koenig M, *et al.* Ce que nous apprennent les patients atteints de schizophrénie en rémission ? *Ann Med Psychol* 2011 ; 169 : 179-83.

23. Le Guillant L, Bonnafé L, Mignot H. Problèmes posés par la chronicité sur le plan des institutions psychiatriques. In : *Quelle psychiatrie pour notre temps ?* Toulouse : Erès, 1984, pp. 67-97.

3

L'Ehpad : structure d'accueil possible pour les sujets psychotiques ?

Éléments descriptifs

De l'hôpital général à l'hospice puis à l'Ehpad : parcours historique

Envisager les conditions d'accueil des psychotiques en Ehpad, institutions à caractère médico-social, amène au rappel historique de l'évolution de ces structures et de leur vocation. *L'hospice* a été créé au XIXᵉ siècle selon la loi du 7 août 1851, qui consacre la séparation d'avec les soins médicaux, incluant depuis la loi du 30 juin 1838 ceux des aliénés. Cette structure utilisera les bâtiments dévolus à l'hôpital général pour accueillir, traiter et contrôler malades incurables vieillards et indigents. L'ordonnance du 11 novembre 1958 édictait que, dès lors que ces établissements recevaient exclusivement des vieillards, ils pouvaient prendre la dénomination de « maison de retraite ». Les hospices seront supprimés en 1975 à la faveur de la « loi sociale » régissant, entre autres, les personnes âgées. L'humanisation de ces structures, médicalisées ou pas, y était programmée, confortée par la loi du 2 janvier 2002 rénovant l'action sociale et médico-sociale.

La création des Ehpad date de 1997. Ce changement de dénomination correspond à une restructuration importante des conditions d'hébergement définies comme lieu de vie ainsi que de l'offre de soin destinée à des personnes âgées en perte d'autonomie et désorientées. On peut s'étonner du relais du vocable « maison de retraite » par un acronyme, pur signifiant, qui contribue à rendre anonyme et à déshumaniser le lieu. L'acronyme Ehpad (établissement d'hébergement pour personnes âgées dépendantes) suggère ce que C. Lévi-Strauss nomme dans « Langage et parenté » [1] le *système des appellations* qui aborde d'un point de vue théorique les rapports de la langue à la culture. Le caractère impersonnel et fonctionnel d'un établissement s'oppose à l'intimité et à la convivialité d'une maison. Ce clivage est renforcé par le glissement d'appartenance au genre masculin-féminin contenu dans « hospice » ou « établissement » et

« maison de retraite » ou « résidence ». La généalogie de ces établissements permet de souligner combien la limite entre accueil, soin, préservation de l'ordre moral, vocation médicale et sociale, a été mouvante. L'hôpital général, et à un moindre degré l'hospice, ont bénéficié d'une juridiction opaque, semi-juridique. L'admission y relevait d'une décision médicale, d'un mandat de tribunal mais principalement d'une mesure de simple police, toutes effectuées sans contrôle judiciaire : les pensionnaires pour la plupart indigents étaient amenés à se laisser enfermer. Quatre éléments clefs apparaissent en filigrane dans ce rappel : la prise en charge des malades confiée aux hôpitaux, celle des aliénés aux asiles départementaux, la place du soin dans une institution, l'Ehpad, conçue depuis l'hospice comme à caractère social, et l'absence d'instance judiciaire dans le processus de contrôle de l'assignation médico-administrative.

Cet historique contient en germe l'actualité des difficultés relatives à l'accueil non seulement des personnes âgées mais de sujets poly-pathologiques, de toutes formes de handicaps dont les handicapés psychiques, et de sujets en fin de vie, relevant de soins palliatifs. Les moyens mis à disposition d'une institution à caractère social, en personnel médical et non médical, ne répondent pas à cette ambition de soin, à cette délégation de compétences.

Résidence et dépendance

Ehpad : nous pourrions, à la manière de la lecture d'un poème en acrostiche, ânonner : **E** comme établissement qui indique le lieu, le bâtiment et son organisation symbolique, sa vocation ; le **H** renvoie à l'hôpital général, à l'hospice autant qu'à l'hébergement ; le **P** de personne à psychiatrie, le **A** de âgé est aussi celui de asile.

Nous commenterons plus longuement le choix significatif d'inscrire le **D** de la dépendance dans l'intitulé. Loger les résidents sous la bannière « Ehpad », c'est d'emblée les *assigner à dépendance*. Avec ce terme, tout est dit de la contradiction entre, d'un côté, le signifiant de l'assujettissement et, de l'autre, la valorisation des droits et désirs du résident, le respect de leurs potentialités. Le mot contient en germe cette ambiguïté. La déclinaison Ehpad permet de penser la dépendance* comme résultat d'incapacités qui conduisent à l'entrée du sujet en établissement. Dans une acception dérivée, il s'agit pour une personne d'être sous l'autorité, l'influence d'un autre, d'une institution, d'où se déduisent les notions connexes d'obéissance, de subordination et de sujétion. Un troisième élément est à l'œuvre en Ehpad : la dépendance aux médications psychotropes. Les différentes variations coexistent dans la vie quotidienne des résidents, mais seule la première est véritablement reconnue, identifiée ; la seconde est refoulée, la troisième négligée. Le concept de dépendance relie trois fonctions : l'hébergement de sujets âgés, le soin à des personnes polypathologiques et l'accompagnement d'handicapés. Il y a lieu, nous le rappellent J. Nargeot, M. Soudani Le Noc et J. Gauillard [2], de ne pas confondre en psychiatrie la dépendance liée à une altération des capacités à faire, *c'est-à-dire à réaliser les actes de la vie quotidienne*, avec la perte d'autonomie due à l'entrave du discernement, du *libre arbitre*. Nous observons que l'une et l'autre sont soumises à des restrictions d'ordre psychologique contenues dans le « a » privatif d'apragmatisme, d'aboulie, d'apathie ou d'anhédonie, qui colore le mode d'être et de faire de ces sujets. L'autonomie est tributaire des règles, du contexte sociojuridique dans lequel évolue la personne, ici un Ehpad. Le facteur normatif, injonctif, intervient dans la possibilité donnée d'agir librement, c'est-à-dire selon ses potentialités !

Autonomie, vulnérabilité juridique et protection

L'extension du droit pénal au droit civil de la notion de *vulnérabilité* liée à l'âge, au handicap ou à une maladie trouve sa source dans la volonté de protection de cette catégorie de personnes, au nom d'une morale d'état. Cet usage contribue à la minoration des libertés individuelles. La reconnaissance juridique de la *vulnérabilité*, dont le contenu est décrit tour à tour comme subjectif, « flou », « mou » ou « élastique » par L. Dutheil-Warolin [3] mais fonctionnel, est récente. Cette « notion plus que concept » développée par cet auteur traduit l'expression de valeurs et de normes contemporaines qui en déterminent l'émergence : le principe de précaution, la sécurité, le risque, la défense des faibles, la bientraitance. Le tout est surplombé par les droits de l'homme et la posture victimaire. Pour C. Lacour [4], « la personne âgée vulnérable occupe une situation intermédiaire par rapport aux catégories du droit civil. Elle n'est pas dépourvue de volonté, mais elle est affaiblie ».

Trois régimes coexistent de fait : la capacité pleine entière acquise à la majorité, celle du sujet vulnérable et celle du majeur protégé. Cette distinction contribue à accentuer l'inégalité civile des patients et résidents psychotiques, ces derniers cumulant les différents critères de fragilité psychique et sociale, soit l'*âge*, la *maladie* mentale, le *handicap* psychique. Le pragmatisme, l'éthique du bien-faire, l'urgence ressentie prévalent dès lors sur le droit. Cette zone de hors-droit qui peut servir de caution aux accommodements avec la charte des patients ou des résidents[1] est un paradoxe qui complexifie l'analyse des situations d'admission. La question de *droits particuliers* des personnes vulnérables, de l'autonomie et de la protection est au cœur des pratiques en secteur médico-social et donc au sein des Ehpad. Leur genèse, leur utilité et leur facilité d'usage relevaient jusqu'à présent du domaine des juristes. L'importation dans notre champ d'un débat ouvert, pluridisciplinaire serait préférable au silence actuel[2].

---

1. Nathalie Lelièvre, dans un ouvrage publié en 2004 aux Éditions Heures de France, intitulé *Statut juridique de la personne âgée en établissement de soins et maison de retraite*, collige et analyse l'ensemble des textes juridiques se référant à ce statut, mais ne fait pas référence à la *vulnérabilité juridique*.
2. Lors des échanges avec les équipes d'Ehpad ce questionnement juridique n'a pas rencontré d'écho à leurs préoccupations. Nous avons été plus étonnés de ce même refoulement chez une collègue psychiatre intervenant dans un Ehpad fermé où des résidents psychotiques et handicapés mentaux séjournaient dans une unité également fermée.

Enjeu statutaire : le passage de patient à résident

Sous cet intitulé, nous effectuerons une analyse clinique et critique du champ institutionnel des psychotiques âgés en Ehpad et de la différenciation des dispositifs, tant dans l'organisation des espaces que du vivre-ensemble. Les références historiques et cliniques ne leur sont pas communes. Qu'implique pour eux d'être en place d'étrangers pour cette institution, d'y avoir des difficultés d'acculturation, d'assimilation, d'être confronté à un autre langage, d'autres rituels, d'autres valeurs et de susciter des réactions variées d'ordre contre-transférentiel ? Quand le nombre de ces résidents dépasse un certain seuil, les équipes sont en difficulté, appellent régulièrement le service de psychiatrie, demandent de l'aide, des consultations régulières, des formations, tentent de s'attacher du temps de psychiatre libéral. Pour ces résidents, en plus du sentiment d'étrangeté, de perplexité, il leur faut désormais se faire une place qui leur était acquise, que ce soit à leur domicile ou à l'hôpital, ils sont des *déplacés*.

Pour F. Malo [5], « souffrir de psychose... c'est risquer une double exclusion : sanitaire et sociale. Et ceci est d'autant plus compliqué que la plupart des personnes n'ont pas conscience de leurs nouveaux besoins et vivent comme une violence les tentatives de modification de leur cadre de vie ». De patients, ils sont devenus des résidents et accèdent à une nouvelle identité, celle d'être des vieux, voire de « vieux fous ». Nous partageons cette interrogation de Bergman [6] : « quel sens cela a-t-il, pour un patient schizophrène hospitalisé depuis 30, 40 ou 50 ans, de lui proposer de quitter l'hôpital pour une maison de retraite ? Comment envisager pour les patients, mais aussi pour nous psychiatres, dans la perspective d'une dynamique cohérente et de continuité des soins psychiatriques aux psychotiques, cette sortie et ne touche-t-elle pas à des problèmes d'ordre éthique » ? Un quart de ces résidents est admis depuis le logement où ils vivent le plus souvent seuls, sur un mode rétréci, parfois asociaux et n'ont pas l'expérience d'une vie en collectivité. Le passage direct du domicile à l'Ehpad peut s'avérer particulièrement déstabilisant, justifiant l'organisation d'un séjour programmé à titre de sas et limité dans le temps, dans une unité de psychiatrie du sujet âgé.

Le positionnement des équipes

Le recueil du ressenti ou ressentiment des personnels, de leur intérêt fait d'ambivalence pour ces résidents, est délicat à saisir sauf à partager de longues périodes à leur côté. Un chercheur en place d'observateur participant intégré au groupe peut obtenir une parole plus libre. Faute de cette immersion associée à une exigence de neutralité, il est possible de s'appuyer sur les échanges spontanés et réguliers avec les équipes, sur les écrits résultant des questionnaires et indirectement sur les conditions faites aux résidents. Les équipes n'évoquent pas spontanément la peur éprouvée dans le côtoiement de ces résidents, les fantasmes d'agression. Ils abordent plus facilement le sentiment d'impuissance, à savoir se sentir « démuni », du fait de leur bon sens mis à mal. Les affects sont imputés aux autres de façon défensive, comme s'il y avait une faute à reconnaître ses limites, ses émotions, sa résistance, à prendre en charge ces résidents : « les équipes verbalisent une peur réelle souvent liée à des *a priori* négatifs. Ces craintes et cette vision négative des pathologies psychiatriques, par manque de connaissance aussi, ont une répercussion sur l'accompagnement, comme le refus de prendre en charge seul le résident ou une interruption de la prise en charge dès le moindre heurt » comme il en est témoigné à la question 2, chapitre 7. Affleure, lorsque l'on aborde les conditions de vie de ces résidents et la difficulté des équipes, la question de leur coût social : faute de ressources personnelles liées en particulier à une carrière, une majorité de ces résidents sont pris en charge par l'aide sociale[3], les conseils départementaux, c'est-à-dire la collectivité. Pour certains, c'est déjà beaucoup, et cela cautionne le manque de droits. Cette représentation dominante est contredite par la population d'un autre établissement non agréé à l'aide sociale qui reçoit de tels patients en invalidité, retraités et fortunés. Un travail comparatif entre les représentations liées à la maladie mentale du personnel soignant en psychiatrie et en population générale montre que, globalement, il n'y a pas de différence significative. Cette étude, réalisée par Y. de Roten [7], peut être transposée auprès des équipes d'Ehpad afin de mettre en perspective leurs représentations avec celles de non-professionnels. La restitution des questionnaires effectuée au chapitre 7, ne comporte pas d'éléments comparatifs. Elle contribue cependant à donner une image sociale des résidents psychotiques et de la psychiatrie. Les familles des autres résidents se montrent, selon les témoignages, hostiles à la cohabitation et expriment de façon très crue leur intolérance.

Qui s'intéresse aux conditions d'existence, aux investissements, au contenu du délire, aux potentialités créatrices des sujets psychotiques, en dehors des familles et de leurs associations, des équipes qui s'en occupent sur un mode trop calqué sur la prise en charge des maladies Alzheimer auxquelles ils sont formés ?

Origine

Ces résidents viennent en majorité d'institutions psychiatriques[4] : comme nous l'avons vu, ils sont admis aujourd'hui autour de 60-61 ans, alors que la moyenne d'âge en Ehpad est de l'ordre de 85 ans... soit l'écart d'une génération. Ils bénéficiaient dans leur milieu d'origine d'une prise en charge « active » même si, il faut le

---

3. Dans un des établissements visités, le pourcentage de résidents bénéficiant de l'aide sociale est de 80 %.
4. L'enquête du Groupe national des établissements et services publics sociaux et médico-sociaux (GEPSO) de 2013 (enquête relative à l'accueil des personnes en situation de handicap en Ehpad) retient un pourcentage de 60 % de personnes âgées handicapées au sein des Ehpad, dont 14 % viennent de centres hospitaliers spécialisés (CHS), soit 8 % de l'ensemble de cette population. Cette catégorie regroupe handicapés mentaux âgés, sujets présentant des troubles démentiels et handicapés psychiques vieillissants.

reconnaître, ces soins sont le plus souvent eux-mêmes chronicisés, ritualisés, réduits à l'essentiel d'un hébergement dans un environnement bienveillant et sécurisant, ce que l'on nommait l'assistance aux aliénés. Le cadre hospitalier a une fonction contenante, délivre une appartenance à une unité, un pavillon... placé sous le signifiant de la psychiatrie.

Le modèle architectural est, en psychiatrie, agrégatif avec de nombreux espaces conviviaux où les patients se regroupent souvent à proximité des espaces dévolus aux infirmiers. Des activités sont organisées dans les unités ou dans des ateliers à vocation artistique ou consacrés à l'activité physique. Les hospitalisés fréquentent la cafétéria ou le bar, lieux de rencontre. Ces patients ont des droits reconnus. Lorsqu'ils sont stabilisés, ils ont la liberté d'aller et venir. Les psychotiques sont en contact permanent avec l'équipe infirmière, les aides-soignants, les agents des services hospitaliers (ASH), ils sont très demandeurs de soins. La relation au corps, dissociée, dont l'unité, les limites sont instables, est souvent de nature hypocondriaque, avec des demandes incessantes ou plutôt des exigences... La présence de « blouses blanches » y est plus soutenue (au moins un infirmier, un aide-soignant en relais[5]) et rassurante. Il y a une culture du vivre-ensemble même si cette convivialité est souvent conflictuelle, faite de rivalités et de tensions institutionnelles, entraînant une certaine effervescence, tant physique que sonore, au sein des services.

Au sein des unités dites de *réinsertion* ou de *réadaptation*, conçues sur un mode intersectoriel, il y a un mélange des âges et des pathologies, les hommes y sont surreprésentés. La prise en charge active, conçue sur le mode de communauté thérapeutique, vise la sortie de l'hôpital. Au nom du soin, le psychiatre et « son » équipe, dans une démarche de *ségrégation pour la réinsertion*, regroupent ces patients qui ont établi des relations de transfert fort aux lieux, aux personnes, à la structure dans son ensemble. Pour J.-M. Foubert [8], le projet vise « à tout mettre en œuvre pour réintroduire le sujet dans un lieu et un temps définis, là où l'indifférenciation, la fusion, la négation et l'annulation sécrètent la chronicisation ». Ce dispositif contemporain du *virage ambulatoire* toutes disciplines confondues peut être complété par une équipe spécifique de secteur ou par une équipe mobile comportant l'assistante sociale, des infirmiers, un temps de psychologue et de psychiatre qui assurent les contacts, le relais avec la communauté, les institutions médico-sociales aux fins d'organiser la sortie puis le suivi. L'adresse en Ehpad constitue pour les patients devenus âgés un recours, souvent le seul si l'on pense en termes de dé-hospitalisation plus que de rémission.

---

5. La dotation de soignants, globalement de 1/1, est en voie de réduction sous l'effet des contraintes budgétaires. Cette restriction touche davantage les unités de « chroniques » que les unités d'admission.

Conceptions et modes de vie différenciés ?

Organisation des lieux

En Ehpad, l'architecture est tributaire de la genèse de l'institution. Les hospices, et à leur suite les maisons de retraite, ont été pensés sur le modèle de la quête d'harmonie et de symétrie des couvents, monastères ou casernes. De longs et hauts couloirs, déserts et silencieux, sauf en cas d'affrontement, débouchaient sur les réfectoires, salles communes qui rassemblaient dans la journée les résidents, désignés par le terme de pensionnaires. Ce regroupement leur évitait de séjourner en continu au dortoir. A succédé à ce modèle une architecture plus inventive, conçue en étoile ou à partir d'espaces concentriques autour d'un patio, offrant des espaces de convivialité, de luminosité naturelle, mais aussi un meilleur contrôle, en référence au dispositif panoptique de J. Bentham. Si l'organisation des lieux est un point essentiel pour l'accompagnement des personnes hébergées, l'investissement des espaces collectifs dépend de la dynamique institutionnelle. L'humanisation des structures, qui améliore l'intimité, risque en revanche de faciliter le retrait de résidents dans leur chambre avec comme seule présence continue « la » télévision. Il y a un effet de redoublement entre la pathologie qui coupe le sujet du monde, l'architecture qui renforce le retrait, et une implantation périphérique du lieu de vie qui renforce le retrait social. La densité des infirmiers en Ehpad y est limitée à un pour quelques dizaines de résidents. Leur activité est avant tout centrée sur les soins somatiques, la préparation-distribution des médicaments, la gestion des consultations, laissant moins de place aux entretiens individualisés. L'isolement des résidents est fréquent. Leur repli est-il une protection contre un autre, un semblable ou, de façon plus diffuse, contre l'institution, perçus comme menaçants ? S'agit d'un aménagement défensif vis-à-vis d'une communauté où ils ne trouvent pas leur place ? Il n'y a pas de réponse univoque, c'est un constat. L'Ehpad facilite l'*anomie*, selon l'expression d'E. Durkheim, alors que dans les unités de psychiatrie existe une plus grande convivialité. Cette solitude peut, dans certaines institutions, être le marqueur d'un manque de souci de l'autre, d'un rejet, ou relever pour le résident d'un repli actif, d'une stratégie d'adaptation aux « institutions totalitaires »[6] selon la formule d'E. Goffman [9]. L'auteur délimite quatre modalités de réaction à l'admission : le mélange des modalités ou leur succession est fréquent.

Le repli sur soi

Désigné en psychiatrie sous le terme de régression psychomotrice avec ses variantes, la dépersonnalisation et la confusion. Le désengagement procède par étapes avec des degrés d'intensité variable.

---

6. Il y a dans l'adjectif « totalitaire » la référence à un pouvoir absolu que n'indique pas l'anglais *total institution*. Institution toute (ou institution totale ou globale) serait une traduction plus adéquate pour signifier que l'essentiel est dans l'organisation *en totalité* de la vie quotidienne.

L'intransigeance

Le sujet défie l'institution en refusant de collaborer avec l'équipe, en affichant une attitude d'intransigeance qui contraste avec un moral individuel excellent. Cette posture rigide amène au rejet des autres résidents parce qu'ils sont âgés ou « n'ont plus leur tête ».

L'installation

Le sujet se construit une existence stable et relativement satisfaisante en cumulant les satisfactions trouvées dans l'institution.

La conversion

Le résident se conforme aux attentes, se montre soumis, transparent.

Organisation du temps

La prise en charge du quotidien est confiée aux aides-soignants et ASH, non initiés à la psychiatrie. Dans ces lieux, l'ambiance est avant tout silencieuse, morne, feutrée, pesante, du fait du grand âge de la majorité des résidents dont la moyenne dépasse 85 ans. Les femmes y sont surreprésentées. On notera que la répartition homme/ femme dans le sous-groupe « psychotiques âgés » est à 50/50 ; la plus grande incidence de maladie mentale chez les hommes étant compensée par la plus grande longévité chez les femmes ? Ce pourcentage contraste avec la minorité d'hommes présente dans les équipes. Dans un Ehpad regroupant ces patients, les hommes représentent plus de 60 % des résidents, alors qu'il n'y a pas de personnel masculin. Les résidents peuvent y être livrés à eux-mêmes. On notera que les pôles d'activités et de soins adaptés (PASA), structures d'animation, de stimulation cognitive, qui s'ouvrent au sein des Ehpad, bénéficiant d'espaces dédiés et de moyens en personnel, leur sont administrativement fermés. Le type d'activité qu'on y déploie n'est pas adapté à ces résidents jeunes !

Les psychotiques fuient les contacts avec les « vieillards » et réciproquement. Ils suscitent méfiance et rejet de la part des résidents ayant des altérations cognitives et ce, étrangement, malgré les troubles du discernement de ces derniers. Ils sont perçus comme des intrus. La cohabitation est difficile. Manque souvent la construction de projets personnalisés[7] adaptés qui comporteraient de façon plus constante des activités spécifiques valorisantes, créatives, pour ces résidents jeunes : sport adapté, activité artistique, organisation de sorties de l'établissement, de séjours extérieurs, grâce à l'équipe ou au Samsah[8]. Le recours à du personnel du domaine éducatif (aide

---

7. Prévu par la loi de janvier 2002-2 portant sur la rénovation de l'action sociale et médico-sociale qui préconise l'existence de projets personnalisés prenant en compte les attentes et les besoins du sujet handicapé.
8. Service d'accompagnement médico-social pour adultes handicapés.

médico-psychologique [AMP], éducateurs sportifs) se met en place depuis la promulgation en 2009 de la loi HPST et la transformation des agences régionales de l'hospitalisation (ARH) en agences régionales de santé (ARS). Ce nouveau cadre permet de mutualiser compétences et projets et de créer une dynamique institutionnelle décollée du traditionnel cadre soignant-soigné qui perdure en Ehpad. Reste à trouver les financements, soit à partir de la dotation globale soins, soit à partir du forfait dépendance pour renforcer l'équipe en place.

Statut juridique du sujet psychotique âgé en Ehpad

Droits et contrat

L'accueil en Ehpad de sujets psychotiques questionne le cadre réglementaire, celui d'un contrat d'hébergement décidé de gré à gré entre le futur résident et l'institution et dans le respect des droits et libertés des personnes âgées. La recherche du consentement est, selon la formule, « un principe absolu ». Mais l'adhésion n'est pas constante, l'admission rarement volontaire, l'accord sous influence. Dans le meilleur des cas, l'intéressé acquiesce au projet porté par d'autres (un service psychiatrique, les proches quand le patient réside dans sa famille[9], le tuteur). Ailleurs, c'est dès l'âge de 60 ans que le foyer, le placement familial ou la structure d'appartement thérapeutique orientent sur la maison de retraite. Il s'agit d'une indication, d'une prescription qui s'impose aux équipes, faute d'alternatives, autant qu'elle est imposée au sujet au prix d'un forçage, de pressions, d'une concertation entre la famille ou le tuteur et l'équipe soignante. Le chantage, la menace de rupture de liens pourraient être assimilés, transposés du pénal, à un abus d'état d'ignorance ou de faiblesse. Le degré d'information est variable, l'accord est souvent tacite, construit sur des faux-semblants. Une équipe d'Ehpad rencontrée faisait reproche à l'institution ou au mandataire judiciaire qui adresse de s'en tenir à des demi-vérités ou un non-dit sur la nature du lieu d'accueil et la durée du séjour ! Mais n'est-ce pas aussi à ceux qui reçoivent de s'assurer, en référence au devoir d'information, du consentement éclairé ? Si le processus d'admission peut être moralement ou éthiquement critiquable, il n'en est pas moins essentiel dans les situations motivées par le danger encouru, la prévention d'un risque et la sécurité de personnes perçues comme devant être protégées !

---

9. Ce contexte est évoqué dans le document publié par l'Agence nationale de l'évaluation et de la qualité des établissements et services sociaux et médico-sociaux (Anesm) : *Qualité de vie en Ehpad (volet 1). De l'accueil de la personne à son accompagnement.* Anesm, décembre 2010 (http://www.anesm.sante.gouv.fr/ IMG/pdf/reco_qualite_de_vie_ehpad_v1_anesm.pdf). Il est dit page 24 : « Dans nombre de cas, le recueil d'un consentement explicite est impossible mais il est le plus souvent possible de recueillir l'avis, positif ou négatif, de la personne sur le projet d'entrée qui lui est proposé. Il ne s'agit pas "d'arracher un consentement" mais de poser clairement la situation... ».

Il n'est pas exceptionnel que le résident proteste sur un mode de crise bruyante considéré comme pathologique, pouvant être à l'origine d'une hospitalisation ou ré-hospitalisation rapide ou différée. Cette *pathologie de l'admission* se solde par un renforcement du traitement qui sera prolongé même si le résident se plie aux exigences de normalité, de conformité de l'Ehpad.

Mais que signifie être normal pour un névrosé, un sujet psychotique ou pervers ? Cette question peut être posée par le premier personnage de l'État eu égard à ce que ses fonctions ont de particulier. Quant à la conformité, le modèle exigible est-il celui des sujets très âgés et plus ou moins déments ? Cet épisode d'opposition avec refus actif de la prise en charge et menaces (y compris de suicide ou de refuser de s'alimenter) est interprété comme un trouble de l'adaptation, une décompensation de la psychose. Il est rarement considéré comme une réaction de rejet du cadre institutionnel, comme une défense, une lutte contre ce qui est ressenti comme une forme de mort sociale. La dimension d'appel qu'il traduit est rarement entendue. C'est une forme de violence courante que tout discours émanant d'un résident psychotique soit analysé de façon réductrice à partir d'une grille de lecture de trouble psychiatrique. Cette posture, qui nie au sujet psychotique toute capacité de discernement ou d'autonomie de délibération, est contraire aux principes éthiques. Cette infériorisation est sur-aliénante. L'Ehpad contribue à institutionnaliser la ségrégation sociale de ces sujets.

Monsieur E est un homme de plus de 80 ans, ancien boulanger, célibataire, hospitalisé sous contrainte dans le contexte d'une incurie domestique, avec négligence corporelle, refus de soins, activité hallucinatoire. On note l'existence d'une précédente hospitalisation pour vécu de préjudice et idées délirantes de persécution. Le transfert rapide en cardiologie montrera que les phénomènes psychosensoriels sont secondaires à une insuffisance cardiaque avec bas débit cérébral. Le traitement tonicardiaque entraînera la disparition des hallucinations. Le recours à l'hospitalisation psychiatrique vient sanctionner des contentieux anciens, familiaux, de voisinage, qui rendent impossible toute perspective de retour dans un domicile insalubre. La réticence aux soins hypothèque par ailleurs la garantie que le traitement à visée cardiaque sera observé. Le patient refuse pendant plusieurs mois le projet d'admission en Ehpad et finit par y consentir, résigné. Il est par ailleurs placé sous le régime de la tutelle aux biens et à la personne. Admis dans une unité ouverte, le résident « fugue » à deux reprises pour réintégrer son domicile. Il est transféré dans une unité fermée, ce qui correspond aussi à une période de décompensation psychiatrique traitée dans le cadre d'une consultation spécialisée.

Droits et contrôle des droits

La responsabilité de tels faits incombe d'abord aux pouvoirs publics qui ne créent pas les structures résidentielles adaptées au jeune âge de ces patients, aux équipes d'Ehpad qui raisonnent à partir de l'intra sans questionner *la qualité* de *la vie d'avant* ou des psychiatres qui « gèrent » ces situations sans protester alors qu'ils sont, avec les familles, les seuls recours et interlocuteurs des patients. J.-P. Coupier [10] s'étonne de « la facilité avec laquelle les psychiatres en arrivent à se débarrasser, en fait n'ayons pas peur des mots, et de façon massive, de certains malades de longue durée ». L'auteur prolonge sa remarque par une analyse des motifs à ces envois : l'abandon de tout projet thérapeutique, le manque de place, la mauvaise image d'hôpitaux psychiatriques et un rapprochement du domicile. Ces arguments convergent pour faire de ces établissements médico-sociaux les gardiens d'un ordre social au meilleur coût.

Il est illusoire de compter sur la saisine de la justice garante dans un régime démocratique des libertés. Il n'y a pas de contrôle du juge des libertés, de visite d'une commission équivalente à la Commission départementale des soins psychiatriques (CDSP), ni d'intervention du contrôleur général des lieux de privation de liberté (CGLPL). Les Ehpad sont hors de son attribution, ce que déplorait son précédent président J.-M. Delarue. Ce qui fait obstacle, selon Mme A. Hazan, l'actuelle responsable de la commission, à qui lors d'un congrès nous avons posé la question, c'est qu'aucune décision de *l'autorité administrative* n'est à l'origine de l'admission dans les Ehpad, qui ne sont pas identifiés comme lieu de restriction des libertés. Il s'agit pour certains d'établissements privés mais d'autres sont à caractère *public*, territoriaux ou hospitaliers ! Dans l'introduction au rapport thématique de 2016 du CGLPL disponible sur son site consacré à « Isolement et contention dans les établissements de santé mentale », il est rappelé que la mission du contrôleur est de veiller au respect des droits fondamentaux des personnes privés de liberté (p. 5), en particulier celles retenues par décision d'une autorité administrative ou d'un juge. Cette conjoncture ne concerne-t-elle pas les personnes « placées » par ordonnance d'un juge des tutelles ? Nous n'avons pas obtenu de réponse à cette question écrite, adressée au CGLPL. En Ehpad, l'admission s'y formalise par la signature d'un contrat de séjour et non par injonction d'une instance décisionnaire en position tierce ! J.-M. Delarue confiait dans un entretien [11] en 2014 que : « le gouvernement, pas plus que le parlement, ne sont prêts à étendre les compétences du contrôleur général aux Ehpad ». Une réflexion sur « les risques d'atteinte aux droits fondamentaux des personnes âgées placées en établissements d'hébergement » est développée dans trois pages[10] de son rapport d'activité 2012 qui réfute les objections à l'élargissement des compétences. Cette annexion est, selon son auteur, de l'ordre « d'une exigence humaine ». Il s'agit d'un sujet classé sensible que, ni les politiques, ni les directeurs d'établissement, ne souhaitent voir modifier. Seule l'extension par voie législative des compétences du contrôleur ou la désignation d'une commission neutre permettraient d'assurer le contrôle de tous les établissements. Est-ce nécessaire, utile, réalisable ? Il y a d'un côté le principe intangible des droits fondamentaux de tout citoyen, que l'on respecte ou transgresse, et les accommodements, compromis, opérés au nom du pragmatisme et du statut de

---

10. pp. 291-293.

personne âgée handicapée et vulnérable que permet le sous-droit actuel. Où se situe l'intérêt des patients-résidents ? Dans sa réponse de février 2013 au rapport du CGLPL, Mme Delaunay, alors ministre déléguée aux personnes âgées et à l'autonomie, retenait plus la notion de *lieu de limitation* que celle de *lieu de privation de liberté* et argumentait son désaccord sur le terrain affectif et humain plutôt que juridique. Réviser le cadre législatif n'a de sens que si sont mises en place des structures spécifiques pour les handicapés psychiques vieillissants. L'application de la loi d'internement du 30 juin 1838 n'a été rendue possible que grâce à la création, dans le même mouvement, de structures d'accueil, les asiles départementaux. L'orientation en Ehpad, qu'elle s'effectue à partir d'un hôpital ou d'un foyer d'Esat, l'est par défaut. Elle reste préférable à une rupture de soins et à la désinsertion sociale. Il existe des instances de contrôle régulier prévues par les textes, à savoir le conseil départemental, le cas échéant conjointement avec les services préfectoraux. Leur tâche consiste à évaluer la qualité des prestations et la gestion de l'établissement, mais aussi à s'assurer de la santé, de la sécurité, du bien-être moral et physique des résidents.

Droits et obligations des établissements

Les Ehpad relèvent du Code de l'action sociale et des familles, précisément du livre III des Droits et obligations des établissements médico-sociaux. Ces structures sont soumises à autorisation, certaines sont habilitées à l'aide sociale et placées sous la tutelle conjointe du directeur de l'ARS et du président du conseil départemental. L'article L. 311-3 (titre Ier, chapitre Ier, section 2 : *Droits des usagers* rappelle les droits et libertés individuels garantis aux résidents, dont celui d'aller et venir librement. En cas de difficulté, une mission d'enquête peut être diligentée. Les inspecteurs de l'action sanitaire et sociale, les médecins inspecteurs de santé publique peuvent, à ce titre, visiter les établissements, recueillir des témoignages auprès des personnels, familles et usagers (section 7 : *mission d'enquête*). En pratique, ces administrations n'interviennent qu'en cas de dysfonctionnement grave, de maltraitance avérée ou supposée.

La réticence observée, au sein du secrétariat d'État en charge des handicapés, à ouvrir la compétence du contrôleur général des lieux de privation de liberté (CGLPL) aux Ehpad résulte de probables zones d'influences mais découle, selon nous, de la conséquence prévisible en termes d'offre de soins à promouvoir. En attendant, les handicapés vieillissants, quelle que soit la nature de leur déficience, continueront de converger vers les Ehpad.

Cette réflexion doit être resituée dans le contexte global de la montée en puissance du sujet juridique et des droits des patients et résidents. La lecture du document intitulé *Les chartes dans le domaine de la santé*, gros de 80 pages, publié en 2007 par l'Union nationale des associations familiales (Unaf), qui collige les différentes chartes à l'adresse des hospitalisés ou accueillis en établissement, est à ce titre exemplaire. Parmi celles-ci, trois concernent les résidents psychotiques : la charte signée par la Fédération nationale des patients en psychiatrie (Fnapsy), celle dédiée aux droits et libertés de la personne âgée en situation de handicap ou de dépendance, celle sur des droits et libertés de la personne accueillie.

Impact juridique des chartes de droits

La valeur juridique de la Charte des droits fondamentaux, dont celle de l'Union européenne publiée au *Journal officiel des communautés de l'Union européenne* du 18 décembre 2010, se trouve posée au regard des constitutions des États membres. Le traité de Lisbonne de 2009 a consacré l'invocabilité des dispositions qui, de ce fait, sont opposables et juridiquement contraignantes. L'article 25 « reconnaît et respecte le droit des personnes âgées à mener une vie digne et indépendante et à participer à la vie sociale et culturelle », l'article 26 : « le droit des personnes handicapées à bénéficier de mesures visant à assurer leur autonomie, leur intégration sociale et professionnelle et leur participation à la vie en communauté ». L'Organisation des nations unies (ONU) a proposé en 2006 aux États membres la signature d'une convention relative aux droits des personnes handicapées comportant 30 articles les concernant directement.

Dans ces différents textes, il y est fait référence de façon répétitive aux droits et libertés du patient et résident. La charte européenne des hospitalisés n'en décline pas moins de 14 ! Le choix de vie ainsi que son cadre sont évoqués : « toute personne âgée en situation de handicap ou de dépendance doit pouvoir choisir un lieu de vie – domicile personnel ou collectif – adapté à ses attentes et à ses besoins ». Plus loin, le propos est plus nuancé : « Un handicap psychique rend souvent difficile, voire impossible, la poursuite de la vie au domicile surtout en cas d'isolement ; dans ce cas, l'indication et le choix du lieu d'accueil doivent être évalués avec la personne et ses proches. La décision doit répondre aux souhaits et difficultés de la personne. Celle-ci doit être préparée à ce changement ».

Droits des résidents et devoirs des équipes

Dans la suite de la loi du 2 janvier 2002 de rénovation de l'action sociale et médico-sociale et de celle du 4 mars 2002[11] dite de démocratie sanitaire sont mis en avant[12] : « les droits des usagers », « la reconnaissance de la personne à part entière » qui « participe activement aux décisions la concernant », « une personne responsable qui peut s'estimer lésée », « une personne citoyenne, actrice à part entière de la politique de santé et dont la parole influence l'évolution des dispositifs de soins et de prévention ». Les troubles du jugement, du discernement, induits par le déni psychotique, la fausseté du raisonnement engendrée par l'idée délirante, l'anosognosie rencontrée chez les

---

11. Loi du 4 mars 2002 relative aux droits des malades et à la qualité du système de santé.
12. Ce sont des titres de paragraphe que nous avons isolés de la charte signée par la Fnapsy (p. 62).

personnes présentant un déficit cognitif majeur ou une détérioration des facultés intellectuelles liée à l'alcool ne sont pas envisagés. La difficulté à faire respecter les droits, une législation imparfaite à l'égard de la situation de ces catégories de sujets vulnérables justifient d'être interrogées et critiquées. Le clivage entre la montée des droits des patients et résidents et les responsabilités, devoirs, contraintes pour le personnel est croissant. Rappelons pour ces derniers l'exigence d'avoir à assurer à la fois la sécurité, la continuité des soins, le respect des droits et libertés des personnes supposées en capacité, autonomes sur le plan décisionnel, qui leur sont confiées.

La frontière entre un idéal démocratique et une posture démagogique semble résolument franchie. Nous sommes dans une vision diplopique du monde de la santé : l'écart entre des principes théoriques dogmatiques et la réalité clinique et institutionnelle est marquant. Les deux évolutions s'ignorent là où une alliance serait nécessaire, au service du soin. Le clivage est repérable entre cette montée des droits, dont ceux dévolus aux résidents d'Ehpad, et la résistance dénoncée par le CGLPL à s'assurer, sur le terrain, de leur préservation. Ça freine des quatre fers, on pourrait dire aussi des quatre *Ver* de Freud, *Verdrängung*, *Verneinung*, *Verleugnung*, *Verwerfung*, que nous résumerons par le mot de répression. Nous n'entamerons pas ici le débat de philosophie politique sur le sens, la portée de la démocratie dans son rapport aux institutions : s'agit-il d'une même loi pour tous, du registre de ce qui s'impose ou de droits pour chacun, d'intérêts collectifs ou individuels ? La liberté est soumise au contenu de la loi et à des déterminants autres comme la maladie et le handicap. Un numéro de la collection « Polémiques » [12], *Consentement et contrainte dans les soins en psychiatrie*, explore les différentes composantes de ce paradoxe. L'idéal d'autonomie vers lequel doivent tendre les institutions humaines « justes » (P. Ricœur), « les meilleures » (C. Castoriadis), est en contradiction avec la notion de dépendance contenue dans la définition même de l'Ehpad. Comment articuler sur un plan clinique, philosophique et éthique, les différents points de vue ? Dans le panorama des situations de soins sous contrainte traitées dans l'ouvrage, n'apparaît pas celle des psychotiques âgés institutionnalisés. Ce présent chapitre en constitue une suite naturelle.

Un cadre psychiatrique d'hébergement contraint

Dans notre discipline, les conditions d'assentiment ou d'assujettissement aux soins sont complexes et d'une grande diversité. La loi du 5 juillet 2011[13] a créé un dispositif innovant d'extension de la mesure de soins psychiatriques sans consentement, de l'hospitalisation à l'ambulatoire, qu'il s'agisse du domicile ou d'une autre structure de vie. Cette modalité législative exige un programme de soins signé par le patient et le médecin référent, la désignation d'un lieu de résidence et l'engagement d'un suivi mensuel.

---

13. Relative aux droits et à la protection des personnes faisant l'objet de soins psychiatriques et aux modalités de leur prise en charge (consultable sur le site www.legifrance.gouv.fr).

Il s'agit, en résumé, d'un *contrat de soins sans consentement* qui pourrait être utilisé en Ehpad. Deux réserves font que ce dispositif est rarement appliqué aux résidents psychotiques : d'une part, une jurisprudence a précisé que, dans ce contexte, les soins (dont le traitement médicamenteux) ne pouvaient être imposés, en particulier un traitement d'action prolongée ; d'autre part, l'obligation d'un suivi mensuel est perçue comme trop contraignante... par les psychiatres. Ce cadre a l'avantage de donner à certains de ces résidents un statut. Quand la lourdeur d'une organisation pratique prime sur les exigences éthiques ; il s'agit pourtant des droits fondamentaux des personnes !

Nous avons été amenés à utiliser ce cadre réglementaire pour un patient âgé de 90 ans, hospitalisé sous contrainte, qui conjuguait une personnalité pathologique avec rigidité, méfiance, hypertrophie du moi et des troubles cognitifs majeurs explorés dans le service. La tyrannie domestique s'était muée, favorisé par les troubles du discernement, en vécu interprétatif délirant de préjudice avec idée de jalousie. En pleine nuit, le patient avait menacé son épouse avec un fusil, l'avait violentée et mise dehors. Après un apaisement symptomatique, sans ébauche de critique, il s'est avéré que le retour au domicile était hypothéqué par le refus de ses fils et de l'épouse traumatisée qui a déclenché, rapidement après les faits, une pathologie sévère, ainsi que par le manque d'autonomie du patient. Monsieur F a refusé pendant plusieurs mois son transfert en Ehpad puis, lassé de l'environnement agité de l'unité d'hospitalisation, a accepté de s'y rendre sous réserve d'y être contraint. C'est donc cette procédure d'obligation ambulatoire de soins qui a été utilisée en attente de la mesure de tutelle. Lors des consultations mensuelles, le résident, malgré sa bonne adaptation à l'Ehpad, nous interpellait sur la durée qu'il considérait inique d'une mesure qu'il respectait tout en la contestant.

Dans une société de droit, le maintien, contraint ou pas, de tels patients-résidents dans des unités fermées est problématique, surtout lorsqu'on la compare au renforcement du contrôle judiciaire des mesures de soins sans consentement garant des libertés individuelles. Faut-il inventer un cadre juridique particulier pour améliorer leur protection, au risque d'un excès de droit et de dispositions législatives d'exception ? On pouvait espérer que cette question, régulièrement évitée, serait mise à jour et amènerait à des résolutions lors de la conférence de consensus sur la liberté d'aller et venir de 2004 [13] qui concernait aussi les établissements médico-sociaux. La perspective annoncée était d'améliorer le statut de ces résidents et de clarifier les pratiques professionnelles. Le rappel par le groupe qu'« qu'informée, la personne est décisionnaire et peut refuser les soins et quitter à tout moment l'établissement » (p. 16) démontre l'ambiguïté de la situation actuelle. Le jury s'est montré divisé sur « l'opportunité de modifier la loi existante ». Il est noté chapitre I :

> « *Certains membres du jury estiment, qu'en droit français, la règle générale est que nul ne peut être assigné à résidence (privé de liberté) sans son consentement, sans que des bases législatives n'en fixent strictement les conditions. D'autres membres*

du jury estiment au contraire que le vote d'une telle loi serait de nature à constituer une législation d'exception, mettant à l'écart les personnes souffrant de troubles du discernement... »

De manière générale, ce qui a prévalu au sein de la conférence, c'est le respect de conditions éthiques et « qu'une réflexion approfondie soit engagée sur le thème ».

On peut s'étonner que la perspective éthique, appuyée sur l'évaluation bénéfices/risques éminemment subjective, ait été préférée à des considérations déontologiques ou à un appel à une modification de l'arsenal législatif prévenant des décisions arbitraires. Ce compromis, qui prolonge le flou juridique, limite la portée des recommandations du groupe d'experts qui a recouru à l'éthique comme à un joker. Cette posture illustre l'usage de l'éthique, selon la formule de C. Castoriadis, comme « cache-misère » [14] ; cela indique ici un malaise et une interrogation et démontre l'insuffisance du texte au regard de garanties juridiques exigibles.

Le débat attendu est le suivant : faut-il imposer à l'autorité publique une réforme réglementaire fixant un cadre aux limitations des droits de résidents et créant une habilitation des lieux à même de les recevoir, ou compter sur les seules bonnes conduites des différents acteurs ? Les deux exigences coexistent. La réflexion éthique et scientifique du groupe d'experts porte la marque des priorités de la politique de santé.

Droits du majeur protégé en Ehpad

Les équipes des Ehpad, conscientes du risque de détournement du pouvoir judiciaire au profit d'une responsabilité médico-administrative contenue dans l'acte d'admission d'un résident réticent, rebelle à son intégration dans la structure ou orienté sur une unité fermée, s'appuient dans ce contexte sur la mesure de protection juridique des majeurs[14] qui est le plus souvent en place ou demandée à l'entrée. Dans le n° 699 d'*Études et résultats*, il est indiqué qu'en 2007, 28 % des résidents d'Ehpad bénéficiaient d'un tel régime juridique. La mesure a été étendue en 2007 de la protection des biens à la protection de la personne, renforçant ainsi ses attributions. Les conditions de mise en place de la mesure sont recentrées sur l'altération des facultés mentales ou corporelles, c'est-à-dire au cas où le sujet ne jouirait pas de l'intégralité de ses fonctions mentales, intellectuelles – au sens cognitif du terme – ou physiques, entravant l'expression de sa volonté. En cas de contentieux sur la légitimité, si ce n'est sur la légalité de l'institutionnalisation, une instance tierce, en l'occurrence le juge des tutelles, est informée et veille aux « intérêts », au sens large, du majeur protégé. Il existe un point de réserve. Dans la sous-section 4 de la loi, le rédacteur égrène l'ensemble « des actes dont la nature implique un consentement strictement personnel ne pouvant donner lieu à assistance ou

---

14. Loi du 5 mars 2007 portant réforme de la protection des majeurs (consultable sur le site : www.legifrance.gouv.fr).

représentation de la personne protégée », ce qu'on résume par les actes à *caractère personnel*. Il est écrit, article 459-2 que : « la personne protégée choisit le lieu de sa résidence ». Suit une restriction à cette affirmation, au regard de cette liberté de déterminer le lieu de vie : « En cas de difficulté, le juge ou le conseil de famille, s'il a été consulté, statue ». Dans notre expérience, celle d'une pratique dans l'Aisne, le juge saisi des difficultés requiert du médecin spécialiste qui a évalué la nécessité d'une mesure de protection des biens un certificat circonstancié attestant que l'altération des facultés mentales de l'intéressé est, ou non, compatible avec le retour au domicile.

Le juge, éclairé par cet avis peut, après audience, prendre une ordonnance « statuant sur le lieu fixant la résidence du majeur protégé ». La mesure peut être assimilée à une assignation domiciliaire délivrée par un juge d'instruction ou un tribunal. Les conséquences en sont les mêmes. Le résident « protégé » peut faire appel de la décision auprès du même juge. Le recours est statué en cour d'appel qui tranche au regard du droit fondamental à toute personne, protégée ou pas, au choix du lieu de sa résidence, de l'absence de régime d'autorisation préalable à la restriction de liberté dans ce contexte, du degré de la mesure de protection et des enjeux en termes de qualité d'étayage lors du retour à domicile, de risque vital.

Des équipes sous l'effet de contraintes inconciliables

Des situations délicates sont régulièrement rencontrées par les équipes de psychiatrie et de médecine au moment de décider, en dialogue avec les familles et les services d'aide au domicile, des conditions d'admission en Ehpad. Une impasse résulte de la juxtaposition de deux impossibles : du fait de troubles non reconnus par le patient, de son incurie[15], de l'insécurité liée à ses conduites, de son refus d'être aidé, le retour au domicile est perçu par l'entourage et le médecin hospitalier ou de ville comme inenvisageable. Autre terme du dilemme, l'intéressé réfute de façon décidée toute institutionnalisation ! La situation est complexe, les professionnels n'ont pas à leur disposition les outils juridiques utiles. Les assistantes sociales de ces services, placées en première ligne, en témoignent. Les décisions sont prises en urgence. Les SSR ainsi que les services de gériatrie, de médecine et de psychiatrie, dont du sujet âgé, ne peuvent maintenir en attente ces patients du fait du besoin de lits utilisés à flux tendu et des exigences administratives (la durée de séjour, traduction du *rendement thérapeutique*). Le délai d'instauration d'une mesure de protection est de 9 mois à 1 an dans l'Aisne, de 3 à 4 mois dans d'autres départements. Les mesures considérées urgentes peuvent donner lieu à la nomination d'un mandataire spécial au bout de un à deux mois ! Ce qui nous amène à considérer que certains psychotiques âgés hébergés en maison de retraite sont, au nom du principe de précaution, dans des situations de non-droit. Des établissements sont résolument ouverts, avec

---

15. Il peut s'agir, chez certains psychotiques, d'une négligence physique, d'un laisser-aller au domicile, avec accumulation d'objets ou de détritus aboutissant à un syndrome de Diogène (*cf.* chapitre 2, p. 60).

libre accès à l'extérieur, d'autres instaurent une surveillance discrète et sélective de l'hôte(sse) d'accueil ou comportent des unités fermées, dont l'accès est contrôlé par digicode, qui reçoivent des résidents Alzheimer désorientés et aussi des psychotiques. Autre cas de figure, l'ensemble de l'établissement est clos de hauts grillages, calqué sur les centres éducatifs renforcés, ou situé en rase campagne. L'assujettissement à l'établissement est patent lorsqu'on rencontre de ces sujets qui protestent, vitupèrent, s'agitent : les psychiatres ont un entretien avec ces résidents, soit dans le cadre de l'examen spécialisé nécessaire à l'instauration d'une mesure de protection des biens, soit dans le cadre d'une activité de psychiatre de secteur ou comme consultant à statut libéral ou salarié. Il est toujours plus difficile à un résident de sortir d'un tel établissement que d'y entrer ! Une amélioration clinique durable, conjuguée à l'appui de la famille ou du mandataire judiciaire, c'est-à-dire avec le recours d'une personne extérieure, permet, avec l'aval du psychiatre, de faire le chemin inverse de l'institution vers le domicile ou vers une autre structure. L'avis des différents acteurs peut diverger...

Ces réflexions théoriques ont été mises à l'épreuve de notre pratique au travers de la situation d'un homme de 68 ans, polypathologique, originaire de la Marne, récemment admis en Ehpad. Ce lieu de résidence lui a été imposé par le juge des tutelles, après différents avis médicaux convergents et par son mandataire judiciaire, affirmant l'existence d'une situation de risque vital en cas de retour au domicile. Le résident parlera de suicide, le médecin traitant et le mandataire judiciaire que nous avons joints de mise en danger du fait de l'incurie, de la prise anarchique du traitement, de négligences de son suivi dans les suites d'une intervention chirurgicale lourde de complications, justifiant un traitement sophistiqué. Le résident réfute les menaces suicidaires : il n'a pas voulu se suicider, « ce sont eux, le médecin et le tuteur, ils ont cherché à me suicider »... Le diagnostic indiqué insiste sur la notion de troubles cognitifs liés à l'alcool. Ce résident a bénéficié d'un statut de travailleur handicapé. Il a divorcé précocement, a vécu une dizaine d'années auprès de sa mère âgée, a rompu avec son unique frère et se trouve isolé. Lors de la première rencontre, ce résident véhément et logorrhéique s'est montré coopérant à notre égard, exposant sa trajectoire de vie peu vraisemblable, tout en superlatifs (signant une dimension de fabulation ?). Il a déposé un recours en justice pour dénoncer le sort qui lui est réservé et obtenir l'annulation de l'ordonnance. Le récit imprécis est en faveur de troubles mnésiques non explorés plus finement sur le plan neuropsychologique[16]. L'existence d'un déficit instrumental de l'enfance, de difficultés dans la relation à l'autre peut orienter vers l'hypothèse d'une dysharmonie évolutive, d'une psychose infantile. Le résident présente par ailleurs des séquelles d'un AVC stratégique[17]. La sthénicité, l'hypertrophie du moi, l'autre

---

16. Dans les expertises civiles l'appréciation de troubles cognitifs est limitée à l'entretien parfois complétée par des tests simples. L'enjeu d'un retour au domicile, même si l'altération des fonctions mnésiques, instrumentales, exécutives n'est qu'un des éléments à prendre en compte, justifierait un examen plus complet grâce à un bilan neuropsychologique. L'évaluation n'a pas été ici affinée, le poste de psychologue n'étant pas pourvu. Les décisions ne nous appartiennent pas, mais impliquent cependant le résident et l'équipe.
17. C'est-à-dire situé dans une zone de connexions neuronales et à même d'avoir des conséquences cognitives conséquentes au regard de la petite taille de la lacune.

hostile aggravent les troubles du discernement, y compris dans l'évaluation de sa propre situation avec déni des difficultés. Celle-ci peut être mise en dilemme éthique à partir de l'énoncé que J. Lacan [15] tire d'un « moment hégélien » décisif : *la liberté ou la vie*. Le résident est bien intégré à l'Ehpad, s'occupe à des activités ritualisées dans sa chambre, aide l'homme d'entretien, sort seul de l'établissement pour aller dans le village. Il se trouve « bien » dans l'institution, mais « pas à sa place » ! Ce qui le maintient, c'est l'espoir plus que la confiance dans ses recours à la justice ; c'est ce qui le *fait vivre*. L'alternative consisterait à entendre ses griefs et à œuvrer afin de lever les verrous pour qu'il retourne chez lui et ainsi prendre le risque de le *laisser mourir*. Nous avons proposé à l'intéressé de le revoir régulièrement. Les entretiens sont investis, difficiles à clore. Nous n'avons pas introduit de psychotropes dans le traitement. S'agit-il de notre part d'un positionnement juste ou de la rationalisation d'une position attentiste ?

Cette situation vécue au quotidien par l'équipe la déstabilise, lui donne mauvaise conscience. La demande de l'équipe transcrite par l'infirmière coordinatrice, situation originale due au temps de présence limité du médecin coordonnateur, est plus de cautionner cet hébergement contraint que d'agir sur le comportement du résident. Ce dernier se montre dans l'ensemble adapté à son environnement, avec cependant une certaine familiarité et un difficile repérage des limites.

Créer un cadre juridique référé à l'établissement accueillant, qui prenne en compte ces situations, s'impose pour le résident et pour l'équipe qui doit s'en tenir à la boussole de l'éthique du bien pour le sujet hébergé, ainsi qu'à la décision juridique pour orienter ses actions. Une contradiction existe. L'Ehpad est à la fois un espace fait de l'agglomérat de *lieux privatifs*, les chambres ayant une fonction domiciliaire pour chacune des personnes accueillies, qui relève des droits de tout citoyen, et une *structure collective*, régie par le Code de l'action sociale et des familles. Le code préconise un règlement intérieur pour les personnels et pour les résidents. Dans ce dernier cas, un document fixe le cadre des visites, l'usage du tabac, de l'alcool et les conditions d'occupation des espaces privatifs. Un contrat de séjour doit être signé entre les deux parties dans le mois suivant l'admission. Signalons l'absence de *contrat de soin* qui fait qu'un résident a le droit de récuser l'entretien avec le psychologue, la rencontre avec un psychiatre ou de refuser un traitement. Comment, dès lors, concilier dans un même lieu (l'Ehpad) la contrainte pour certains résidents et la liberté pour d'autres ? Faut-il, afin de mieux garantir les droits des résidents, habiliter les structures ou des unités en les considérant comme des institutions spécifiques ou améliorer le cadre du contrôle de la fixation de résidence[18] ?

---

18. Deux remarques adjacentes : dans le cadre des soins ambulatoires sous contrainte, la loi ne prévoit pas de contrôle par le juge des libertés et de la détention ce que nos instances syndicales ont critiqué. Le CGLPL n'est pas compétent pour contrôler la *fixation de résidence* ou les *assignations au domicile*, lieux hors liste. Le contrôleur, cela est indiqué sur son site, « ne peut pas intervenir pour apprécier le bien-fondé d'une décision prise par une juridiction judiciaire ou administrative » ! Il peut, en revanche, en observer les conditions d'application en s'assurant que la personne est traitée « avec humanité dans le respect de la dignité inhérente à la personne humaine ».

L'ensemble de ces questions démontre la complexité de la problématique juridique soulevée. Dégager une logique fausse serait spécieux. D'où l'intérêt de prolonger la réflexion et de faire l'inventaire de situations critiques – ce devrait être une des missions du CGLPL –, de recourir à l'avis d'une commission pluridisciplinaire présidée par un juriste qui aura le soin d'étudier la réponse des pays européens concernés.

L'Ehpad un non-lieu pour le résident psychotique ?

Nous entendons *non-lieu* au sens ou M. Augé [16] le déploie dans son ouvrage intitulé *Non-lieux*, soit des espaces de transit, d'occupation plus ou moins durable, qui peuvent comporter des « modalités luxueuses ». Il s'agit d'un lieu de passage non investi... où le sujet ne trouve pas sa place où il n'a ni ancrage, ni attache. M. Foucault [17] suggère la même image lorsqu'il « pressent la possibilité de lieux sans géographie ni calendrier... avec des partenaires sans nom ». Une acception dérivée est possible, celle d'un espace où rien ne s'inscrit dans le temps, un lieu sans mémoire où, comme l'indique B. Noël[19], « le quotidien est le lieu ordinaire de l'oubli parce que sa répétition en fait un non-lieu ». Nous avons envisagé le statut d'exception de résidents psychotiques institutionnalisés en Ehpad sans possibilité de retour. C'est un sujet délicat puisqu'il traite de la mise en perspective de questions de liberté, de soins et de sécurité du résident lui-même, qui engagent la responsabilité des équipes et de la population extérieure aux établissements. Il y a peu d'incidents, ou d'accidents, à l'extérieur des structures, qui seraient rapidement divulgués témoignant de violences à autrui, d'agression sexuelle de la part de résidents psychotiques d'Ehpad alors que ces situations sont rencontrées au sein des institutions ; elles font l'objet de fiches d'événements indésirables qui parfois se répètent pour un même patient reconnu P1. En cas de situation de crise, les équipes ferment les portes ou transfèrent le résident dans une unité fermée avant qu'une hospitalisation en psychiatrie ne soit envisagée, un signalement administratif ou judiciaire déclenché. Le défaut de surveillance, le caractère prédictif d'un passage à l'acte de l'ordre d'un suicide, d'une « fugue » ou d'une agression et l'inadéquation de la structure peuvent être retenus lors d'un jugement contre une équipe, un directeur. Ces événements font partie de la *cartographie des risques* en Ehpad.

L'Ehpad et les mesures de restriction de liberté

Le régime de l'hébergement et les garanties à lui octroyer sont peu débattus au sein des structures ou dans nos revues scientifiques ; un dossier du journal *Le Monde*, en date du

---

19. Cette citation de Bernard Noël, extraite du *Livre de l'oubli* (POL, 2012), est inscrite en frontispice d'un tableau de Jean-Marc Brunet, peintre.

26 février 2013, lui a été consacré, intitulé « Débat sur les restrictions de liberté en maison de retraite ». La parole y était donnée à différents acteurs : le contrôleur général des lieux privatifs de liberté, des chefs d'établissement, la présidente de la Fédération nationale des associations de personnes âgées. L'article actualise le débat sur l'équilibre entre sécurité et liberté, évoque une population vulnérable dont le consentement éclairé est fragile, le manque de contrôle et l'usage régulier de la restriction de liberté, des bracelets électroniques aux digicodes... La question au cœur du débat est d'emblée et crûment exposée : les maisons de retraite sont-elles des lieux d'enfermement ? Des prisons ? Les dérives potentielles aux pratiques sont énoncées : la camisole chimique, la surveillance électronique, prolongeant la porte fermée. On notera que si, dans ce dossier, les troubles cognitifs ainsi que la démence sont convoqués, il n'est fait état, à aucun moment, du statut particulier des résidents psychotiques.

La limitation de l'usage de la liberté de consentir comme une admission contrainte en Ehpad, induisant un changement du lieu de vie, l'isolement imposé par l'emplacement géographique d'une institution ou un manquement à des soins adaptés (*cf.* vignette clinique de Madame M, p. 123) pourraient être juridiquement considérés comme des *négligences actives*, de la maltraitance et assimilés à des sévices. S'agissant de personnes vulnérables du fait de leur âge, de leur handicap ou de leur maladie, le secret médical peut être levé (article 4 du Code de déontologie médicale). L'article 44 de ce même code rappelle au médecin à la fois qu'il a *l'impérieux devoir* d'intervenir (soit protéger, alerter en cas de sévices caractérisés) et d'agir avec *prudence et circonspection, en pesant avantages et inconvénients* avant d'effectuer un signalement aux autorités judiciaires ou administratives. Cette liberté de conscience ouvre au débat éthique mis en tension par le principe de précaution, l'intérêt du patient-résident, ses aspirations et le respect de ses droits fondamentaux, parfois difficilement conciliables.

Le non-lieu résonne également des enjeux liés à la prise en compte de l'adresse de domiciliation dans un Ehpad comme affiliation au secteur d'implantation. M. Audisio [18] le rappelle : « dans une psychiatrie sectorielle bien conçue, il ne saurait être question d'exclure, par exemple d'un secteur, les pensionnaires d'un hospice situé sur le terrain du secteur : c'est un domicile comme un autre ». Certains établissements considèrent ces structures comme non sectorisées, ses résidents comme « hors secteur » ou « sectorisables » au bout de 6 mois ou un an après leur admission. Cette problématique est développée chapitre 4, dans la section « Transfert et... contre-transfert ! ».

Enjeux cliniques, juridiques et éthiques

Nous aborderons la question des droits des résidents articulés à la clinique, au juridique, à l'éthique, par un exercice lexical centré sur l'usage de termes qui peuvent être rapprochés et contextualisés : *asile, résidence, rétention, relégation* et *exclusion*.

Asile

La première fonction d'asile en tant que lieu de dépôt « d'exclus indifférenciés », selon la formule de L. Bonnafé, a été dévolue à la fois à l'asile de vieillards, vocable qui a précédé celui d'hospice, et à l'asile d'aliénés régi par la loi du 30 juin 1838. Même dénomination mais, dans le premier cas, à ce lieu n'était pas attachée une réglementation particulière. Quant au second, il dépendait d'un cadre législatif qui a justifié près d'un an de débats en chambre des députés, du 6 juillet 1837 au 15 juin 1838. Le mot « asile » contient deux connotations opposées : l'une noble, liée au devoir d'accueil avec respect et dignité, est contenue dans le droit d'asile qui est très présent dans notre actualité ; l'autre, péjorative, fait référence au regroupement de personnes dans un espace sans confort et sans humanité. Un mot lui est équivalent, c'est celui de dépôt, qu'il soit de charité, de mendicité... ou dans la désignation de l'infirmerie du dépôt avant qu'elle ne soit dénommée infirmerie près de la préfecture de police de Paris. Ce dévoiement du sens premier de *lieu inviolable* est lié à la triste réputation des asiles « comme institutions spécialisées où l'on interne les fous ».

Résidence

Le sens premier du mot résidence* est le « séjour effectif et obligatoire en un lieu ». « Assignée à résidence » se dit d'une personne astreinte par ordonnance d'un magistrat à rester dans un lieu. L'usage a amené à considérer la résidence comme « le fait de demeurer habituellement en un lieu », puis a comporté un élément de nature qualitative, celle « d'un lieu construit, d'un logement généralement luxueux ». Cette acception est repérable dans l'expression : quartier résidentiel. La désignation fréquente des maisons de retraite sous le terme de « résidence » s'origine dans la dernière acception du mot ! Mais nous n'hésitons pas à faire réapparaître le sens primitif qui est ici réprimé. Cet exercice lexicographique nous a conduits à l'étude de la dénomination actuelle des maisons de retraite et précisément de celles de l'Aisne. Sur les 64 établissements du département : 54 sont intitulés Ehpad et dix « résidence ». Dix-huit se réfèrent à la *nature* : plante, arbre, jardin et ses accessoires, éléments de la géographie. Neuf sont liés à la *maison*, à l'architecture domestique et à ses objets, quatre au temps et à l'âge. Les intitulés restants honorent une *qualité* dans un seul cas, et surtout un *personnage célèbre* ou un bienfaiteur, un notable de la localité et ce, à 24 reprises. Un établissement dont le titre comporte un mot suggérant l'enfermement « le clos » ne s'intitule pas résidence, mais maison. Le risque de redoublement de termes connotés du renfermement a-t-il été évité de façon réfléchie ou non consciente ? Lors d'une récente communication, C. Hazif-Thomas[20] a utilisé la formule « un espace clos de liberté » dont

---

20. Colloque AFAR (Action formation animation recherche) du 10 mars 2016 dont le thème était : Vieillir, risques et chances : l'amour, la mort, l'argent et le sens de la vie. Le titre de l'intervention : « La confiance dans l'inattendu, du temps de la surprise à la surprise du temps ».

le caractère oxymorique nous a intrigués ; un moteur de recherche a permis de lever l'interrogation. Ce lieu désigne la partie d'un Ehpad de Bretagne destiné aux malades Alzheimer « d'une conception architecturale adaptée à l'évolutivité de la maladie ». Tout est question de point de vue, que l'on soit d'un côté ou de l'autre de la barrière, celle-ci fait entrave au passage. La liberté est toujours conditionnée, sinon conditionnelle, a des limites ; de là à utiliser le concept de liberté comme argument pour promouvoir une structure fermée !

Qu'est ce qui préside au choix des noms ? Ce qui est en jeu, c'est le statut épistémique de la représentation. L'Ehpad est un lieu chargé en contenu affectif et imaginaire ; il s'en déduit des conséquences sur la signification que les concepteurs souhaitent associer à la dénomination du lieu. Pour D. Jodelet [19], les attributs de l'objet peuvent être détournés, « défalqués » ou minorés, afin d'en gommer les éléments négatifs tels la dépossession, le renoncement, la perte de liberté, l'anonymat, et servent au contraire à valoriser des images construites et idéalisées. L'établissement reste, malgré sa nouvelle dénomination, connoté du temps de la retraite comme cessation d'activité, mais aussi de la retraite en tant que repli social. Dans le choix d'intitulés « bucoliques », la représentation adossée à la nature apporte la notion de liberté opposée aux contraintes sociales et au renfermement de l'Ehpad. Les signifiants de la maison[21] procurent un caractère d'intimité rassurant, de protection, au contraire de l'anonymat, du « pas chez soi » formulé par les résidents. Ce qui doit être refoulé dans la construction d'une image sociale valorisée, c'est toute association à la vieillesse, à l'exil, à toute confrontation à la solitude de chacun et aux figures du malheur.

Rétention

Quant à la rétention*, la racine du mot est latine : *retentio*. La rétention administrative est le fait de retenir dans un centre un étranger en situation irrégulière. En l'absence de textes autorisant une restriction de liberté, toute rétention en un lieu est illégale. Tout autant que le flou du statut des résidents au sein des Ehpad, c'est sa non-interrogation par les équipes d'encadrement qui est perceptible et qui révèle un déficit de conscience juridique. Les psychiatres et les soignants issus de l'univers psychiatrique ont une sensibilité particulière quant au droit des patients et au respect des conditions de restriction des libertés, soit une culture *du* et *des* droits. La privation de liberté n'est pas subordonnée à la personne mais à un lieu particulier, l'hôpital psychiatrique, et à certaines conditions, le soin sans consentement. Cette fonction nécessite une habilitation préfectorale du lieu d'hébergement et un contrôle au cas par cas du respect des procédures, à la fois quant au fond et à la forme. En dehors de nos institutions

---

21. Le mot *maison** peut être entendu autrement que dans son sens familier de domicile, de demeure. Il est inclus dans la série de lieux de renfermement, de détention : maison centrale, maison de force, *les petites-maisons* de l'hôpital de Paris où l'on enfermait les aliénés, équivalent des maisons de fous. Citons en marge de cette suite les maisons closes.

spécialisées, il n'en va pas de même. La limitation des droits fondamentaux des psychotiques âgés y est perçue comme d'évidence, non remise en cause ou même interrogée ; la contrainte est, de fait, intégrée au sujet psychotique qui est donc assimilé à un citoyen de seconde zone, un sujet de non-droit. Ce regard porté trouve ses racines dans la catégorie des « infamies évidentes », isolées à la fin du Moyen-Âge, au rang desquelles G. Todeschini [20], dans son ouvrage *Au pays des sans-nom*, place les malades mentaux. Ce sont des êtres « non fiables », formule découlant *de l'infidélité religieuse, ou des convictions largement répandues* que l'on associait à l'incapacité civique et considérait comme inférieurs (*minores*). Cette méconnaissance de ce que ce discours de domination invisible (celui d'un ordre social établi) engage, est éclairée par le concept de *violence symbolique* développé par P. Bourdieu et celui de *vulnérabilité juridique* que nous avons précédemment analysé, et qui sont interdépendants. Dans notre actualité, l'association des critères d'âge et de maladie mentale contribue à faciliter de telles entorses juridiques. D'où des dérogations régulières du droit de circuler, la prescription de traitements imposés ou donnés à l'insu du résident sous une forme orodispersible, etc. Les pouvoirs publics, en ne promouvant aucun cadre réglementaire législatif spécifique dans ces institutions, procèdent du même positionnement.

Relégation

Le mot relégation* s'est imposé à propos de la situation d'une résidente psychotique maintenue sans son accord dans un établissement « de vieux », selon ses termes, loin de son foyer d'Esat (*cf.* l'observation chapitre 7 p. 160-163). Le terme est emprunté du latin *relegatio*, exil. Le verbe « reléguer » signifie éloigner, bannir. Émerge avec exil et éloigner (le verbe *étranger* en vieux français équivalait à éloigner) une parenté avec la situation de l'étranger. Des significations adjacentes sont à noter : l'idée d'une condamnation, d'une peine, assortie d'une nuance péjorative. Reléguer, c'est aussi « envoyer, placer, maintenir dans un endroit écarté, un endroit, une situation médiocres », d'où l'exemple d'une équipe sportive reléguée dans une division inférieure. Les hospices avaient cette fonction de concentrer, à côté des sujets âgés, indigents, le « tout-venant » de personnes rejetées. Ici, c'est bien la situation plus que le lieu qui est médiocre. Pour les résidents venant de la région parisienne, domicile ou hôpitaux confondus, la peine se trouve redoublée du fait du passage du monde citadin au monde rural. Les maisons de retraite les plus récentes peuvent être construites en marge des bourgs ou des villes, ce qui contribue au déracinement, au dépaysement. Le confort et l'effort de décoration parfois sophistiquée de ces établissements permettent de parler de prison dorée... Quand on a 60 ans, être coupé de ses racines, de ses proches, entouré de sujets déments et sans perspective de sortie, y compris parfois dans le village d'implantation, est une situation difficile à vivre même si le cadre est agréable et le personnel dévoué.

Le choix d'adresser un patient originaire de la région parisienne dans un Ehpad distant de 100 ou 130 km de son lieu de vie, qu'il soit « payeur » ou bénéficiaire de l'aide sociale, peut être justifié par les arbitrages effectués par le département ou la ville de Paris en fonction des situations financières des intéressés et des familles. Parfois se conjuguent les souhaits de l'entourage et du mandataire judiciaire pour une mise à distance, une relégation du fait des conduites d'alcoolisation, de fréquentations jugées délétères (patient racketté, domicile squatté) ou globalement de troubles du comportement. C'est rarement le sujet lui-même qui demande cet éloignement. Dès lors, le résident se trouve isolé, *en souffrance*, à la manière d'un objet abandonné, d'où le sentiment d'être « consigné », formulé par un homme récemment admis en institution. Une résidente, Parisienne de toujours, faisait part à une collègue de sa peur panique de finir ses jours dans l'établissement situé au milieu de champs où elle résidait. Le séjour est vécu comme un exil !

Exclusion

Le dernier terme décliné, qui recouvre les précédents, est celui d'exclusion*, à la fois exclusion *externe* dans des Ehpad excentrés (implantés « un peu au milieu de nulle part ») et exclusion *interne* liée au retrait actif du sujet qui construit un système défensif contre l'intrusion de ses semblables.

Ce phénomène concerne des sujets handicapés psychiques âgés désocialisés et nous amène à une réflexion sur la diversité des logiques mobilisées. Exclure une personne, c'est la renvoyer d'un lieu, d'un organisme, la radier. L'exclusion peut consister en la privation d'un droit juridique ou être plus notionnelle et comporter une incompatibilité d'idées, d'actions. Quelle est ici la nature de l'exclusion qui amène à l'admission prématurée en Ehpad et qu'elle est l'instance qui la détermine ? La part du processus *externe* social, la précarité, l'impact socio-économique, familial par effet de carences ou de ruptures des liens affectifs, peut être renforcée par une composante médicale, exogène, l'alcool ou autres drogues, et *interne*, psychopathologique, qui se réfère aux différentes expressions de la psychose. Les deux phénomènes peuvent se conjuguer. J. Furtos [21] décrit le mécanisme d'installation d'un système défensif que l'on observe chez des sujets qui présentent une vulnérabilité particulière et qui sont confrontés à des événements défavorables ou un univers perçu comme hostile. Ce contexte s'applique aussi aux sujets psychotiques institutionnalisés et éclaire une clinique de retrait mise sur le compte de la psychose.

Le regard porté sur l'exclusion englobe les sources historiques (hôpital général, grand renfermement), cliniques, socio-économiques, juridiques[22], politiques et s'écarte de considérations tributaires des seuls lieux d'appartenance, de la spécialisation des intervenants ou de la dynamique en jeu. Peuvent être rapprochées les hospitalisations prolongées de patients dits *chroniques* au sein des structures psychiatriques, les hébergements précoces dans les structures médico-sociales dont les Ehpad, l'enfermement en

---

22. La référence est la loi d'orientation du 29 juillet 1998 relative à la lutte contre les exclusions.

prison, la clochardisation à domicile et, à un dernier stade de dénuement, la désocialisation des sujets à la rue. Ces différentes modalités d'altération du lien social sont analysées séparément. Les descriptions phénoménologiques et les discours « sur » se ressemblent ; la diversité des comportements impliquant la relation au corps, aux autres, fait apparaître une constance d'éléments cliniques.

La mise à l'écart de la société résulte du rejet de la communauté dont l'unité est toute relative, dans un sous-ensemble, une structure collective ou à la rue. Il y a convergence, amplification du processus lié à la maladie et au discours commun, qui ne prend pas en compte la différence, la singularité de ces sujets au regard de la norme, de la bienséance. La société, en quête d'homogénéité, se révèle rejetante, et les responsabilités à ce processus sont multiples : depuis le « déni de fraternité » décrit par J. Maisondieu, qui est l'affaire de chacun, jusqu'à l'échec de la politique de secteur ou du moins à ses impasses ou impossibles. Le processus s'aggrave en chaîne : l'exclusion peut être d'abord familiale, puis sociale, ou le contraire. Un dernier temps ponctue la sortie des soins par abandon réciproque du patient et de l'équipe de secteur. Quant aux pouvoirs publics, l'envoi en maison de retraite de ces patients en bas de l'échelle sociale est une solution invisible et moins onéreuse, qui préserve l'ordre et la sécurité publique. La violence institutionnelle est renforcée par le non-dit, l'absence de parole signifiante qui accompagne la mise à l'écart de ces sujets dans des lieux qui condensent tout ce que l'on ne veut pas voir, ou savoir, de notre appartenance au statut d'être humain, la folie, le déclin, la vieillesse et la mort.

Exclusion, psychose et logique d'autodestruction

Il est difficile de saisir la réalité du phénomène de désocialisation, modalité d'exclusion de la vie, si l'on ne porte pas *aussi* un regard orienté par la clinique. Ce préalable vient rappeler que si la maladie mentale est un facteur de précarisation sociale, elle vient s'ajouter aux conséquences des difficultés économiques et de la distension des liens au sein de la communauté, qui contribuent à laisser de côté cette catégorie de citoyens. Cette clinique est éclairée par une lecture de la faillite de l'ordre symbolique et la prise en compte de l'autonomisation du surmoi rencontrées dans la psychose, en tout cas chez certaines de ses formes invalidantes, mais aussi dans des structures contiguës comme les sujets *borderline* ou *bipolaires*. Dans cette conception, la psychose amène un rejet de l'instance qui institue, ordonne, nomme le sujet et lui assigne une place. Dans ce registre, le surmoi se déchaîne contre le moi et provoque un ravalement du sujet, sa mortification. Différentes manifestations s'en déduisent. L'incidence du suicide, l'existence de pulsions autodestructrices avec automutilation, les conduites massives d'alcoolisation, le tabagisme, l'usage de toxiques, la répétition de conduites d'autopunition. Littéralement, le sujet se *mal traite*. Si l'on se positionne au plus près des faits cliniques, le contenu des hallucinations, injurieuses, insultantes, la thématique des délires de préjudice, de persécution, un autre hostile qui peut vouloir votre mort, le renversement de l'hétéro-agressivité sur le moi… éclairent la dynamique de jouissance mortifère. La culpabilité est présente et la logique de renoncement, d'effacement, peut s'avérer une tentative de résolution, une solution pour ces sujets. Ce regard clinique sur la désubjectivation comme mécanisme de défense, amoindrit ici la portée du concept de liberté et l'exigence de réinsertion ou de préservation à tout prix d'un semblant d'autonomie dans ce contexte ! Ce dont le psychotique a besoin, tout autant que de liberté, c'est d'être écouté, pris en considération, ce qui amène à un projet thérapeutique décollé d'un idéal normatif mais calé sur les attentes et les capacités du sujet. Le surmoi du sujet peut entrer en résonance avec celui de l'institution quand celle-ci se montre intransigeante, en particulier sur l'abrasion de toute expression délirante ou quant à la durée du séjour. Avec ce qu'elle comporte de fonction d'accueil et d'accompagnement, l'admission en Ehpad peut constituer pour ces sujets *un moindre mal*, y compris lorsque, contrainte, elle s'impose pour protéger le sujet de lui-même. Le soignant reste confronté à la mise en échec, à l'emprise du négatif, ce qui peut susciter du dépit, de la désillusion, des conflits. Le contentieux trouve sa genèse d'abord dans la différence de penser, d'être, d'agir du sujet psychotique, qui dérange car elle fait écho pour le soignant à une part intime refoulée de lui-même, à des identifications ou projections, mais aussi dans cette résistance à l'entreprise de conformité qui, pour le psychotique, signe un renoncement à la toute-puissance du moi. Cette connaissance psycho-pathologique complexifie le regard, le positionnement et la fonction de ces institutions dès lors qu'un travail sur la psychose s'y effectue.

Références

1. Levi-Strauss C. *Nature, culture et société. Les structures élémentaires de la parenté*. Paris : Flammarion, 2008, 568 p.

2. Nargeot J, Soudani Le Noc M, Gauillard J. *L'autonomie des « vieux fous » est-elle une utopie ?* Intervention au 28e congrès de la Société de psychogériatrie de langue française, Lille, 2012 (non publiée).

3. Dutheil-Warolin L. *La notion de vulnérabilité de la personne physique en droit privé*. Thèse de droit et de sciences économiques, Limoges, 2004, 639 p, en ligne.

4. Lacour C. La personne âgée vulnérable ; entre autonomie et protection. *Gérontologie & société* 2009 ; 4 (131) : 187-201.

5. Malo F. Rupture ou vieillissement. In : Je *vieillis… et ma folie ? Approche clinique et institutionnelle*. Les cahiers de psychologie & vieillissement, 2014, pp. 5-10.

6. Bergman N, *et al.* Les retraités de l'asile. *Nervure* 1993 ; VI : 59.

7. De Roten Y, Duruz N. L'image de la maladie mentale chez les professionnels du monde psy et les non-professionnels. *L'information psychiatrique* 1992 ; 68 (Suppl) : 7-15.

8. Foubert JM. De l'exclusion dans l'exclusion (une ségrégation pour une réinsertion). *L'information psychiatrique* 1977 ; 53 (5) : 571-5.

9. Goffman E. La stratégie d'adaptation aux institutions totalitaires. In : *Asiles*. Paris : Éditions de Minuit, 1968, pp. 104-111.

10. Coupier JP, Houser M, Ruetsch G. Hospice ou hôpital psychiatrique où est passé l'« asile » ? *L'information psychiatrique* 1977 ; 53 : 953-9.

11. Garvanèse G. Les droits des malades encore insuffisamment respectés, entretien avec J.-M. Delarue. *Gazette santé social, psychiatrie,* 11 mars 2014, publié en ligne.

12. Lefebre des Noëttes V. Consentement : quand la démence s'emmêle. In : Hanon C, Pascal JC (eds). *Consentement et contrainte dans les soins en psychiatrie.* Paris : Doin, 2014, pp. 171-91.

13. Fédération hospitalière de France. Liberté d'aller et venir dans les établissements sanitaires et médico-sociaux, et obligation de soins et de sécurité. Conférence de consensus, Paris, 24 et 25 novembre 2004, disponible en ligne.

14. Castoriadis C. Le cache-misère de l'éthique. In : *La montée de l'insignifiance.* Paris : Seuil, 1996, pp. 206-20.

15. Lacan J. Le Séminaire, Livre XI. Les quatre concepts fondamentaux de la psychanalyse, Paris : Seuil, 1973, p. 193.

16. Augé M. *Non-Lieux.* Paris : Seuil, 1992, 192 p.

17. Foucault M. Un plaisir si simple. In : *Dits et Écrits, Tome II.* Paris : Gallimard, 2001, pp. 777-9.

18. Audisio M. Les situations limites. In : *La psychiatrie de secteur, une psychiatrie militante pour la santé mentale.* Toulouse : Privat, 1980, p. 244.

19. Jodelet D. Représentations sociales : un domaine en expansion. In : *Les représentations sociales.* Paris : PUF, 1989, pp. 31-61.

20. Todeschini G. *Au pays des sans-nom.* Paris : Verdier, 2015, pp. 61-3.

21. Furtos J. Les effets cliniques de la souffrance psychique d'origine sociale. In : dossier « Souffrance et société ». *Mental'idées* 11 septembre 2007 : 24-33, en ligne.

4 Culture institutionnelle et place des soins en Ehpad

De la psychothérapie institutionnelle

La référence théorico-pratique, qui serait ici utile, est celle de la psychothérapie institutionnelle qui n'est guère sortie du cadre de la psychiatrie. Son influence s'est trouvée réduite au sein de nos établissements, conjointement à la psychanalyse qui en est, de fait, évincée. Ce qui manque à ces structures médico-sociales, c'est la construction d'un projet appuyé sur une orientation clinique, idéologique, thérapeutique, qui dépasse le seul engagement à une fonction d'accueil et de bientraitance, concept fondé sur des considérations éthiques de dignité et de respect. Freud nous a enseigné que le souci d'autrui recouvre des sentiments mêlés, l'ambivalence ; vouloir le bien n'équivaut pas à faire le bien et un certain activisme peut masquer des pulsions agressives refoulées. Différentes déclinaisons du désir du soignant et de l'économie pulsionnelle sont mobilisées lors de l'accompagnent d'un résident psychotique qui peut mettre à mal la meilleure des volontés. M. Ansermet [1], dans *Malaise dans l'institution*, a dégagé différentes façons d'être du soignant, autant de postures de la méconnaissance : *le héros, le maître, le technicien, le missionnaire.* Comment demander à une institution, qui a comme mission d'assurer un hébergement avec des soins et non des soins avec hébergement comme l'hôpital, d'accéder à une compétence élevée dans le domaine de la prise en charge des résidents psychotiques ? Les Ehpad sont, de fait, un groupe socialement désigné à cette mission !

Si les psychotiques âgés dont les troubles se sont atténués sont bien perçus dans les unités de psychiatrie, y sont « protégés », sauf s'ils demeurent instables, ils sont reçus avec réticence dans les Ehpad. Les équipes n'ont souvent pas leur mot à dire dans les admissions de ces résidents, décidées pour répondre aux missions de service public de l'établissement ou par la direction, du fait de contraintes budgétaires de « remplissage ». Nous pouvons transposer l'expression de D. Jodelet [2] à propos de la colonie familiale d'Ainay-le-Château : « vivre avec la psychose, vivre de la psychose ».

L'entrée peut être peu préparée, mal vécue par les équipes, le futur résident, au sens où l'envoi est dicté, plus par des considérations de « place » (en libérer une d'un côté, en remplir une de l'autre), que par des raisons cliniques ou que le patient y adhère !

Secret professionnel ou échange d'informations

La mise en commun des informations n'est pas constante et amène à poser la question du secret partagé avec les seuls médecins, avec la (le) psychologue et l'équipe. Les échanges sont-ils utiles à la prise en charge ou délétères ? Le glissement du secret médical au secret professionnel et la transmission des informations entre secteurs sanitaire, médico-social et social constituent un débat d'actualité comme en atteste l'article de M. David [3] sur les modifications du secret médical apportées par la loi de modernisation de notre système de santé du 26 janvier 2016. À l'argument du législateur de mettre à disposition entre les institutions les données de santé pour une meilleure identification des malades, un meilleur accompagnement des patients et une plus grande anticipation des « crises sanitaires », s'oppose la divulgation de faits de la vie privée, de l'intimité. Dans le cas présent il convient de s'assurer en préalable de l'accord du futur résident selon le *strict nécessaire* ou *la volonté librement exprimée*, avant d'accéder à des informations le concernant, ou de les transmettre au médecin qui accueille et évalue si ces données sont partageables par tous. L'équipe de soins est par ailleurs définie, élargie dans ses fonctions ou dans une organisation formalisée, par la même loi : c'est « un ensemble de professionnels qui participent directement au profit d'un même patient à la réalisation d'actes diagnostique, thérapeutique, de compensation du handicap, ou de prévention de la perte d'autonomie... qui exercent dans le même établissement de santé... ou service social ou médico-social... ou dans le cas d'un exercice partagé ».

Quelle est l'attitude la plus juste, c'est-à-dire éthique, à adopter vis-à-vis d'un résident d'un foyer logement aux « antécédents psychiatriques lourds », en rupture de suivi ? Ce dernier avait séjourné, il y a 15 ans, plusieurs années continues dans une unité médico-légale pour meurtre à caractère familial perpétré dans le contexte d'une psychose passionnelle. Le médecin traitant n'en était pas informé. Ce résident avait été hospitalisé à plusieurs reprises en médecine pour des insomnies rebelles accompagnées de déambulations bruyantes dans l'institution. Il présentait, lorsque nous l'avons rencontré, une activité hallucinatoire à prédominance nocturne. Nous avons choisi de mettre en commun ces informations avec le médecin afin qu'il soit plus attentif aux manifestations présentées ; un suivi psychiatrique a été réinstauré lors du transfert du patient en Ehpad.

Admission et conditions d'adaptation

L'admission peut s'effectuer sans une visite préalable des lieux et rencontre de l'équipe qui délivrera ses soins au patient. Dans certains établissements la psychologue, le médecin coordonnateur se déplacent dans les services aux fins d'une évaluation gérontologique, mais aussi pour saisir le mode relationnel du futur résident, échanger avec l'équipe qui adresse. La formalisation de l'accueil en une *commission d'admission* prônée par le médecin coordonnateur ou le (la) psychologue peut être contredite par des exigences budgétaires du directeur soucieux de la bonne marche financière de son établissement.

Dès leur entrée, certains psychotiques « se fondent dans les murs » selon l'expression d'un médecin coordonnateur, anonymes, indifférents, y trouvant rapidement leurs repères et adoptant les signifiant « vieux » et celui d'Ehpad. Ils peuvent jouir de leur sortie de « *La* » *psychiatrie*, ayant déplacé leur dépendance à l'institution dans une continuité d'exister ailleurs. D'autres, à la faveur de cette orientation, d'une révision à la baisse de leur traitement, de la rencontre régulière du psychologue et de leur participation au projet de vie et de soin, de l'amélioration de leur cadre de vie, gagnent en autonomie et sont sources d'enrichissement pour le groupe. Pour des patients qui vivaient à l'écart des institutions, l'Ehpad peut procurer un cadre contenant autant que contraignant, favoriser la prise régulière du traitement, mettre un terme à des conduites d'alcoolisation, contribuant à une pacification, une stabilisation des conduites. L'admission en Ehpad peut les rapprocher de leur ancien lieu de vie, de leur famille, leur permettre de retrouver d'autres « anciens patients ». Ces nouvelles conditions favorisent une reprise de contact avec les proches rebutés par la fréquentation des unités de psychiatrie. Dans d'autres occurrences, la greffe est difficile, source d'agitation, et l'incapacité à s'intégrer peut amener à un front de refus et à des décompensations bruyantes... rapides, contemporaines de l'admission, ou différées, sur le mode des deuils pathologiques observés chez ces résidents. La rupture des lieux, des liens, du cadre transférentiel fait traumatisme. L'immersion dans un milieu étrange et étranger, la peur du changement, la discontinuité d'ambiance et la perte des repères temporo-spatiaux provoquent perplexité anxieuse, dépersonnalisation et réactivent des manifestations d'angoisses térébrantes. La déstabilisation du résident engendre une inquiétude croissante de la part de l'équipe qui amplifie l'insécurité de l'entrant, son sentiment de déréliction et facilite l'escalade de réactions agressives, et la violence.

Un cadre supérieur d'une unité de l'EPSM regroupant handicapés mentaux, autistes et patients psychotiques a relaté que deux patients récemment admis en Ehpad y ont développé un cancer mortel dans les six mois. Les transferts ont été suspendus. Nous avons rencontré en SSR une résidente, handicapée psychique, passée sans ménagement, dès ses 60 ans, d'un placement familial à un Ehpad et qui a développé dans les deux ans qui ont suivi un cancer ovarien très extensif. Cette pathologie somatique indique-t-elle un insupportable du déplacement ? La traduction de la souffrance extrême liée au déracinement dans un corps-symptôme apparaît ici une hypothèse crédible. L'existence de décompensations somatiques dans les mois qui suivent une admission pourrait faire l'objet d'une étude de cas.

Des difficultés sont ressenties par les équipes qui se sentent démunies, non formées à la spécificité de ces patients. Elles sont comme les familles nourricières décrites par D. Jodelet, « à l'écart d'un savoir savant, en lui opposant une modalité de connaissance toute pratique et efficace ! » [2]. Les encadrants ne sont pas assez soutenus par le médecin coordonnateur et le/les médecins traitant(s), eux-mêmes peu au fait des problématiques et des réponses à fournir. L'écart entre le niveau de prise en charge dans nos établissements spécialisés et celui des Ehpad tend à se réduire du fait de la présence de psychologues et du recrutement de psychiatres pour ceux des établissements qui s'engagent dans ce type d'accueil. La possibilité de faire appel à un des infirmiers de l'entourage du résident ou au psychiatre référent, d'obtenir en urgence une consultation, une hospitalisation est importante pour le bon exercice de l'équipe. Ce recours peut donner sens à des hospitalisation-répit permettant à l'équipe de « passer temporairement la main », de demander de relayer une prise en charge complexe, de réévaluer et ajuster en milieu hospitalier un traitement désadapté. Ce transfert permet d'éviter un rejet définitif sous la forme d'une demande de « placement en psychiatrie », contre lequel les équipes des unités de psychiatrie du sujet âgé ont à lutter, mais qui peut recéler un vrai besoin.

Comment sont organisées ces structures ?

Raison d'être, modélisation et gouvernance

Ces structures sont des collectivités chargées par un conseil départemental, une association ou un organisme privé, d'accueillir des sujets âgés présentant diverses pathologies les rendant « dépendants ». Chacune a une histoire, une identité qui évolue en fonction des équipes en place, des résidents accueillis, du projet fondateur et de la parole, des représentations, des préjugés qui s'y déploient. Derrière les murs de la maison de retraite c'est un autre monde qui s'y appréhende. D'abord parce que s'y côtoient des personnes qui sont rassemblées par l'âge et l'incapacité de vivre ailleurs. Ce sont des impotents, au sens littéral de ne plus pouvoir se maintenir dans leur domicile. Sont amenés à cohabiter, le terme est plus juste que vivre ensemble, des personnes qui ne se seraient pas fréquentées dans la vie « d'avant ». Sujets simplement vieux et polypathologiques ou ayant des troubles cognitifs de modérés à majeurs, sujets plus jeunes, mais « abîmés » par l'alcool[1], psychotiques issus pour la plupart d'hôpitaux psychiatriques, sujets en précarité sociale, ex-SDF, placés autant que déplacés, et aussi quelques anciens détenus. La proximité de Paris fait que certains établissements du sud de l'Aisne concentraient toutes ces typologies de résidents. Le transfert dans de nouveaux locaux et une mutation dans l'accompagnement des résidents et de leurs conditions d'admission ont modifié la donne. Le pourcentage de résidents psychotiques de l'ordre d'un tiers, demeure un des plus élevés de la région. Un travail de supervision et de formation y est entrepris par un binôme psychiatre-psychologue, ce qui a contribué à modifier la qualité de l'accompagnement de ces patients.

---

1. Nous faisons référence à des résidents porteurs de séquelles neuropsychiatriques d'intoxications à l'alcool ou à d'autres addictions, et qui manifestent des tableaux démentiels (altération cognitive diffuse) ou un syndrome de Korsakoff centré sur l'altération plus élective de la mémoire.

Notre approche de ces structures et la modélisation qui s'en dégage trouvent appui sur la fréquentation régulière de ces institutions comme psychiatre de secteur puis comme consultant et chercheur. Le psychiatre de secteur acquiert un savoir théorique et pratique sur la réalité institutionnelle tant sanitaire que médico-sociale. Ces structures ont des caractéristiques communes, mais aussi des divergences sur le fondement historique, sur l'organisation des groupes et l'exercice institutionnel. L'analyse séméiologique qui se dégage de la visite d'établissements qui se sont engagés dans l'accueil de ces patients est de trois ordres : *l'absence d'homogénéité dans les pratiques, l'invisibilité et le manque de toute constitution en réseau. La diversité* concerne la taille, le statut, les caractéristiques quant à leur ouverture, l'accueil de quelques résidents handicapés psychiques ou d'un groupe, dessinant de nombreuses typologies qui complexifie l'analyse et le discours portés. *L'invisibilité* du lieu peut être renforcée par le manque de fléchage facilitant leur accès, par l'implantation dans des lieux « non cartographiés »[2], leur isolement, mais c'est aussi ce qui s'y fait qui est de l'ordre du non-su ! C'est une donnée particulière des Ehpad d'être doublement closes, closes dans l'espace confiné de la structure et dans un temps qui lui-même est figé, ensellant le corps du résident. La règle institutionnelle implicite, rejoint celle des ordres monastiques et celle du théâtre classique d'une *unité de lieu, de temps et d'action.* D'où l'intérêt d'un renversement désaliénant de perspective induit par les contacts avec l'extérieur pour les patients psychotiques jeunes, la fréquentation d'un hôpital de jour, d'un centre d'activités thérapeutiques à temps partiel (CATTP), l'intervention des services d'accompagnement (les SAVS, les Samsah), l'organisation de séjours extérieurs, la préservation des liens avec les CMP. Le troisième élément concerne *l'absence de mise en commun,* d'analyse des pratiques dans ce domaine, de pensée collective, d'organisation de colloque sur ce thème.

Nous formulons le souhait que cet écrit lie, au sens de la reliure qui unit les feuillets d'un livre, solidarise et amène à une fédération des actions de soin à l'adresse de ces résidents. Le projet peut prendre la forme de réseaux, de manifeste, susciter des rencontres et le récit des expériences qui s'y déroulent, s'y vivent, et sortir les équipes de leur silence.

La gouvernance des Ehpad

La ligne directrice de ces établissements est tributaire de l'affiliation de la structure à un groupe, une fondation, une association, à l'orientation des personnes en charge de responsabilité et du choix des valeurs considérées comme prioritaires. La volonté de promouvoir une éthique du sujet, le respect de la singularité et des choix de chaque personne accueillie puis accompagnée peut être subordonnée à un impératif de rentabilité. Chaque établissement à son style qui tient à l'implication de chacun et à la cohésion du groupe structuré par une mission.

---

2. Selon l'indication de notre GPS...

Quelle est la raison d'être d'une institution, collectif réuni, tendu par une finalité d'action et que recèle-t-elle du désir en jeu, au-delà du projet avancé ? Les réponses sont plurielles à la fois au sein des structures et entre les structures. Il y a la dimension de *l'amour* sous la forme de la philanthropie, de la compassion, de la charité qui est plus facilement repérable dans les maisons de retraite antérieurement d'obédience religieuse. Un autre intérêt est *l'épistémê*, le désir de savoir, de connaissance, fait de curiosité pour l'autre différent du fait de son âge, de sa pathologie. Il y a là une source d'enrichissement intellectuel autant qu'affectif que nous percevons au sein des équipes, indépendamment des statuts. Chacun a un rôle, et certains excellent à susciter la permanence du souci de l'autre. Autre élément mobilisé : *le sentiment d'utilité publique* qui consiste à avoir une place, un rôle dans l'organisation sociale. À cette fonction se superposent des *enjeux de pouvoir*, d'emprise sur l'autre inscrits dans une relation de nature dissymétrique : jeune/vieux, psychotique/« normal », soignant/soigné. La *place de l'argent*, de la rentabilisation de la structure diffère selon qu'il s'agit d'une structure publique, associative ou privée libérale placée au service d'actionnaires. Ces différents éléments coexistent et ne se superposent pas à l'affichage de la raison sociale de la structure. Un intérêt leur est commun, assurer la qualité de l'hébergement et des soins, facteurs d'attractivité. Ces différentes structures partagent le souci de leur taux d'occupation. Les clivages au sein des équipes sont plus facilement repérables en situation de crise, sous forme de clans, transposition de la lutte de classe, entre ceux qui décident directeur, médecins, infirmier(e) coordonnateur, psychologues et ceux qui appliquent. Une autre ligne de partage existe, c'est celle séparant les agents qui ont la charge physique des corps impotents, incontinents, de ses effluents et ceux qui s'occupent de leur situation morale, de leur santé et de leur bien-être. La dissymétrie est ici radicale. Si la gestion des corps, du nursing, contribue au bien-être du résident, certains intervenants, de par leurs fonctions ou prérogatives, se tiennent à distance de ce réel qui peut susciter de la gêne, de la répulsion.

L'Ehpad et son équipe

L'équipe comprend un **directeur(trice)**, un(e) **médecin coordonnateur**(trice), ayant une capacité de gériatrie ou autre formation universitaire, dont le temps théorique est corrélé au nombre de lits, un(e) psychologue à temps partiel et un(e) **Idec** auxquels il convient d'ajouter les infirmiers, les aides médico-psychologiques (**AMP**), les aides soignant et l'équivalent des agents des services hospitaliers (**ASH**), et l'intervention plus ponctuelle de médecins traitants en position d'extériorité. Les Idec ont un rôle à l'interface des résidents et de leurs familles, de la direction, du médecin coordonnateur et de l'ensemble des médecins traitants. Leur fonction et aussi de structurer les actions de l'équipe, de contrôler la traçabilité des actes, la qualité des soins et des prestations distribuées. Il n'y a pas toujours la possibilité de réunir l'ensemble des intervenants médicaux et non médicaux, de promouvoir un travail de réflexion institutionnelle, de *synthèse* autour d'une prise en charge. Certains agents sont à temps partiel, d'autres à temps plein. L'expérience des médecins traitants, du médecin coordonnateur prend appui sur une relation duelle, en cabinet, et non sur celle d'un collectif de soin. Une conception plurielle des prises en charge permet d'avoir un souci partagé pour les résidents, de porter un regard pluri-professionnel et de décider en équipe. Il manque dans ces structures une réflexion en continu sur la circulation de la parole, la fonction des uns et des autres, la logique décisionnelle. Le médecin de par son type d'exercice travaille rapidement et décide seul, sauf s'il a une expérience de réseau de soins. La prescription est souvent l'acte conclusif de la consultation. La pratique médicale conduit à un réductionnisme scientifique et à une réponse d'abord médicamenteuse, en méconnaissant que l'institution peut être utilisée comme outil thérapeutique. La thèse de P. Paumelle [4] réalisée avant l'ère des neuroleptiques montre que les modifications du regard porté sur un patient psychotique, les aménagements dans sa prise en charge peuvent résoudre des difficultés de type agressivité ou agitation. Là où la question pourrait être formulée : que peut-on apporter et comment à ce résident ? La réponse se résume trop souvent à combien de gouttes, de milligrammes supplémentaires ! La relation médecin-malade est marquée par un paternalisme, en occupant une place d'autorité où la parole de l'autre n'est guère prise en considération. Ce positionnement en place d'un autre absolu, tout puissant vis-à-vis d'un résident psychotique expose aux réactions persécutives. Proposer en tant que psychiatre consultant un temps de réflexion sur une prise en charge ou sur le sens à donner à une hospitalisation psychiatrique, étonne d'abord et s'avère difficile à organiser, car les différents intervenants se croisent et ont peu de temps à partager !

Les postes *de médecins coordonnateurs* peuvent ne pas être pourvus ou le temps réel ne pas correspondre au temps théorique par manque de disponibilité ou de candidats[3]. Une fraction de leur temps est utilisée pour répondre aux demandes de l'administration, dont la coupe PATHOS, essentielle pour l'attribution des moyens. Ce médecin a un rôle essentiel de synergie, de « *chef d'orchestre* ». L'expression qui lui est volontiers accolée est juste si l'on considère qu'ils ont la mission de faire de l'ensemble un dispositif de soin à l'unisson, mais elle l'est moins si l'on s'attarde sur le qualificatif de « chef ». Le médecin coordonnateur a une autorité fonctionnelle ; il anime, transmet les informations au sein de l'institution et fait le lien avec les instances extérieures, dont l'ARS. Cette fonction demande des qualités d'esprit d'équipe, de tact et de diplomatie, en particulier vis-à-vis des confrères médecins traitants. La fréquentation des *commissions de coordination gériatrique* qui favorisent l'harmonisation des pratiques tient autant au style et à la dynamique instaurée par eux qu'à la bonne entente des médecins généralistes.

Une de leur fonction est d'être *à l'interface entre l'équipe et le directeur*, c'est-à-dire d'œuvrer à défendre l'établissement et son équipe, au sens de préserver la qualité des conditions travail. L'admission de nouveaux résidents, en particulier de psychotiques

---

3. Le temps effectué est en moyenne dans notre région d'un tiers de temps plein...

jeunes, l'illustre. Le médecin coordonnateur doit, au nom d'arguments tenant compte du futur résident et des capacités de contenance de l'équipe à un moment donné, résister à la pression d'une admission en urgence. Une réfutation nécessite de connaître la trajectoire de vie, de soin du patient, et d'évaluer la pertinence du refus. Donner son accord est une position simple dans l'immédiat, mais qui peut être lourde de conséquences pour l'équipe.

Monsieur G. est un homme de 62 ans, divorcé, admis en Ehpad par l'intermédiaire de son mandataire judiciaire et de l'équipe de psychiatrie relevant de son domicile. Le suivi, ponctué de plusieurs hospitalisations, était difficile du fait de la réticence aux soins, de l'interruption du traitement par neuroleptique d'action prolongée, de l'incurie au domicile et d'un vécu persécutif sous la forme de bandes qui l'auraient harcelé. Monsieur G. a travaillé régulièrement comme ouvrier couvreur jusqu'à la mise en invalidité précédant sa retraite Il conduisait sa voiture et aimait la pêche. L'institutionnalisation est acceptée par le résident qui la perçoit comme un refuge. L'équipe de psychiatrie engagée depuis les années 1990 (consultations de CMP, VAD) coupera tout contact du fait du changement de secteur, il sera difficile d'obtenir un compte rendu (très succinct) du suivi de ce patient, au CMP, en VAD !

En Ehpad, le résident supporte très mal les personnes âgées, surtout celles qui présentent des troubles cognitifs, il se replie dans sa chambre où il prend ses repas, ce qui est accepté afin d'éviter la répétition d'incidents. La négligence corporelle, la réticence à changer ses vêtements sont l'objet de tensions avec l'équipe. Le traitement refusé est prescrit par le médecin traitant sous forme orodispersible, permettant une absorption à son insu, situation guère satisfaisante au plan déontologique. Réinstaurer un suivi s'avère impossible. La claustration s'aggrave avec propositions sexuelles et écrits sur les murs qui amènent à une hospitalisation et la prise de contact avec l'équipe de son nouveau secteur. À la sortie du service, le résident est reçu régulièrement en consultation par un collègue au CMP. Le traitement neuroleptique est pris, la situation reste fragile, du fait du repli dans la chambre, hors les repas pris en commun, de la nécessité de négocier pour garantir un minimum d'hygiène et du refus du résident de participer aux activités collectives. Le résident regarde, allongé, la télévision toute la journée. Les échanges avec l'équipe sont très réduits, marqués par une réticence hautaine. Depuis son admission, la fille du résident n'a plus donné de nouvelles. Comment penser à long terme un tel hébergement qui semble renforcer la dimension de retrait négativiste liée au processus psychotique, et inquiète l'équipe ?

Représentation sociale des Ehpad

Soutenir le narcissisme, le dynamisme et la bonne humeur[4] au sein de l'institution est un autre versant du rôle du médecin coordonnateur et de l'Idec. L'équipe est

---

4. Au sens de la thymie... mais aussi de la convivialité et de l'humour, dernier rempart contre la représentation de la mort.

confrontée à un travail peu valorisé à l'extérieur car associé à l'image du déclin, la maison de retraite, les vieux, la dépendance. L'exercice pas toujours reconnu par des résidents opposants, insatisfaits ou incapables d'évaluer avec justesse ce qui leur est octroyé, par des familles qui peuvent se monter exigeantes et critiques car il leur apparaît que les prestations ne sont pas à la hauteur de leurs attentes. L'image négative véhiculée par les maisons de retraite l'est d'abord, pour une forte majorité, par son coût pour les familles[5]. Il existe, nous semble-t-il, un autre élément plus pernicieux, lié au côtoiement de sujets à « *dignité diminuée* » : malades mentaux, détenus, vieux, sujets en précarité sociale, délinquants. L'identité professionnelle subit un effet de contamination sur ceux et celles qui sont missionnés par la société pour s'occuper de ces sujets démunis, rejetés ou exclus. Ces fonctions nobles, au sens de l'alliance entre générosité et courage, exigent des qualités d'humanité ; elles ne sont pas reconnues à leur juste valeur. Cet exercice, considéré comme difficile, entraîne paradoxalement une dévalorisation du métier renforcée par une suspicion de l'opinion sur des paroles ou actes maltraitants. Ce défaut de qualité sociale, ce manque de reconnaissance peuvent s'accompagner de sentiment de culpabilité, de honte. La pratique des équipes d'Ehpad est difficile tant au plan physique pour ceux qui s'occupent des soins du corps, qu'au plan relationnel. Le *care* peut, par la ritualisation des gestes, la temporalité de journées qui se ressemblent de façon infinie, le caractère inéluctable de la lutte contre les effets de l'âge, de la détérioration, des comportements et discours stéréotypés, rabâchés des résidents s'apparenter à la peine de *Sisyphe*[6], qui recèle répétition et perte de sens. Préserver le désir, l'intérêt, la disponibilité, l'empathie, dans cette confrontation avec les forces du négatif est de la responsabilité conjointe du médecin coordonnateur, de l'Idec, de la (du) psychologue et du directeur ou de la directrice souvent très présents dans les unités, tant pour l'équipe que pour les résidents.

Évaluer, tracer, sécuriser

Rencontrer les équipes d'Ephad amène de façon invariable à aborder le caractère répétitif de certaines tâches. Un des aspects le plus souvent cité est la transcription par le menu de ce qu'ils effectuent auprès du résident. Il s'agit de ce qui est nommé la *traçabilité* des actions de soin. L'ensemble des catégories professionnelles est tenu par l'ARS, et selon des recommandations de l'HAS, de rendre compte de la réalisation effective d'actes dits routiniers qui concerne le contrôle des corps, la toilette, la prise de constantes, les différentes étapes de la distribution des médicaments par la personne habilitée. Le recueil, des grilles à cocher, consigne aussi des éléments du

---

5. Selon le sondage TNS-Sofres effectué en mai 2009 à la demande de la FHF, 52 % des interrogés ont une opinion négative des Ehpad du fait de leur coût, 38 % font confiance à ces institutions et 71 % considèrent que la prise en charge des personnes âgées par les pouvoirs publics n'est pas satisfaisante.
6. *Sisyphe* est condamné par les Dieux pour les avoir trahis. Après sa mort, il devient immortel mais au prix de devoir remonter indéfiniment un rocher des enfers jusqu'en haut de la montagne.

bien-être du résident, l'existence de douleurs, la participation à l'animation : en cas d'anomalie, le cochage se transforme en *transmission ciblée* avec des actions à mener. Cet écrit redouble l'activité elle-même et se limite à des faits d'observation, sans élément subjectif impliquant la situation de relation : des faits rien que des faits. Cette exigence s'appuie sur l'énoncé de l'ARS que qui *ce qui n'est pas tracé est considéré comme non fait*. Seul l'écrit compte, ce qui rompt avec la tradition dominante dans le monde soignant de transmissions orales, hors les consignes ou prises de rendez-vous. Les équipes, de l'ASH au médecin coordonnateur, sont très critiques sur ce processus, son amplification par multiplication à l'infini des questions, enquêtes et les effets d'une prochaine dématérialisation des dossiers des résidents ! Les griefs portent sur :

La perte de temps ; lors d'une réunion informelle avec une équipe le temps estimé, validé dans d'autres structures, est de 20 à 30 minutes par agent, pour une unité de 20 lits. Il faut passer en revue l'ensemble des dossiers et cocher des cases.

« *La perte de sens* » et « *l'attaque de l'intelligence* » sont des termes recueillis. Ce codage est décrit comme une activité *stérile et fastidieuse* n'aidant pas à penser la pratique. Elle n'est pas perçue comme un facteur d'amélioration de la prise en charge. Les Idec, les médecins coordonnateurs signalent par ailleurs un effet multiplicateur des contrôles. L'exigence d'avoir en permanence des dossiers à jour fait que l'Idec passe elle-même beaucoup de temps à surveiller leur tenue, en plus de transmettre les demandes de l'Ars et de répondre aux enquêtes. Le médecin coordonnateur a la responsabilité du remplissage de la partie médicale des dossiers. Les intéressés ont le sentiment d'être sous surveillance, d'avoir à justifier de l'effectuation d'actes relevant de leur compétence et la crainte d'être pris en défaut. La menace est la sanction judiciaire qui pourrait faire suite à une plainte. Le contrôle en continu d'une activité d'évidence les déresponsabilisent, les infantilisent. La montée des droits du patient vise à plus d'autonomie, de responsabilité, de dignité, d'humanité à leur égard au sein de l'institution quand parallèlement ces mêmes fonctions sont entamées chez le soignant, objet d'une défiance que la part de l'ARS. Le récit des équipes témoigne d'une altération du sentiment de dignité d'être considérés avec humanité, une perte de l'estime et de la fierté de leur métier.

Faut-il adhérer sans critique à ce discours, tout de cette procédure imposée est-il mauvais ? Les avis sont contrastés. Pour certains, le remplissage des grilles est le garant qu'un minimum de soins est assuré, qu'un résident ne peut être négligé, pour d'autres (ils sont majoritaires), l'amélioration de la qualité de l'accompagnement résulte *des formations proposées*, c'est-à-dire de la plus grande qualification des équipes. Il est noté que cette surveillance avec ce qu'elle implique d'interrogatoire à l'adresse de résidents psychotiques portant principalement sur les fonctions corporelles est vécue par eux sur un mode intrusif de harcèlement, est source d'hostilité. Ne faut-il pas évaluer les avantages et inconvénients du processus ? Avant août 1995 pour les cadres de santé, avril 1999 pour les Idec, les infirmier(e)s référent(e)s étaient désignés par le nom de *surveillant* qui soulignait le contrôle de proximité de l'activité de l'équipe en même temps qu'une fonction d'écoute bienveillante. Le mot est devenu politiquement incorrect d'où son remplacement, mais le processus qui lui a fait suite est perçu comme une régression, une disqualification et non un progrès. L'ARS est désignée comme une instance sans nom, sans visage, distante, omnipotente et sans compétence soignante, technocratique. Elle n'est pas identifiée par l'équipe comme personne qualifiée ce qui la rapproche du *Big Brother* orwellien. Surveiller, punir, sans protéger pourrait être la devise de cette figure surmoïque... Ces réflexions permettent de saisir au quotidien les conséquences de l'évolution managériale d'entreprises, les Ehpad, aussi bien que les hôpitaux, qui ne gèrent pas des biens mais ont le souci de l'humain.

Est ici appliqué le contrôle *qualité produit* importé du monde industriel. Vingt ans de critiques issues de nos instances syndicales, scientifiques ou politiques des procédures d'évaluation à tous crins et de la gouvernance qui évacuent la dimension subjective, de parole, pour aboutir à un codage, ne sont pas parvenus à endiguer cette démesure. La création de comités d'éthique chargés de redonner du sens et des repères aux équipes ont, dans ce contexte, une fonction de leurre, de « cache-misère » (C. Castoriadis, *op. cit.*).

L'évolution des pratiques

Les psychotiques mettent à mal le besoin de reconnaissance des soignants, la fonction d'idéal d'être de bons agents au service du mieux-être et d'apporter de l'affectivité. La fonction réparatrice, une approche corporelle improvisée ne sont pas opérantes. Une trop grande proximité, une sollicitude exagérée, exposent à une réaction érotomaniaque. Pour ces résidents, ce qui importe c'est d'être là, dans sa fonction, à la bonne distance, d'accepter d'être le support d'un transfert souvent massif qui met l'autre à l'épreuve de son désir de soignant. L'équipe peut se sentir peu investie, disqualifiée, menacée ou impuissante.

La présence du médecin coordonnateur, de l'Idec, du (de la) psychologue, l'exigence de bientraitance, amènent à remettre en cause d'anciennes références dans la façon de s'adresser à l'autre ; soit « entrer en relation avec lui » plutôt que de « l'enjoindre à ». Si les équipes se sentent en position de faiblesse vis-à-vis d'une autorité médicale distante qui se borne à prescrire et vis-à-vis d'un résident qui ne mobilise pas la compétence, l'insatisfaction entraîne une agressivité inconsciente. Seul un travail d'équipe permet de créer une dynamique de soin qui préserve le narcissisme du groupe. Le doute, le découragement, les mouvements dépressifs au sein de l'équipe, la souffrance au travail, n'épargnent pas ces structures. L'absentéisme, le turn-over sont des symptômes de démotivation.

Le comportement des résidents schizophrènes est placé au-devant de la scène clinique lors de l'expression des difficultés que le personnel ressent dans le travail et vis-à-vis du sentiment de sécurité. Les équipes évoquent aussi les désordres relationnels auxquels les confrontent les résidents « maniaco-dépressifs » (bipolaires) qui, des dizaines d'années après les premières manifestations de leur maladie et la prise prolongée de nombreux psychotropes, présentent peu d'intervalles libres mais des signes dysthymiques mixtes faits d'hostilité, de sub-agitation et d'agressivité. E. Kraepelin considérait ces tableaux comme spécifiques de *mélancolies d'involution*[7] qui comportait une anxiété vive avec dépendance affective, un comportement puéril hystériforme, des plaintes hypocondriaques, qui pouvaient s'associer à des idées délirantes. Dans les épisodes de crise le risque de raptus suicidaire est présent. Ces résidents ne sont plus guère sensibles aux effets bénéfiques de psychotropes mais à leurs conséquences délétères. Ces personnes justifient à la fois une grande disponibilité face au mal-être prolongé, une surveillance de la prise du traitement, du risque suicidaire. Le bénéfice des hospitalisations est limité et fugace ! Le comportement de dépendance de ces résidents favorise le rejet du groupe, ce qui contribue à aggraver la dynamique de déstabilisation et l'insatisfaction.

La dynamique institutionnelle

L'investissement du médecin coordonnateur est tributaire de son intérêt pour le « *travailler ensemble* », de son engagement qui est plus grand s'il est en semi-retraite ou médecin coordonnateur sur plusieurs établissements. Son exercice est plus délicat si l'autre partie de son temps est occupée par des fonctions de médecin généraliste qui peut créer une situation de concurrence avec ses confrères.

Le rôle des psychologues[8] est ici essentiel, et leur affectation au sein des Ehpad est un élément très constructif. Ils favorisent les échanges de parole, les liens, l'humanité dans les relations et contribuent à faire tomber la peur de l'autre, en particulier psychotique. Leur disponibilité pour tous fait qu'ils sont globalement bien perçus. La plupart des établissements sollicitent un temps de psychologue dans leur dotation, rares sont ceux qui n'effectuent pas, par préjugé, une telle demande. Ces professionnels sont trop peu nombreux, présents dans moins de la moitié des établissements de l'Aisne, presque toujours à mi-temps et doublement isolés. Isolés au sein de la structure, ils ont à soutenir un front de défense vis-à-vis d'une tendance à la médicalisation des réponses, et la diversité des statuts des Ehpad font qu'ils ne sont pas organisés en groupe de réflexion. Il existe des temps de concertation pour les professionnels d'un même groupe d'établissements, et certains psychologues ont eu l'initiative de réunions collégiales interrogeant la clinique, une réflexion sur le rôle propre. Les psychologues ont une spécificité d'approche décalée du rôle du médecin, de l'Idec et de la direction. Leur rôle est à inventer en fonction de chaque établissement, en préservant leur spécificité. Les locaux d'Ehpad ne sont pas adaptés au volet soin de la convention tripartite. Comment promouvoir un travail institutionnel

---

7. Dans sa description, il s'agissait de premiers épisodes de survenue tardive.
8. Ce chapitre reprend certains points d'échanges avec les psychologues de notre entourage professionnel.

de qualité quand un même bureau est affecté au médecin coordonnateur, aux médecins traitants de passage, à l'IDEC et au psychologue ? Si cette polyvalence favorise les échanges, *l'open-space* rend plus difficile le travail de réflexion et met à mal la discrétion et la confidentialité. Rencontrer les résidents dans leur chambre donne un style particulier à la consultation, à l'entretien qui peut être perturbé par les passages de soignants, de paramédicaux, de membres de la famille en visite, etc. Un cahier des charges devrait imposer l'aménagement de bureaux spécifiques dans les établissements nouvellement créés.

Les psychologues assurent un travail individuel et institutionnel consacré à des réunions avec l'équipe, à des actions de formation, à des groupes de parole avec les résidents et les familles. Ils contribuent à élaborer que ce soit à l'adresse de l'équipe ou des résidents des modalités d'échange et de relation plus satisfaisants au service de l'identité des groupes. Ils participent à la mise en place de référents du résident. Le rôle de ces professionnels peut faire l'objet d'une « *fiche de poste ou fiche de mission* ». Ailleurs, la demande est implicite, la place au sein de la structure est à élaborer en fonction de la demande de la direction, en relation avec les autres intervenants. Le (la) psychologue peut participer aux entretiens de pré-admission, essentiels pour orienter la dynamique institutionnelle, il/elle peut aussi se déplacer avec un autre membre de l'équipe pour rencontrer les futurs résidents, leurs proches, là où ils séjournent (SSR, services de médecine ou de gériatrie, domicile). Ils sont présents dans les comités de pilotage, résumés sous le vocable « Copil », placés sous la responsabilité de leur direction. Ces professionnels sont souvent pris en tenaille entre le patient avec lequel la relation est de qualité, inscrite dans une alliance thérapeutique et le discours de l'équipe dont les attentes, les exigences concernant la discipline, l'hygiène, l'écart à la norme, peut différer, et celle du médecin traitant moins disponible. Ils doivent composer avec ces différents discours qui sont le reflet de la réalité institutionnelle. Une partie de l'activité du psychologue est consacrée à la co-rédaction, à l'entrée, du projet de vie personnalisé du résident, actualisé annuellement, qui amène à reprendre la trajectoire, les attentes. Le risque pour ces agents est de diluer les différentes missions dans un *tout-faire* au service de tous, au risque d'écorner leur identité professionnelle ou de dépasser leurs compétences, comme d'être chargés de « gérer » l'hospitalisation des résidents psychotiques décompensés ! Cet inventaire des missions nous rend critiques sur l'attribution d'un seul mi-temps par établissement, à l'exception de quelques Ehpad de grande capacité. Leur affectation et leur temps de présence sont tributaires, au plan budgétaire, de la section dépendance. Ils sont entièrement financés par le conseil départemental. L'affectation est tributaire du niveau moyen du GMP (GIR moyen pondéré) et sur la négociation de l'établissement avec le département.

L'alliage institutionnel des Ehpad est fait d'un personnel non médical à temps plein et à temps partiel, d'un médecin salarié non prescripteur, sauf cas d'urgence, et de médecins libéraux qui eux prescrivent, de personnes au service de l'ensemble des patients et de l'institution, et de médecins indépendants[9]... au service de leurs seuls patients. Ce dispositif est plus proche d'un cabinet de groupe que d'un collectif soignant. Le manque de cohésion nuit à une vraie politique d'établissement. C'est le quotidien qui prime et qui est géré de façon pragmatique. Globalement, tant pour les équipes que pour ces résidents, la situation est jugée insatisfaisante eu égard à la continuité des soins et à la cohérence dans les pratiques. Chaque professionnel doit contrer les effets de morcellement en participant à un travail de communication/partage des informations autour de ce qu'il fait. Le dossier patient contient des informations utiles mais ne peut remplacer l'interactivité d'un échange parlé.

Espérer l'introduction d'un changement, en tenant compte des résistances, s'avère difficile pour **un _psychiatre consultant_** présent une demi-journée par mois. Son intervention permet, par touches répétées, d'aborder la clinique de la psychose et son traitement et d'amener à des questionnements éthiques en décalage avec des réponses purement médicales. Le problème se pose autrement en cas d'ouverture d'une unité spécialisée qui justifie un temps institutionnel dédié pour l'intervention d'un psychiatre, soit à titre libéral, soit par convention avec un service. Cela tient d'une exigence éthique. Un médecin de santé publique de l'ARS de Picardie conclut son rapport annuel sur les Ehpad par cette remarque : « Il est probable que le niveau de médicalisation possible soit déjà présent dans nombre d'établissements, restent les réalités de la psychiatrie qui pèsent lourdement sur les équipes et d'une polypathologie rendant les prises en charge de plus en plus difficiles ». La charge psychiatrique perçue par les établissements est soulignée, et si la coupe PATHOS le confirme, elle peut donner lieu à un renforcement de la dotation sous forme de vacations de psychiatre, jusqu'à une journée par semaine, de postes d'Amp ou d'aide-soignant. Les postes de médecin coordonnateur ne sont que partiellement pourvus et recruter un psychiatre qui a une connaissance de la psychiatrie du sujet âgé, c'est-à-dire aussi bien de la problématique des psychotiques que de celle des maladies neurodégénératives peut s'avérer un pari ambitieux, en tout cas dans l'Aisne !

La partition d'un psychiatre « coordonnateur[10] » présent en Ehpad une journée par semaine reste à écrire, faute d'une expérience suffisante car limitée à quelques mois pour les collègues rencontrés. Leur affectation est liée à l'individualisation d'un groupe conséquent de résidents psychotiques au sein d'établissements jusque-là dépourvus

---

9. Cette revendication d'indépendance et du libre choix du résident éclaire la contestation des _conventions de coordination_ avec les établissements dans lesquels ils interviennent, résultant du décret du 30 décembre 2010 et de l'arrêté signé de la même date fixant les modalités de _contrats types_. Critiquée par le Conseil national de l'Ordre des médecins, cette obligation a fait l'objet d'un recours en Conseil d'État (mars 2013). La nécessité d'établissement d'un contrat a été validé, mais son contenu vidé de ses caractères les plus contraignants.

10. L'engagement institutionnel, le rôle dans la liaison, la iatrogénie, peut l'apparenter au médecin coordonnateur d'où cette dénomination. Ce qui le distingue outre sa spécialité c'est son activité thérapeutique directe auprès des résidents, en respectant les suivis en place délivrés par des collègues de secteur public ou privé.

de cette catégorie de médecins spécialistes. Leur rôle ne se cantonne pas à prendre en charge ces résidents puisqu'ils sont compétents pour l'ensemble des troubles psychiatriques, les actions de formation, et une pratique institutionnelle qui vise à ne pas dissocier psychothérapie, chimiothérapie et pratiques de parole au sein de l'équipe. Leur intervention modifie le cadre des interactions médicales et médico-psychologiques ainsi que la dynamique d'équipe. Qu'attend-on d'eux, quelle est leur position au regard de valeurs qu'ils tentent de faire pénétrer dans l'institution, quel est le but de leur activité et les limites assignées à leur travail, et comment sera intégré ce changement ?

L'enjeu est celui de pratiques articulées, complémentaires au sein de tout l'Ehpad ou clivées, recentrées sur l'unité spécifique. Le retour d'expérience, du point de vue du médecin coordonnateur dans une institution et côté et du psychiatre dans l'autre structure, apparaissait favorable… sans réserves exprimées. Cette affectation est à même de contribuer à modifier dans un sens favorable les représentations du milieu Ehpad aussi bien du côté de la psychiatrie que des institutions médico-sociales.

L'Ehpad, son image, sa politique d'établissement

Les établissements sont amenés à se positionner sur l'accueil de résidents psychotiques, à définir une politique d'ouverture ou de fermeture, et peut-être même des quotas. Si certains médecins coordonnateurs, en accord avec leur direction, refusent par principe ces résidents, pour d'autres, les réponses sont nuancées, au cas par cas, tributaires d'éléments cliniques incertains à moyen terme et du contexte de recrutement : le taux d'occupation, l'existence d'une liste d'attente ? Plusieurs éléments infèrent sur le recours à l'institutionnalisation. Le vieillissement de la population est contrebalancé par l'amélioration des possibilités de maintien au domicile, le développement des accueils de jour et par l'aide aux aidants qui retardent l'âge d'entrée[11]. Autre élément, le coût financier pour les résidents et pour les familles. Le caractère payant de l'institution renforce l'exigence des résidents et des familles qui tolèrent très mal le voisinage de leur parent âgé, vulnérable, avec un résident psychotique, jeune, support de projections, perçu comme une menace[12]. L'équipe de l'Ehpad qui peut se montrer tolérante doit prendre en compte l'impact de sa politique de recrutement et composer avec ces différents éléments. Il en va de son image de marque, de l'opinion publique locale, avec une spirale liée à l'effet de contamination. L'accueil de psychotiques peut

---

11. L'âge moyen en Ehpad était, en 2014, de 86 ans pour les femmes et de 82 ans pour les hommes pour l'ensemble des établissements de la région ; les données de L'ARS précisent l'âge d'entrée qui se situe autour de 80 ans.
12. On notera que les troubles du comportement sont mieux tolérés s'ils émanent d'un patient Alzheimer… d'où l'intérêt des groupes de parole dédiés aux familles.

entraîner une dégradation de l'image, une désaffection des familles, qui contribue à augmenter la part de cette clientèle et aboutir à la réorientation de l'établissement vers une spécification ou à écarter certains de ses membres.

C'est ce que vit une résidente psychotique qui séjournait depuis des dizaines d'années dans un Ehpad qui fait l'objet d'un programme de rénovation, dit *d'humanisation* ! Le comportement de cette résidente, jusque-là bien toléré, ne l'est plus ; probablement fait-elle tâche dans le nouveau cadre. Elle est devenue *indésirable* et, *via* une hospitalisation motivée dans ce contexte par la déstabilisation suscitée par les travaux et le changement de chambre, sera à sa sortie de l'unité, dirigée, par l'intermédiaire de sa tutrice, vers une autre structure !

L'incurvation du projet initial peut être de se spécialiser en créant une unité dédiée ou en réorientant l'ensemble de l'établissement. Le projet d'accueillir de façon préférentielle cette clientèle « captive » s'effectue par conventionnement avec un ou plusieurs établissements psychiatriques. Ces conditions peuvent être une aubaine*[13] pour ces patients-résidents et les équipes qui les adressent. La portée du signifiant qui accompagne l'acte de fondation ou de refondation d'une institution est à souligner. Il est à mettre en perspective avec le projet porté par l'équipe qui peut relever d'un désir décidé. Cette opportunité contient en germe des contraintes.

Les motifs de transfert entre institutions

Quel rationnel aux orientations du secteur sanitaire vers le médico-social en général ?

L'enquête de M. Goldefy et P. Juhan [5], publiée en 2007, permet de dégager six indications qui peuvent coexister :

- la nécessité d'une meilleure adaptation de l'environnement au trouble et à la déficience du patient (86 %) ;
- le besoin de prise en charge est arrivé à son terme (69 %) ;
- le constat, presque définitif, du primat de la déficience sur le trouble (51 %) ;
- le caractère prévisible de l'état de santé et de la qualité de vie du patient (54 %) ;
- le constat d'impasse thérapeutique (46 %) ;
- le vieillissement des personnes prises en charge (47 %).

Sont-ce des motifs pertinents ou des rationalisations qui légitiment l'envoi de ces personnes vers le secteur médico-social avec deux options, le maintien ou pas des liens avec le patient mais aussi entre les deux équipes ? Dans le premier cas, cet engagement

---

13. Au sens d'un avantage d'un profit inattendu. *Aubain-aubaine*, désignait un étranger qui, en échange de sa protection, était soumis à des droits et taxes !

garantit que les soins continueront à être assurés, dans le second, le patient est éloigné au sens premier du mot, il devient *étranger*. La séparation est la conclusion d'un parcours commun. Un des facteurs décrit précédemment sert de caution au *laisser tomber*. L'organisation d'un relais et une délégation dans le suivi après une phase de transition sont des alternatives possibles.

Les conditions à ces transferts

La première est que le patient soit durablement stabilisé, ce qui préserve un minimum de sociabilité, et qu'il soit partie prenante dans le projet, respectant en cela l'absence d'habilation de ces structures, à recevoir des personnes placées sous le régime de la contrainte. La notion de *stabilisation* est à préciser car, comme l'indiquent dans l'étude précitée M. Goldefy et P. Juhan [5] : « il est hautement souhaitable que cette désignation soit prise en commun par les acteurs du champ sanitaire et du champ social ». L'appréciation de cette stabilisation diverge selon que l'on se situe dans une structure psychiatrique ou dans un Ehpad qui n'ont ni le même regard ni le même niveau d'exigence ou les mêmes moyens. La capacité d'évolution, l'adaptabilité à la nouvelle structure restent imprévisibles et plus difficilement évaluables, sauf à mettre en place une période d'essai de quelques mois. Il est nécessaire que l'admission soit suffisamment préparée par une ou plusieurs visites à la journée, voire par un accueil de trois jours-deux nuits. Les antécédents médicaux, médico-légaux, la trajectoire de soin, l'historique du traitement seront documentés, ce qui exige l'accord du futur résident. Un partenariat entre les institutions permet de garantir le suivi de l'équipe qui adresse, psychiatre et infirmier. Ce lien améliore l'intégration dans l'Ehpad, préserve la continuité des soins et la stabilité des intervenants. Cette rigueur dans les critères d'accueil est facilitée par l'attractivité de l'établissement, l'existence d'une liste d'attente qui permettent de prendre son temps, de discuter de l'admission et de privilégier les patients de proximité. Le suivi de tels résidents est plus facilement assuré et les liens avec les proches préservés. Un autre point à souligner est la priorité à donner dans le *recrutement de l'équipe au volontariat*. Lorsque des établissements décident, par vocation ou par intérêt, d'infléchir leur recrutement, de s'ouvrir à une clientèle nouvelle, celle des résidents psychotiques de l'hôpital psychiatrique de rattachement, des conventions peuvent être établies sur le principe du donnant-donnant. Cela s'avère plus compliqué quand les résidents sont originaires d'un autre département, l'organisation des suivis psychiatriques étant plus délicate à mettre en place : l'aire de recrutement d'un Ehpad ne recoupe pas l'aire démo-géographique d'un ou de plusieurs secteurs, pas même obligatoirement le territoire de santé. Nos collègues acceptent de se déplacer parfois de loin, d'assurer la « présentation » de leur patient – l'équipe infirmière poursuit quelque temps le suivi –, mais la distance ne concourt pas à une disponibilité au long cours. Par ailleurs, la mobilisation d'un temps d'infirmier ou d'un médecin de service public auprès d'institutions privées, dont la raison sociale est sous-tendue par la rentabilisation des actions de soin, ne va pas de soi !

Transfert et... contre-transfert !

Des contentieux naissent régulièrement de l'incertitude quant à l'affiliation sectorielle aboutissant à des situations kafkaïennes, telle celle de cette résidente qui, relevant d'une hospitalisation, est récusée par le secteur d'implantation de son Ehpad, puis du secteur de la région parisienne qui l'avait orientée plus de six mois auparavant. La résidente réintégrera le même jour son institution après avoir reçu un traitement psychotrope sédatif. L'hospitalisation de proximité sera effective dans les jours suivant, l'ARS ayant validé la période de 6 mois pour le changement de secteur. Ce terme peut, dans d'autres départements, être d'un an. La prise de décision des psychiatres concernés peut s'argumenter, chacune de leur position contient une part de vérité contenue dans le refus ; il s'agit dès lors d'un *fait polémique*. Il est nécessaire d'anticiper de telles situations afin d'éviter cette série de rejets.

Conclusion

Les établissements médico-sociaux sont demandeurs, d'abord de structures d'accueil pour les psychotiques âgés décompensés, y compris pour une hospitalisation de rupture, mais aussi d'un travail de liaison institutionnelle et de réflexion que les équipes « psy » peuvent leur apporter, par exemple sous la forme d'un groupe de supervision sur les pratiques. La formation des équipes à la clinique de la psychose, avec ce qu'elle implique de comportements parfois déroutants, peu gratifiants, est nécessaire pour faciliter la tolérance et diminuer les préjugés et la résistance à ces admissions. Un répertoire des établissements avec leurs caractéristiques d'accueil de ces patients serait utile.

Références

1. Ansermet F, Sorrentino MG. Postures de la méconnaissance. In : *Malaise dans l'institution. Le soignant et son désir*. Paris : Anthropos, 2007, pp. 19-26.

2. Jodelet D. *Folies et représentations sociales*. Paris : Presses universitaires de France, 1989, p. 306.

3. David M. Le secret médical en prison et ailleurs. Un concept dépassé et ringard ou un désordre des esprits ? *L'information psychiatrique* 2015 ; 91, 8 : 662-70.

4. Paumelle P. *Essais de traitement collectif du quartier d'agités*. Rennes : ENSP, 1999, 157 p.

5. Goldefy M, Juhan P. Psychiatrie et handicap : entre sanitaire et médico-social. Les enseignements d'un questionnaire. *Pluriels* 2007 (64).

La politique de la psychiatrie à l'adresse des Ehpad

Rôle des secteurs à l'égard des maisons de retraite : historique

Psychiatrie du sujet âgé et secteur : la circulaire du 15 mars 1960 délimitait des soins égalitaires « sans discrimination d'ordre géographique, nosographique ou économique » selon l'expression de J. Ayme, en particulier d'âge. Dans la section *besoins actuels et à prévoir,* une partie du texte concernant l'hospitalisation était consacrée aux « vieillards » : « En principe, la place des personnes âgées est à leur foyer et éventuellement en maison de retraite », « Une hospitalisation effectuée dans des conditions satisfaisantes devrait permettre de rendre la personne âgée à son foyer dans un délai rapide »…« Je vous rappelle [...] qu'il n'est pas question de créer des "hospices" psychiatriques pour malades chroniques ». Ce qui était valorisé, c'était donc une psychiatrie aiguë, dynamique pour les sujets âgés. Le constat « que les hôpitaux sont appelés à recevoir un nombre de plus en plus élevé de personnes âgées atteintes de troubles mentaux dont l'importance ne justifie pas toujours le placement dans un établissement psychiatrique » était souligné. Étaient prônées des actions « de dépistage et de prévention » en liaison avec les maisons de retraites (hospices) et avec l'appui des dispensaires d'hygiène mentale. Les circulaires du 27 août 1963, du 9 mai 1974 enjoignaient aux responsables de secteur : « je suis désireux que le psychiatre... », « je vous rappelle que vous devez user de votre influence pour »... d'assurer un « rôle de consultant auprès des généralistes des hospices » pour détecter et prévenir les troubles mentaux des résidents et « d'apporter aide et soutien au personnel afin de compléter sa formation ». Par ailleurs « l'hospitalisation de sujets atteints de psychoses et ayant atteint la vieillesse, ou les personnes âgées atteintes de psychose pouvaient relever de structures spécialisées, rattachées à l'hôpital psychiatrique (soit dans l'établissement soit à l'extérieur)[1] ».

La fin de l'année 1968 marque la séparation de la psychiatrie et de la neurologie. Le déclin programmé de la neuropsychiatrie, discipline que P. Balvet [1] fustigeait dans un article

---

1. La référence des textes se trouve dans la seconde partie, *annexes administratives* du livre de M. Audisio : *La psychiatrie de secteur : une psychiatrie militante pour la santé mentale.* Privat, 1980, pp. 317-406

de 1966 récemment republié, comme relevant d'une « doctrine bâtarde », correspond à la mise à distance d'affections telles que l'épilepsie, les encéphalopathies, les démences, et ce à une période de l'histoire de la psychiatrie encore très influencée par la psychanalyse et la prévalence des théories psychogénétiques de la maladie mentale.

En 1972, la politique de secteur s'incurve avec une extension de son champ d'attribution : à la maladie mentale sont adjoints l'alcoolisme et la toxicomanie. La création des intersecteurs de psychiatrie infanto-juvénile est contemporaine de cette modification. Les gouvernants auraient pu, à cette époque charnière, concevoir en symétrie de tranche d'âge, des intersecteurs de géronto-psychiatrie, véritables services, délimitant des territoires démographiques superposables, de deux à trois secteurs, ou étendus à l'échelle départementale. Ce ne fut pas le cas... la circulaire de 1972 se contentait d'établir « qu'il est indispensable que les médecins psychiatres assurent des visites dans les maisons de retraite ou de cure médicale, ou éventuellement dans les centres de géronto-psychiatrie tels qu'ils ont été promus par la circulaire de septembre 1971 ». Les enjeux de l'individualisation d'une psychiatrie de secteur pour patients âgées sont cliniques, éthiques, mais aussi budgétaires puisqu'il s'agit aussi de promouvoir des moyens spécifiquement dédiés ! Il y a là une *double contrainte* à l'exercice. La contradiction est ainsi formulée par V. Kapsambelis [2] « La psychiatrie de secteur doit rester généraliste ; d'autre part, elle doit développer des savoir-faire spécialisés ».

Avec le recul de plus de quatre décennies, on peut regretter l'absence d'intersecteurs de psychiatrie du sujet âgé qui auraient désigné une « sur-spécialité ». Cette création aurait permis de fédérer les équipes en charge des patients sous un même vocable, de définir son objet, ses missions, la délimitation d'un champ des pratiques et des moyens[2] et de promouvoir des actions prioritaires à l'adresse des Ehpad situés sur le territoire démo-géographique. Cette occasion manquée grève le développement de nos missions. Faute de cette fondation, et de ce qu'elle implique de reconnaissance de cette clinique, la mise en place est hétérogène, anarchique. La politique vis-à-vis de la psychiatrie du sujet âgé, des psychotiques âgés en particulier, et à l'adresse des Ehpad, est laissée à l'initiative des responsables de secteur, et soumise à l'influence grandissante de la filière gériatrique et de la médecine générale qui ont une fonction de « délestage ». Ce n'est pas l'opinion publique qui protestera de ce transfert de compétence. Nos gouvernants trouvent appui sur l'impact des représentations ambivalentes vis-à-vis de la psychiatrie du sujet âgé et sur la résistance de collègues pour qui « *on n'a pas à faire du médico-social* », pour ne pas réagir malgré les projections démographiques prédisant le vieillissement de la population toutes catégories confondues.

---

2. Il existe différents motifs à ce refus majoritaire d'individualisation d'une filière de soins de psychiatrie du sujet âgé : la première c'est la relégation de nombreux vieillards « placés » à l'hôpital psychiatrique sans billet de retour, la seconde c'est la tentation de se couper de la partie la plus médicale, neurologique, du champ clinique, le vieillissement, la démence. La guerre que se sont livrés les neurologues et les psychiatres de l'école de la Salpêtrière et de Sainte-Anne, en particulier sur l'enseignement de la discipline et sur des conceptions de la maladie mentale, ont abouti à la scission de la neuropsychiatrie. Ce partage n'est pas sans effet sur les relations entre la psychiatrie et la psychogériatrie.

Qu'apporte une pratique de secteur à la prise en charge de la psychiatrie en Ehpad ?

La politique de secteur constitue un modèle fonctionnel, démocratique et éthique, de ce qu'il convient de promouvoir en matière de politique vis-à-vis de la pathologie psychiatrique du sujet âgé. Organisation territoriale des soins, le secteur est d'abord, un esprit, une doctrine qui prône la continuité de soins délivrés à la communauté et aux institutions médico-sociales. Il s'agit d'une conception politique de la psychiatrie ou le social joue un rôle important. Ses principes en sont :

- Une action précoce : plus le sujet est âgé, plus sa prise en charge est urgente afin d'éviter la régression psychomotrice, la perte d'autonomie et de préserver les conditions d'un maintien à domicile ou en établissement et un retour rapide en cas d'hospitalisation.

- Le principe essentiel de cette politique consiste en effet à « séparer le moins possible le malade de la famille et de son milieu ».

- Un recentrage sur la cité : ces actions de prévention et de soins sont développées grâce à une équipe pluriprofessionnelle et pluridisciplinaire, des interventions au domicile, y compris lorsqu'il s'agit d'un Ehpad, des contacts avec les équipes et les familles. Cette clinique singulière, contextuelle, intègre tant le fait psychique que psychiatrique. Cette approche globale du sujet prend en compte l'ensemble des composantes du mal-être ou de la pathologie en faisant la part du relationnel, de l'organicité et/ou de la iatrogénie. Cette clinique est intégrative, dynamique, appuyée sur le sens des symptômes, des conduites et va au-delà d'un abord réduit au seul comportement. Elle s'inscrit dans la durée d'un suivi qui peut impliquer, outre le psychiatre, un(e) psychologue, un(e) assistant(e) social(e), des infirmiers. La *continuité des soins* est un des points forts de la doctrine sectorielle. Elle amène à l'affirmation que « ce qui est grave par exemple, ce n'est pas de transférer un malade chronique d'un hôpital psychiatrique dans un hospice ; c'est au contraire de ne pas considérer cet hospice comme un domicile sectoriel, c'est de ne pas estimer que le malade doive continuer d'être suivi quel que soit son lieu de séjour » M. Henne [3]. Encore faut-il que les moyens pour assurer cette psychiatrie de liaison soient préservés. La circulaire de la Direction générale de la santé (DGS) du 9 mai 1974, dans le *chapitre 1* « Problèmes de personnel », énonçait « qu'un secteur ne saurait valablement se créer sans, au minimum, un temps infirmier par 10 000 habitants pour le travail extra-hospitalier ». Cette norme de dotation est restée comme un idéal rarement atteint. Des équipes d'infirmièr(e)s de liaison assurent ce travail individuel et institutionnel au long cours à l'adresse des Ehpad que tous les secteurs n'ont pu maintenir. Ce travail peut être relayé par les équipes mobiles dédiées aux Ehpad créées en intersectoriel qui couvrent les structures des départements soit environ 25 à 50 maisons de retraite. Elles sont l'ordre de 45, réparties dans l'ensemble de la France, dont 10 dans la région Nord – Pas-de-Calais et rattachées aux structures de psychiatrie du sujet âgé qui sont au nombre de 75 environ [3].

Le secteur était reconnu comme innovant, pertinent dans la prise en charge des psychotiques, y compris dans la durée. Cette organisation de la psychiatrie publique est désormais investie par des missions ouvertes à la santé mentale entraînant un retrait des missions traditionnelles. Dans son rapport publié en 2009 sur *la prise en charge de la psychiatrie en France* [4] le sénateur Milon pose dès la huitième page comme un des préalables : « *il faut mettre fin à un double abandon : celui des malades et celui des soignants* ». Ce délaissement, auquel on peut associer un troisième terme *les familles*, se fait aux dépens des psychotiques âgés.

Traiter ou bientraiter les psychotiques en Ehpad

La mise en perspective des deux termes trouve sa première source dans l'écart qui existe entre l'insistance de l'administration (HAS, Anesm), à imposer le concept de *bientraitance* [5] et son antonyme, la maltraitance et la négligence qui entourent le traitement au sens large, et plus précisément la prescription de psychotropes à destination des psychotiques. La notion de bientraitance recouvre des considérations éthiques auxquelles on ne peut qu'adhérer : le respect de la personne dans sa singularité, sa dignité. Ces valeurs à portée générale sont-elles opérantes ou suffisantes lorsqu'il s'agit d'accompagner un sujet psychotique en établissement ? Cet écart se retrouve entre le *cure* du soin et le *care* de l'assistance, entre le sanitaire et le médico-social. On notera que, dans le programme MobiQual [6] mis à disposition des établissements en vue de l'amélioration de la qualité de vie du résident et des conditions du déroulement de l'exercice des équipes, ne sont pas abordés, parmi les sept thématiques traitées, l'accueil et l'accompagnement d'un résident psychotique. La question primordiale est : *peut-on traiter sans bientraiter et bientraiter sans traiter ?* En termes d'éthique, il s'agit du droit au soin pour un sujet psychotique. L'expérience montre que les équipes se considèrent démunies et manquent d'une orientation théorique et pratique, un « *savoir-faire* » avec ces résidents. Deux approches du traitement sont à distinguer : l'une, *institutionnelle* au sens du

---

3. Ces chiffres sont donnés à titre indicatif faute d'un recensement, qui s'impose, des structures consacrées à la psychiatrie du sujet âgé.

4. Le rapport de 135 pages est publié par *l'Office parlementaire d'évaluation des politiques de santé*, il est disponible en ligne.

5. On se reportera au document de la Haute Autorité de santé (HAS) et de la Fédération des Organismes Régionaux et territoriaux pour l'Amélioration des Pratiques et organisations en santé (FORAP) intitulé : *le déploiement de la bientraitance ; guide à destination des professionnels en établissements de santé et Ehpad*, mai 2012, en ligne.

6. Site Internet disponible à cette adresse : http://www.mobiqual.org/

« traitement moral » promu par P. Pinel, avec prise en compte de la parole du patient, de sa position subjective et de celle de l'équipe, et l'autre plus restrictive, *médicale, médicamenteuse*. La deuxième acception recouvre souvent la notion de la thérapeutique. C'est un constat, en cas de difficulté ressentie par une équipe, le médicament est pensé, proposé comme remède à tout faire avant qu'une place ne soit faite à la parole ! Nous avons également souligné en quoi l'institution, comme cadre contenant, peut être soignant, soit *un outil thérapeutique*. Qu'attend-on plus précisément du concept de bientraitance à l'adresse des sujets psychotiques ? Il s'agit d'un thème récurrent dans les formations proposées ou recommandées aux équipes d'Ehpad, mais qui ne cible pas les spécificités des modes d'abord et de traitement des sujets psychotiques. Le projet consiste à préserver une socialisation fragile, à favoriser le transfert institutionnel, à actionner les forces là où les pulsions destructrices sont à l'œuvre. D'où l'importance pour les Ehpad, d'être des institutions vivantes, lieux de parole, faisant participer les résidents à la gestion et à l'organisation des loisirs et des activités culturelles.

La bientraitance est ici indissociable des notions connexes de qualité de vie, d'humanité, d'autonomie et de passivité qui parcourent cet ouvrage. Les équipes d'Ehpad sont amenées à prendre en charge des résidents de plus en plus âgés (moyenne d'âge des présents autour de 85 ans), polypathologiques, impotents et déments. La charge s'est alourdie du fait des entrées de plus en plus tardives, du fait de la politique d'aides au domicile. Les résidents psychotiques sont jeunes et potentiellement autonomes. Cette virtualité est contredite par des traits liés à la psychose, aux effets des médicaments qui entraînent inertie, aboulie, réticence plus ou moins hostile, et imposent de parlementer, de stimuler, ce qui prend du temps. E. Bleuler [4] a décrit, dans son traité sur les démences précoces ou groupe des schizophrénies *le négativisme* comme étant un symptôme accessoire de cette affection : « les malades (qui) ne veulent rien faire de ce qu'on attend d'eux ; ils s'opposent à tout et à chacun ». Le résident résiste, est récalcitrant, il ne peut pas, ou ne veut pas ? Il s'en remet à l'autre pour qu'il assure l'entretien de son corps ou de sa chambre. Quelle est la part de l'aboulie, de l'impotence ou du refus dans cette négligence de soi ? Cette posture peut être source d'incompréhension et de tension agressive et peut aboutir à un insupportable de part et d'autre. Elle met à l'épreuve la disponibilité de l'équipe.

Quelle place accorder au traitement médicamenteux ?

Des prescriptions à réévaluer !

Il est prudent, dans le contexte de psychose chronique, de rester modeste quant aux effets à attendre des psychotropes. Ces résidents ont souvent « tout reçu » à des doses majeures et sont devenus à la fois résistants et dépendants de ces médications. S'il n'y pas de consensus sur les doses minimales à administrer, les auteurs s'accordent pour énoncer que les doses importantes n'apportent pas de bénéfice supplémentaire mais sont source d'effets secondaires, ce d'autant que le sujet est âgé. D'où naît l'intérêt de leur diminution progressive, en particulier en cas d'absence de rechute récente, et du seul fait de l'avancée en âge.

Un des éléments favorisant la sur-prescription est la pratique usuelle du *renouvellement* d'ordonnance, facilitée par l'informatisation du dossier patient qui évite, grâce à la magie du clic sur clavier, d'avoir à recopier la longue liste de médicaments. Le mot *renouvellement** est trompeur puisque la dimension du nouveau en est gommée, remplacée par du semblable, qui au fil des années et de la modification de l'organisme ne l'est plus[7]. Cet automatisme est source d'iatrogénie. Ce phénomène est amplifié en psychiatrie par l'injonction des soignants tout au long de la maladie de ne jamais interrompre ou de baisser le traitement, par le non-réajustement de la thérapeutique dans l'après coup de récurrences pathologiques et de l'âge. Le maintien au long cours de neuroleptiques pour un épisode maniaque n'est pas plus justifié que celui de maintenir à vie un traitement antidépresseur !

Les admissions des résidents psychotiques sont parfois ponctuées d'un renforcement préventif des traitements psychotropes dont les neuroleptiques... *L'adaptation des médications psychotropes en fonction de l'âge et de la clinique évolutive est un problème éthique majeur.* Combien de traitements ont été délivrés, il y a des années, souvent en termes de dizaines, pour un épisode aigu, et n'ont pas été réajustés. Au nom des antécédents, de la crainte de la rechute ou de l'absence de compétence du prescripteur, la reconduction est préférée par principe sans se soucier des effets délétères au long cours des médications. Les traitements injectables d'action prolongée (parfois poursuivis dans le grand âge tous les 15 jours) à côté d'autres neuroleptiques ou antipsychotiques *per os* sont prorogés alors qu'ils ne sont plus justifiés, et renouvelés par des médecins traitants au lieu des psychiatres[8]. La fonction même des traitements, principalement neuroleptiques ou antipsychotiques, et de ce que l'on en attend d'eux se pose dès lors. Leur usage peut dépasser l'indication première d'une action sur la

---

7. Le temps passe, souvent en termes d'années et rien n'est à l'identique comme l'indique cette pensée d'Héraclite qui affirme que : « *l'on ne peut pas entrer une seconde fois dans le même fleuve, c'est une autre eau qui vient à vous* ».

8. Une recommandation de la *Société française de psychiatrie biologique* énonce que seul un psychiatre est habilité à effectuer une prescription de neuroleptique ou d'antipsychotique d'action prolongée. La prescription de tels neuroleptiques étant de leur responsabilité. La Société américaine de psychiatrie (APA), dans une recommandation de 2004, énonce qu'un traitement d'action prolongée est justifié si le malade préfère cette forme d'administration ou pour s'assurer chez un patient réticent qu'un traitement est bien délivré. Le relai progressif des neuroleptiques par les antipsychotiques a coïncidé avec leur appropriation par les médecins généralistes, y compris de la catégorie des antipsychotiques atypiques à libération prolongée (APAP) ! Le premier à leur avoir été présenté à la visite médicale est l'*olanzapine* ; il a été commercialisé en France en 1996, soit il y a 20 ans !

symptomatologie délirante ou hallucinatoire. Ils agissent aussi sur le comportement agressif, sur les conduites d'opposition, d'où le risque de déviation dans leur usage pour toutes les catégories de résidents.

Pour une éthique de la prescription

Notre expérience de psychiatre consultant et une enquête réalisée en février 2015 nous ont confirmé la massivité des traitements reçus durant de longues années... aboutissant à des résidents porteurs d'une symptomatologie résiduelle tant physique, motrice, viscérale que psychique. Ce constat concerne les psychotiques délirants, dissociés ou pas, mais aussi les résidents maniaco-dépressifs qui continuent à recevoir, en dehors des épisodes critiques, antidépresseurs, neuroleptiques, à côté de normothymiques dont la seule prescription au long cours est recommandée, et avec réserve lorsqu'il s'agit de sels de Lithium. La prolongation de ce dernier traitement chez le sujet âgé peut amener à des conséquences cognitives, rénales, thyroïdiennes délétères. L'arrêt même progressif entraîner une décompensation durable. Tout est une question de bénéfice/risque avec parfois l'indication d'un dosage à la limite inférieure au plancher de la zone thérapeutique recommandée chez un sujet jeune.

Durant nos fonctions dans le secteur du Vimeu, un directeur de maison de retraite nouvellement en poste nous a sollicités pour intervenir dans son institution qui avait accueilli, 15 ans auparavant, un groupe de patients psychotiques sortis du CHS voisin de 90 km. Après une période de suivi infirmier et psychiatrique, le relais des soins était assuré par le médecin généraliste de la localité qui n'avait pas modifié les traitements psychotropes. La baisse progressive de moitié des doses chez ces psychotiques devenus âgés a entraîné la résurgence d'un délire chez une seule patiente (cela a réanimé le requin qu'elle pensait logé dans son abdomen) et contribué au réveil de l'institution.

Ce ne sont pas seulement les doses qui sont à réévaluer, c'est la clinique inaugurale et la pertinence de la poursuite d'un traitement ou de son adaptation. Il est utile de prendre le temps de reconstruire l'anamnèse, d'interroger l'historique des prescriptions, l'involution des troubles, l'existence de comorbidités et les enjeux institutionnels mobilisés.

Il nous a été difficile de reconstituer la trajectoire de soins, l'historique du traitement d'une résidente qui, depuis des dizaines d'années, recevait un normo-thymique anti-épileptique, un neuroleptique incisif et un autre sédatif, qui tous trois ont la particularité de provoquer une prise de poids. La patiente présentait une obésité devenue avec l'âge invalidante pour laquelle lui était imposé un régime contre lequel la résidente se rebellait. Ce sont les conduites d'opposition qui étaient à l'origine de la consultation. Nous avons pris le temps d'élaguer l'ensemble des médicaments puis d'en arrêter ou d'en relayer certains, avec des effets appréciables sur la corpulence, le syndrome de passivité et la qualité de vie.

Trois éléments peuvent être rappelés en matière de prescription des antipsychotiques en Ehpad : *la temporalité, l'efficacité, la tolérance*. En premier, on ne traite pas une recrudescence délirante comme un syndrome infectieux. Pour le patient, prendre de la distance par rapport à cette construction idéique *prend du temps*, et il est vain de majorer les doses par impatience. *La durée d'une prescription* doit par ailleurs faire l'objet d'une évaluation tenant compte des éléments cliniques et du contexte. En second, l'*efficacité attendue* : l'hospitalisation prolongée de ces patients a pu être facilitée par *la résistance à ces médications*. Vingt à 30 % des cas de psychose ne répondent pas à ces thérapeutiques, en particulier les hallucinations. Ces dernières peuvent être favorisées ou induites par un processus vasculaire, une atteinte auditive comme dans la paranoïa des sourds décrite par E. Kraepelin, un effet iatrogène[9]. Rien ne sert d'augmenter la posologie à l'infini, ni de changer les différentes molécules, ce qui a été antérieurement fait en milieu hospitalier. Pour rappel, la *clozapine* relève d'une initiation du traitement à l'hôpital par un spécialiste psychiatre, neurologue ou gériatre. Les réserves concernant ce neuroleptique sont à la hauteur des effets secondaires auxquels le sujet âgé est plus sensible, et qui amène à plus grande fréquence des suspensions. Cette inefficacité des antipsychotiques est un élément négatif dans la prise en charge. L'information quant à la résistance est rarement transmise au médecin traitant à qui il manque aussi souvent l'historique de la prescription, ce qui est facteur de risque d'*obstination déraisonnable*. Dernier point : *la surveillance régulière des effets secondaires* extrapyramidaux, dysmétaboliques, cardiovasculaires, apathiques, qui ne doivent pas être considérés comme inéluctables.

La déformation parfois importante des corps, le ralentissement psychomoteur et l'aboulie induits par les neuroleptiques sont tolérés dans l'institution. Ils sont rarement l'objet d'un avis « psy » aux fins de « revoir » le traitement ! Comment réagit le psychiatre à l'adresse à sa consultation d'un psychotique stabilisé au seul motif de valider ou d'incurver la prescription d'un neuroleptique ou antipsychotique ?

Reste le pari d'un allégement prudent qui s'impose du fait de la prescription par strates d'ajouts successifs, aboutissant à des ordonnances contraires au bon sens clinique, eu égard à l'âge, aux modifications du discours, du comportement et aux effets de prescriptions désormais obsolètes. Si la dépendance aux benzodiazépines est bien documentée, celle au lithium, aux neuroleptiques, imposent une diminution par paliers de ces thérapeutiques. Les *psychoses d'hypersensibilité de sevrage* ont été décrites dès les années 1977 par W.T. Carpenter et en 1978 par G. Chouinard. L'arrêt de ces médications anti-dopaminergiques peut entraîner une recrudescence de manifestations « pseudo-psychotiques » avec idées délirantes paranoïaques, hallucinations, associées à des dyskinésies. Ces signes de pharmacodépendance peuvent en imposer pour une rechute. Tous les types de traitement sont concernés, y compris les antipsychotiques

---

9. Nous faisons référence aux effets parfois à retardement des « *prazoles* », inhibiteurs de la pompe à protons, type Inexium®, Mopral®, Eupantol® à même de déclencher une activité plus hallucinosique qu'hallucinatoire chez le sujet âgé.

atypiques à libération prolongée. Cette description confirmée par l'expérience clinique se heurte à la réticence des psychiatres et à la résistance de l'industrie pharmaceutique. L'article d'E. Constant évoque les phénomènes pharmaco-cliniques en cause [5].

Chez un patient stabilisé, c'est-à-dire, dont la symptomatologie est abrasée par les neuroleptiques au long cours, le risque de rechute en cas de suspension progressive d'un tel traitement est estimé selon les études entre 30 et 50 %. Il était de 20 à 30 % avant l'ère des antipsychotiques. Le *bénéfice-risque* de l'arrêt des neuroleptiques doit être mis en perspective avec le *risque* de l'altération de la qualité de vie induite par un traitement poursuivi en continu à doses élevées, et ce durant des années. Sans être interrompues, les doses peuvent être du moins réduites. Lorsque les magistrats font des commentaires critiques dans le domaine des soins, ils formulent une exigence fondée sur trois qualificatifs : « adaptés », « proportionnés » et « nécessaires » que nous faisons ici nôtres. La présence de psychiatres coordonnateurs peut amener à l'instauration d'une veille médicamenteuse.

Madame H. est une résidente de 82 ans transférée de gériatrie en SSR à la suite d'une chute dans l'Ehpad où elle réside depuis quelques mois. La patiente est particulièrement apathique ; elle reçoit un traitement neuroleptique conséquent (fluphénazine [10] 100 mg) qui motive la demande de consultation spécialisée. Le récit de la trajectoire de vie est adapté, la patiente, bien orientée, confirmera deux hospitalisations en psychiatrie. Le médecin coordonnateur joint est conscient de l'importance de ce traitement, mais les enfants de la patiente ont insisté lors de l'admission pour le maintien de ce dosage. Lors d'une rencontre, ces derniers feront part de deux hospitalisations en urgence en CHS pour des épisodes aigus qualifiés de bouffées délirantes. Le traitement a été inchangé depuis des dizaines d'années, conformément à l'injonction du psychiatre de l'époque, c'est ensuite le médecin traitant qui a relayé la prescription. Il y a 4-5 ans, lors d'un passage aux urgences du CHU, les neuroleptiques ont été interrompus brutalement, entraînant dans les semaines qui ont suivi des dyskinésies et une agitation anxieuse, une crise délirante liée probablement à une dépendance acquise. Le traumatisme vécu autour des hospitalisations, l'expérience récente de décompensation font qu'il nous sera difficile de faire entendre à la famille que la diminution très progressive des doses pour tendre, à terme, à la moitié des doses actuelles, contribuerait à diminuer l'apathie avec clinophilie, déjà décrite au domicile et à réduire le risque de chute. La résidente n'était pas présente à la consultation de suivi qui a été proposée.

Psychose et maladie neurodégénérative

Il importe de ne pas négliger la possibilité, dans cette tranche d'âge, d'émergence de telles affections dont les psychotiques ne sont pas épargnés. Comment faire le

---

10. DCI du Moditen® retiré depuis quelques mois de la pharmacopée.

diagnostic de dégénérescence lobaire fronto-temporale, avec ses troubles thymiques et comportementaux, de maladie d'Alzheimer, de démence à corps de Lewy ou de maladie de Parkinson ? Les manifestations complexifient le tableau clinique, avec accentuation de l'apathie, désorientation spatio-temporelle, perte d'autonomie et modification de la symptomatologie, dont une aggravation des troubles du comportement, du syndrome extrapyramidal et la présence d'idées délirantes, d'hallucinations visuelles[11]. Ces transformations de leur façon d'être sont rapidement perçues au domicile, mais moins reconnues en Ehpad car mises sur le compte de la psychose. L'addition des symptômes liée à la comorbidité peut, à l'inverse, entraîner une erreur sur le diagnostic principal. Une patiente est admise en Ehpad pour une maladie d'Alzheimer pour laquelle elle reçoit, à côté de l'anticholinestérasique, un traitement neuroleptique. Revoir l'historique de la prise en charge permettra de préciser qu'il s'agit d'une résidente psychotique chez qui un neurologue, lors d'un bilan mémoire, a repéré des troubles cognitifs qui ont été étiquetés maladie d'Alzheimer. La majoration du risque de trouble cognitif majeur est décrite en cas de traitements au long cours par benzodiazépines et plus récemment par les anticholinergiques, dont certains antiparkinsoniens qui sont très (trop) présents dans les ordonnances de nos patients.

Madame I. est orientée en Ehpad à 77 ans après un long passé d'hospitalisation en psychiatrie. Elle bénéficie d'un suivi en consultation qui lui permet de rencontrer l'équipe, dont l'assistante sociale qu'elle connaît bien. L'infirmière de liaison vient la voir lors de ses visites à la maison de retraite... Un lien transférentiel fort l'unit à l'institution psychiatrique. Dans l'Ehpad, l'intéressée mène une vie très rétrécie, qui ne la distingue en rien de celle des autres résidents. La date de consultation est anticipée car le médecin traitant nous signale que Madame I. est perturbée, présente une rechute déliro-hallucinatoire. En effet, cette patiente est dans un état de sub-agitation anxieuse, elle évoque des phénomènes intrusifs, se sent menacée, et il existe des phénomènes hallucinatoires visuels et auditifs. L'infirmière de l'Ehpad jointe n'indique pas d'événement somatique ou institutionnel ayant pu déstabiliser la résidente. Le traitement neuroleptique, déjà conséquent, est majoré, et le prochain rendez-vous avancé. La persistance de la symptomatologie nous amène à mettre en question l'existence d'une rechute et, orientés par le caractère visuel des hallucinations, à poser l'hypothèse diagnostique d'une maladie neurodégénérative (maladie d'Alzheimer ou démence à corps de Lewy ?). Le contexte ne permet pas de le préciser. Le syndrome extrapyramidal présent est induit par les neuroleptiques, l'évaluation d'un déficit cognitif est impossible à réaliser. Après avoir vérifié l'absence de trouble du rythme et de la conduction par un ECG, la résidente est placée sous anticholinestérasique (rivastigmine patch) ; l'amélioration est rapide et spectaculaire et justifie de revenir aux doses antérieures de neuroleptiques, puis prenant conscience des doses maintenues élevées de ces médicaments, de ne maintenir progressivement qu'un tiers de la dose d'entretien antérieurement délivrée.

---

11. Qui existent dans les manifestations psycho-sensorielles au cours d'une psychose mais dont l'apparition peut suggérer et faire rechercher, une composante organique.

Cette vignette a, outre l'intérêt de faire un diagnostic de comorbidité, de souligner la tendance à maintenir le traitement inchangé quand la clinique ne varie pas. Cette prescription de *routine* relève d'un comportement *répétitif et irréfléchi* contre lequel nous devons lutter.

Psychose, chimiothérapie et syndrome de passivité ?

V. Kapsembelis [2] a décrit avec justesse ce que nous observons dans notre pratique : « [le syndrome de passivité] est le plus souvent confondu avec la composante dite "déficitaire" de la schizophrénie. En fait, le regain d'intérêt… pour l'approche kraepelinienne de la schizophrénie, a des effets psychiques propres aux médicaments psychotropes : plus le déficit devient composante inhérente, fondamentale et quasi inévitable de la schizophrénie, et moins on s'interroge sur la iatrogénie de nos médications ». Ce que P. Balvet, désignait en 1959 [6], soit sept ans après la découverte du 4560 RP, la chlorpromazine ou *Largactil®*, et cinq ans après sa diffusion à l'ensemble des services, sous le nom de *comportements de passivité* au cours de la chimiothérapie des psychoses, est désormais étiqueté syndrome amotivationnel, apragmatisme, aboulie, et intégré dans la symptomatologie déficitaire des psychoses. Cette remarque sur l'impact de ces psycholeptiques sur la vie psychique et relationnelle est au cœur de la problématique des psychotiques en Ehpad. P. Balvet [6] soulignait que la passivité comporte « un aspect d'agressivité, essentiel pour la définir : agressivité hargneuse, …que le terme de "mécontentement agressif" exprime assez bien ». Plus loin, il indiquait que les moments passifs et les moments agressifs se succédaient en proportion à peu près équivalente ». Ce comportement relève-t-il d'un effet directement lié au médicament, à la maladie, ou à un aménagement relationnel : « la forme passivité-agressivité constitue aussi une autre forme avec cet autrui qu'est "le partenaire" » ?

Ce contexte est éclairé par la situation d'une patiente de 69 ans, Madame J., qui est hébergée depuis 9 ans dans l'unité long séjour d'un SSR. Cette femme a bénéficié de soins psychiatriques pour une schizophrénie déclenchée à l'âge de 23 ans. Une dizaine d'hospitalisations ont ponctué sa trajectoire de vie. Les dernières années avant son institutionnalisation, l'intéressée vivait avec un compagnon, lui-même psychiatrisé, une relation heurtée. Les difficultés se répétaient, liées à l'incurie domestique, aux alcoolisations, aux dépenses. L'infidélité du conjoint entraînait des crises violentes… La survenue d'un AVC avec hémiparésie et la situation devenue ingérable au domicile décideront la tutrice et le médecin traitant à faire admettre la patiente dans le long séjour d'un SSR après une période de convalescence. Le suivi du psychiatre du CMP et celui des infirmières de secteur qui intervenaient au domicile seront rapidement interrompus malgré la proximité des lieux. Le traitement neuroleptique sera en revanche poursuivi. La patiente a mal vécu cette institutionnalisation, et ce d'autant que, après un temps de visites assidues, le compagnon ne donne plus de nouvelles ! Madame J. se montre opposante, violente, d'où une majoration des psychotropes, qui aggravent le déficit d'autonomie, entraînent un syndrome de passivité, un parkinsonisme et une prise de poids. L'intéressée se déplace en fauteuil roulant, ses sorties pour fumer sont l'occasion d'invectives des visiteurs, voire d'injures s'ils ne l'aident pas à se déplacer ! Lors d'un week-end, la patiente agresse physiquement une infirmière : la tension relationnelle est à son comble et conduit à une hospitalisation. En milieu psychiatrique, la patiente est calme et coopérante ; plutôt que de décider d'une sortie rapide, nous prolongeons le séjour et réalisons une baisse des neuroleptiques qui avaient été majorés en proportion des troubles du comportement. Ce pari thérapeutique qui a inquiété l'équipe au retour de la patiente a eu des effets favorables durables dont témoigne l'absence de réhospitalisation depuis celle précédemment décrite de novembre 2012. *Les neuroleptiques entraînent des douleurs musculaires, un inconfort physique lié aux impatiences et des effets psychiques qui contribuent à un mal-être et aux tensions relationnelles avec l'équipe.*

Passivité, hostilité et dépendance en Ehpad

En prenant comme perspective l'institution et non plus le résident dans sa singularité et en analysant la logique des conduites collectives, on constate que la culture dominante des Ehpad, en tant que groupe humain, est la *passivité*, soit le repli sur soi, la déprise imposée par le caractère totalisant de l'institution.

L'acceptation résignée de la sujétion est un des modes d'intégration privilégié, elle peut s'imposer ou résulter d'un style de relation à l'autre, d'une modalité d'existence. La fonction protectrice de l'institution opère, grâce au caractère sécurisant des murs, l'intervention d'un autre maternel bientraitant. Ce qui est demandé au résident c'est qu'il soit « *sans histoires* », qu'il ne se manifeste pas bruyamment et s'inscrive dans l'ordinaire de la vie institutionnelle au sens de l'ordre, du respect de la discipline et des règles, se plie au moule de la structure. Le paradoxe consiste en cette exigence en double lien, à la fois de soumission et d'une autonomie qui respecte la liberté d'agir ! Tout est donné, délivré de façon ritualisée hébergement, soins, nourriture, médicaments, sans que soit activés les signifiants de l'échange, y compris par le règlement financier de l'hébergement confié à la famille, au mandataire judiciaire, de la contribution par un travail, un service ou un don. Ce qui est mis en avant, c'est le régime d'assistance. Rien n'est dit, compris, de ce qui fait fonctionner le système sur le plan d'une économie psychique, à savoir l'énergie pulsionnelle, le désir, moteurs de la vie en collectivité, mais aussi productrice de service. La dépendance, qui signifie d'être positionné à la merci de l'autre, est source d'*hostilité* et de *passivité*.

L'hostilité : la soumission à un autre peut engendrer du ressentiment et de la colère, elle renvoie au stade des premières expériences de la dépendance vitale de l'*infans*. Cette hostilité, qui peut se transformer en haine et être pour certains sujets un mode d'adaptation, *un manuel de survie,* l'exemple clinique suivant l'illustre.

Madame K., ancienne ouvrière du textile du centre de la France, syndicaliste active et familière de libelles adressés à la presse locale, mariée, mère de quatre enfants, veuve depuis quelques années, est admise de façon contrainte en Ehpad à la suite de soucis de santé qui l'amènent à vivre chez une de ses filles ; la cohabitation s'avère à court terme difficile, et l'acmé de tensions relationnelles et de rivalité avec cette dernière conduit à intégrer l'institution. Cette admission, et la blessure narcissique qu'elle inflige, entraînent un effondrement dépressif chez Madame K., favorisé par la conscience de sa santé fragile et de la proximité de la mort. Ces ruminations s'accompagnent de menaces suicidaires qui conduisent à la consultation auprès d'un psychiatre. La position dépressive s'accompagne d'une bascule hypocondriaque avec multiplication de plaintes et une position d'insatisfaction passive à l'égard de l'institution. S'amorce au fil des entretiens et des mois, l'idée que sa mort pourrait être objet de jouissance de la part de quelques personnes. Elle abandonne son projet suicidaire et sort du marasme dépressif au prix d'une sthénicité retrouvée, vitupère et dénonce les pratiques au sein de l'Ehpad : *elle ne laisse rien passer*. La résidente, toujours critique, exaspère en plaçant l'équipe en position de mauvais objet, d'être maltraitante. Cette posture permet à l'intéressée de supporter sa situation. Son discours amène, serein en entretien, témoigne des aménagements opérés et contraste avec son comportement en Ehpad. Nous refusons toute intervention autre qu'une écoute bienveillante, réfutons en particulier tout apport médicamenteux, considérant que cette position constitue pour la résidente, dont la santé est par ailleurs fragile, la solution, et que l'institution doit ici accepter d'être malmenée, harcelée.

Dans le contexte d'une maison de retraite, la *passivité* peut être appréhendée comme résultant d'un mode de défense individuel face à une situation difficile, douloureuse, de domination, mais aussi comme aménagement de la réalité institutionnelle. Les résidents sont l'objet de l'institution Ehpad mais n'en sont pas les sujets. Ils n'ont d'autre fonction que d'être là, ici et maintenant. Ils sont la justification et la nécessité de l'institution tendue vers un but : l'accueil de sujets âgés dépendants qui est sa raison d'être et l'exigence de son maintien, de sa préservation. Le comportement désordonné du sujet psychotique délirant ou décompensé sur un mode dysthymique, ou simplement décalé par rapport au contexte, interpelle, dérange, d'autant plus que le bruit de fond au sein de l'institution est bas, d'où le faible niveau de tolérance. Les efforts thérapeutiques ou d'animation pour lutter contre cette dominante comportementale sont autant d'artefacts sur un tracé de base de faible activité. Cette analyse rend à la fois prudent et humble sur ce que l'on peut espérer mobiliser, animer, c'est-à-dire apporter un supplément d'âme. La passivité est une constante structurelle de ces institutions à caractère totalisant. Des aménagements sont possibles, souhaitables mais limités dans leurs ambitions.

Les médecins des Ehpad sollicitent volontiers un avis thérapeutique pour une position de repli chez un sujet âgé déprimé ne supportant pas ou plus son institutionnalisation, mais rarement pour une telle attitude chez un sujet psychotique. Le syndrome de passivité est considéré comme *la* voie de guérison. Cette dévitalisation, ce retrait des investissements, cette non-vie, s'effectuent au prix d'une vie ritualisée, ponctuée de quelques plaintes hypocondriaques et de quelques phases d'agitation. Cette modalité d'existence avec perte de jouissance est considérée comme *normalo-apathique*. La composante dépressive est fréquemment méconnue chez ces résidents, et elle peut prendre à cet âge une coloration d'hostilité. La levée de l'inhibition sous l'effet d'un traitement, sous ses différentes formes, est redoutée par les équipes qui anticipent la reprise d'un comportement exigeant et turbulent.

Le suivi « psy » des psychotiques en Ehpad

Par une équipe de psychiatrie en ambulatoire, sur place, par une équipe mobile

La prise en charge spécialisée de ces résidents *est assurée en ambulatoire par un psychiatre* au CMP ou en clinique, au cabinet, ou à partir d'une consultation externe hospitalière. Les conditions sont le plus souvent délicates, le résident vient souvent seul. Lors de la première rencontre, la lettre de liaison précisant la demande, l'anamnèse n'est pas constante ni suffisamment détaillée. Si elle existe, elle est souvent rédigée par le (la) psychologue, plus rarement par le ou un médecin traitant qui peut mal connaître le résident et l'orienter vers un circuit médical.

Le traitement délivré n'est pas toujours joint ! Il est délicat de s'appuyer sur le seul discours du patient. La présence d'un représentant de l'équipe, psychologue, infirmier ou aide-soignant est précieuse. Dans notre exercice, nous recevons le résident seul et lui proposons ensuite un temps de consultation avec la personne accompagnante. L'enquête observationnelle, située au chapitre VII, montre que cette dernière peut n'être pas reçue par le consultant ou, quand elle l'est, peut avoir l'impression que sa parole a moins de poids, de considération, que celle du patient ! Si le résident est seul, un contact peut être établi avec la structure, le plus souvent l'infirmier(e), pour saisir les enjeux de la demande. Le résident peut être reçu à quelques reprises à l'occasion d'une phase de décompensation, ailleurs le psychiatre et/ou le psychologue assurent un suivi sur une longue durée. Nous avons l'expérience d'un fonctionnement en binôme, psychiatre de CMP conjugué, articulé, avec suivi psychothérapique assuré par le psychologue de l'Ehpad. Cet engagement d'entretiens, parfois complété par la fréquentation d'un hôpital de jour et les visites de l'infirmier(e) de secteur peut être le garant d'une stabilisation durable. Dans la pratique, de tels suivis sont fragiles. L'interruption n'est pas le seul fait du psychiatre ou du psychologue et de la contrainte de leur « file active extensive », elle résulte de l'écart dans les attentes et les représentations du suivi psychiatrique entre les deux structures. En Ehpad, l'appel au psychiatre est utilisé, comme tout recours à un spécialiste, pour une situation aiguë, une affection relevant de soins, justifiant, au plus, quelques consultations. Si, alors que la situation de crise s'est amendée, le « psy », au nom d'une écoute, d'une approche psychothérapique du résident, propose un suivi au long cours, ça résiste au niveau de l'institution. Les problèmes matériels apparaissent au-devant de la scène ; ambulanciers non prévenus, résident non informé au préalable, en retard, non-obtention du traitement actualisé, du mot de liaison, alors que par principe, un compte rendu de la consultation est, par nous, adressé...

Cette inertie met à l'épreuve le désir du thérapeute et facilite l'arrêt des consultations. L'attente d'un avis d'expert coïncide avec une mutation du métier de psychiatre. L'exercice impliquait un engagement au long cours, à la fois sur le lieu de la pratique et auprès des patients, dans la reconnaissance de leur singularité. Ce modèle a évolué avec l'influence croissante du rôle des médicaments dont on attend une action rapide et efficace. La rencontre, premier temps d'un *suivi thérapeutique* personnel, laisse place à une forme de guidance, d'expertise avec évaluation et orientation vers le (la) psychologue, l'assistant(e) social(e), l'équipe infirmière, qui applique des protocoles. Au psychiatre revient la tâche d'un suivi à distance, consacré principalement à la surveillance des effets des médicaments et de la stabilisation obtenue. Ce qui était au cœur de la relation thérapeutique, le *transfert*, s'est mué en *contrôle* de la prise des médicaments grâce à l'éducation thérapeutique, des effets de la prescription et son efficience.

Autre cas de figure, c'est le psychiatre de secteur qui, après l'admission d'un patient en Ehpad, met rapidement fin au suivi, sans concertation avec le médecin traitant ni avec le médecin coordonnateur qui a relaté le cas. Un patient est orienté depuis une structure psychiatrique sur un Ehpad. La fiche de liaison standardisée remplie par un médecin somaticien ne fait pas état des antécédents psychiatriques lourds, soit plusieurs années d'hospitalisation dans un contexte médico-légal, dont les cinq dernières en continu. Ces informations seront exigées par les médecins de l'Ehpad comme préalable à l'intégration. Admis dans la structure, le résident est suivi pendant environ dix mois par un collègue en CMP. Le traitement neuroleptique d'action prolongé (trois ampoules d'halopéridol reçues mensuellement) délivré depuis longtemps est transformé en traitement *per os* puis suspendu, de même que les consultations, sans annonce, sans courrier motivant cet arrêt. Le résident n'a plus de nouveau rendez-vous, les dates étaient habituellement transmises à l'équipe infirmière. Cette interruption inopinée inquiète l'équipe car les démarches du résident, ses demandes, témoignent de la vividité de ses préoccupations. L'admission en Ehpad serait-elle perçue comme l'équivalent d'une guérison ? Une réunion de synthèse s'impose ainsi que le maintien d'un suivi... avec ou sans support d'un traitement psychotrope.

À cette position du médecin répond en symétrie celle d'une patiente[12] qui, dans les suites de son admission en Ehpad, refuse toute prise de médicament psychotrope arguant de façon logique qu'elle est guérie. Cette résidente a troqué son identité de

---

12. Il s'agit d'une situation qui nous été rapportée par le Dr J. Gauillard psychiatre, consultant au CASVP (Centre d'action sociale de la Ville de Paris).

malade mentale pour celle de vieille femme en retraite de la psychiatrie, ce qui indique la prise en masse du discours de nomination et d'affiliation. L'équipe aura des difficultés à convaincre l'intéressée de poursuivre la thérapeutique, au risque d'une rechute. Nous ne savons pas ce que sous-entend pour cette personne l'affirmation « *je suis guérie* », qui résonne avec la politique de santé publique qui lie franchissement d'une limite d'âge avec médico-socialisation de la prise en charge.

Le déplacement de l'équipe de psychiatrie en Ehpad peut être ponctuel, répondant à un appel en situation de crise, ou régulier dans une perspective de travail de liaison au service des soins, et d'une supervision des prises en charge. L'équipe comprend le psychiatre référent et un(e) infirmier(e) de liaison qui peut se rendre sur le site en dehors des visites conjointes avec le médecin. Les psychologues assurent plus des suivis au CMP.

Intervenir régulièrement sur place permet de rencontrer le patient et l'équipe et de cerner la problématique en ne négligeant pas le contexte : les autres résidents, le discours des familles en cas de comportement perturbant, la nature des attentes. La limite à l'exercice est d'obtenir un lieu de consultation, une disponibilité de l'équipe et son adhésion aux propositions formulées qui peuvent ne pas répondre à leur demande initiale. Cette pratique est celle de la psychiatrie de liaison dont J.-L. Senon, cité par O. Vanderstukken *et al.* [7], a dessiné les contours : « Elle s'exerce dans un lieu qui ne lui appartient pas et où elle n'a aucun pouvoir institutionnel... elle est constamment amenée à négocier son instrument de soins et son champ d'intervention, qui dépendent en grande partie de la qualité des relations avec l'institution accueillante. Elle doit être attentive à conserver son identité comme son éthique... ». Cette pratique concourt à améliorer la tolérance à l'égard de ces résidents et à alléger la charge des institutions qui en ont la responsabilité. C'est l'orientation qui est donnée par une *psychiatrie de secteur en application* de savoir œuvrer dans des lieux qui ne sont pas de son domaine spécifique. Nous relaterons notre expérience.

La visite mensuelle du psychiatre consultant ou du psychiatre de secteur, ne passe pas inaperçue dans l'institution et la discrétion ne peut être assurée sur qui il reçoit ou pas. Nous sommes interpellés par notre titre, « *c'est le Docteur* », mais surtout notre affiliation : « *c'est Prémontré* ». L'accueil est bienveillant sauf en cas de crise où résidents et équipes attendent que nous mettions rapidement à l'écart le mauvais objet source de perturbations ! L'entretien peut renforcer l'ostracisme en concluant que le résident agité, délirant, opposant est résolument fou puisqu'en plus de son comportement jugé anormal, il a rencontré le « psy ». L'organisation des espaces fait que nous sommes amenés à nous déplacer dans des unités parfois éloignées les unes des autres. La liste des résidents à rencontrer pour des pathologies et des contextes variés est établie par le médecin coordonnateur en liaison avec l'Idec et les médecins traitants parfois demandeurs. Nous recevons le résident seul ou, s'il en est d'accord, avec un représentant de l'équipe, dans différents lieux. Le bureau infirmier polyvalent peut être exigu, le téléphone y sonne, il y a des allers et venues. Un salon de convivialité est bienvenu. Nous nous rendons dans la chambre pour un résident impotent ou réticent, hostile, persécuté qui refuse de se déplacer mais accepte notre visite, ou parce qu'il n'y a pas d'autre possibilité de lieu. Rares sont les psychotiques en souffrance qui refusent écoute, considération et mesures thérapeutiques. À l'issue de la consultation, des propositions, dont celles concernant le traitement médicamenteux, sont faites pour le médecin traitant. Analyse de la situation clinique et conduite à tenir sont notées dans le dossier patient. Certains psychotiques sont reçus régulièrement. D'autres, qui bénéficiaient d'un suivi dont ils sont nostalgiques, sollicitent directement auprès de nous un entretien pour témoigner de leur expérience auprès d'un « psy » ou formuler des demandes.

Par une équipe de secteur, par une équipe mobile

Ce travail de psychiatrie de liaison peut être effectué par une équipe mobile de psychiatrie générale ou de psychiatrie du sujet âgé. Ce dispositif de disponibilité a été créé en 2005, d'abord pour les sujets en grande précarité. La philosophie de cette innovation organisationnelle et de ses différentes déclinaisons sont décrites dans un ouvrage que L. Demailly et collaborateurs [8] ont consacré au sujet. Le thème du numéro de mai 2016 de *L'information psychiatrique*, placé sous la direction de N. Pastour et J. Fousson, est centré sur *la mobilité*, et sur l'expérience des équipes mobiles. Leurs missions conjuguent d'aller au-devant de la demande, de répondre à des situations de crise et de faire un pont entre le sanitaire et le médico-social. Une des attentes est d'éviter, grâce à une intervention rapide, l'hospitalisation. Près d'un quart de leur activité consiste à répondre aux demandes formulées par des Ehpad, entre autres lors de la déstabilisation d'un résident psychotique. Ces équipes sont garantes d'une grande réactivité, mais leurs interventions sont limitées au temps de l'acuité des manifestations et au degré d'urgence.

Certaines équipes mobiles de psychiatrie du sujet âgé refusent d'intervenir « à chaud » dans un Ehpad pour une agitation, des manifestations auto- ou hétéro-agressives, qui ne rentrent pas dans leur « feuille de route », mais le font de façon différée. Ces structures démunies, confrontées aux situations aiguës ont du mal à comprendre cette réponse en deux temps. D'autres équipes se déplacent dans la journée. C'est le cas, en particulier, des équipes mobiles dédiées aux Ehpad. Ces dernières assurent un travail de liaison dans la continuité, connaissent ces résidents et interviennent promptement pour ce qui est des infirmiers, le psychiatre intervenant moins aisément sur place. L. Demailly précise dans l'introduction à son ouvrage : « Quand il s'agit de patients chroniques la mobilité exige plutôt, le plus souvent, de la régularité que de la rapidité. »

De telles expériences se sont développées, le plus souvent à partir d'un *pôle de psychiatrie du sujet âgé*, comme à Pau, Grenoble, Lille, Bourg-en-Bresse, Sotteville-lès-Rouen qui a la particularité de recourir à la télé-psychiatrie, à Limoges (au centre hospitalier Esquirol), à l'hôpital Corentin-Celton, et ailleurs ou à partir d'autres secteurs non spécialisés. Leur zone d'intervention couvre une trentaine de structures régies par conventionnement. L'intervention de ces équipes opère en fonction tierce en cas de crise relationnelle entre le résident et l'équipe soignante du lieu, ce qui facilite la résolution de la crise ; ailleurs, il peut s'agir d'une décompensation du processus psychotique pouvant amener l'organisation conjointe de l'hospitalisation avec le médecin traitant.

La politique des responsables de secteur à l'égard des Ehpad

Le positionnement de ces chefs de service ou de pôle est idéologique et éthique. Pour les uns, la disponibilité s'impose avec des réponses graduées qui permettent un travail de partenariat où chacun trouve un bénéfice. Pour l'Ehpad, le recours au service en cas de difficulté, pour le service de psychiatrie, la garantie d'accueil dans de bonnes conditions de patients psychotiques quand le retour au domicile ou autre n'est plus possible. D'autres secteurs considèrent que ces institutions à caractère médico-social ne relèvent pas de leur domaine de compétence, l'argument étant que l'aire de recrutement des Ehpad n'est pas la même que celle du secteur sur lequel l'établissement est implanté. Cet écart est source de contentieux quant à la logique territoriale et gestionnaire (privé-public). Cette position n'est pas constante.

C'est dans ce contexte que des médecins traitants préfèrent, s'ils en ont la possibilité, adresser des résidents d'Ehpad à des psychiatres libéraux, basés ou non dans des établissements privés, pour qu'ils délivrent des avis spécialisés, des suivis. Des collègues assurent, en accord avec les familles, des consultations spécialisées au titre du tiers-payant au sein de six Ehpad de proximité, relayant le retrait du secteur public, la question de l'implantation géographique n'étant pas source de refus ou de réticence. Les ARS ont pris conscience que le secteur n'assurait plus de façon systématique, au titre de ses missions, des actions de soin médicales ou infirmières à l'adresse des établissements.

Un suivi psychiatrique régulier ne suffit pas à garantir que le traitement, au sens large, soit adapté à l'âge, à la situation clinique. Quand le psychiatre vient à réduire les doses de neuroleptiques, l'institution se remémore, par le biais de la transmission orale, l'agitation, l'opposition, le refus, des années auparavant, d'où le nécessaire dialogue, les explications et le maintien d'une disponibilité en cas de difficulté. L'approche individuelle du résident et institutionnelle sont utiles. Il est exagéré de réduire le rôle du psychiatre à celui qui élague, par principe, les ordonnances ! *A contrario*, un lien entre comportement violent, à l'emporte-pièce, et une activité hallucinatoire, un automatisme mental, amène à revoir le traitement, à l'adapter à la hauteur des manifestations psycho-sensorielles perçues par le résident, et agissantes. Encore faut-il interroger le pourquoi de ce comportement, ce qui est rarement fait. Autre remarque : comment rencontrer les résidents psychotiques sans demande de leur part (le contraire existe mais reste rare) ou de la part de l'institution ? Le psychiatre qui assure une consultation dédiée aux Ehpad ou qui intervient sur place est sollicité pour des avis thérapeutiques qui concernent les déprimés suicidaires, les résidents « Alzheimer » turbulents, les psychotiques instables ou agressifs, mais en aucun cas ceux qui, selon l'expression d'un médecin coordonnateur, se font oublier. Est-il de notre devoir d'inverser la demande et d'exiger à la fin d'une consultation, souvent « surchargée », de rencontrer un par un les psychotiques de l'institution ? Autant de raisons ou de rationalisations pour ne pas bousculer, remettre en cause de façon unilatérale une prise en charge, ou ne pas s'ingérer dans l'organisation des résidents au sein des Ehpad !

Sallustre, cité par M. Foucault [9], affirmait : « *Quieta non moverer* » : « *à ce qui reste tranquille il ne faut rien changer* », ou selon une variante de traduction, « *ne pas introduire le trouble, le désordre* », chez le résident, auprès de l'équipe ? Nous savons que ces situations existent et nous pourrions nous sentir concernés ! Cet exercice amène de façon exacerbée le questionnement sur notre mission ; au service de qui intervenons-nous ? Du seul résident, de l'équipe, de la direction ? Est-il de notre ressort, et est-il réaliste de prendre contact avec la famille, de rencontrer le tuteur, voire de conseiller, d'orienter le résident vers une structure plus adaptée, en particulier vers un établissement ayant une *unité spécifique* ? Le psychiatre de secteur est lié par une convention inter-établissements. Le psychiatre consultant est salarié d'une institution où il a fait le choix d'intervenir. Ce sont deux limitations, de nature différente, à leur indépendance. Ils peuvent se considérer comme tenus de répondre à la demande telle qu'elle leur a été formulée. L'attention, le respect, l'intérêt pour cette catégorie de résidents considérés comme au-delà des soins spécialisés amène à un questionnement éthique sur ce qu'on peut attendre d'un psychiatre. Deux positions sont possibles : participer à la gestion managériale de situations et considérer que l'envoi en Ehpad est « la » réponse au risque de l'exclusion dans une structure d'exclusion, ou s'inscrire dans une continuité de soins donnés au patient-résident et de disponibilité aux équipes qui l'entourent. L'esprit du secteur peut nous orienter dans cette dernière option, à savoir celle d'une psychiatrie militante, engagée, humaniste, dont une des vertus transmise par P. Balvet, et citée par M. Gillet [10] est le courage, courage de dire et de faire, d'abord au service du patient, tout en prenant en considération le discours de l'équipe et l'attente de la famille.

Par le médecin traitant

Une place importante est accordée, dans les suivis, aux *médecins traitants* dont le nombre varie d'un (un seul médecin salarié de l'Ehpad) à 50 consultants, situation rencontrée dans une structure de 160 places. Le médecin, l'infirmier(e), chargés de la coordination, doivent s'adapter à des modes de pratique, à des styles divergents et à un positionnement très variable vis-à-vis du fait « psy », entre les *psy-philes* et les *psy-phobes*, ce qui met en tension la psychiatrie du psychiatre et la psychiatre du médecin généraliste telles qu'elles ont été abordées par P. Noël [11] et par nous-mêmes [12]. Ils assurent une part variable des suivis « psy » de résidents psychotiques, le pourcentage se situant dans une médiane de un sur deux.

Les médecins traitants n'ont souvent ni la formation nécessaire, ni un intérêt particulier pour des patients considérés comme peu gratifiants, très demandeurs, y compris au niveau de plaintes corporelles. Celles-ci liées à l'angoisse, à la construction délirante, sont difficiles à interpréter, car paradoxalement, ce même patient peut ne pas alerter pour une affection relevant de soins. Dans la psychose, la dissociation qui s'opère concerne d'abord le langage et le corps. Elle est au cœur du complexe délirogène et se manifeste par la constance de préoccupations corporelles. La réponse des médecins traitants, influencés par une idéologie normative, est très médicalisée, ce qui donne lieu à des réactions d'évitement, de résistance à la psychose, lorsque ceux-ci ne prennent en considération que l'organisme du patient, déniant la composante psychique, psychiatrique et la part d'appel et de souffrance contenue dans les manifestations présentées.

En témoigne, et ce n'est pas exceptionnel, la lettre d'hospitalisation d'un patient de 72 ans, venant d'Ehpad, adressé en service de gériatrie pour ralentissement psychomoteur et perte de poids. Deux constats : le premier, le patient reçoit, de façon inchangée depuis sa dernière hospitalisation en psychiatrie il y a plus de 35 ans, une association de neuroleptiques incisifs et sédatifs dont ni la clinique actuelle, ni l'âge ni le poids ne justifient la posologie. Autre élément qui interpelle, le résident est décrit, lors du contact téléphonique, comme *un attardé mental*, terminologie obsolète qui peut indiquer des troubles du langage, un déficit cognitif... Il n'en est rien : le patient s'exprime lentement avec une voix fluette, le discours maniéré et d'une extrême précision reste adapté et hyper-mnésique, ce dont témoigne le commentaire des lieux et noms des personnes rencontrés en psychiatrie ! Le MMS à 25/30 confirme un niveau intellectuel « normal ». Seules deux hospitalisations, l'une de deux ans en continu, l'autre d'un an, et le traitement, orientent, avec le maniérisme, les stéréotypies gestuelles, un discours opératoire, vers une psychose « cicatrisée ». Enfin, c'est tardivement que le ralentissement et l'amaigrissement font signe à l'équipe. Il est d'observation courante que les encadrants tolèrent mieux une symptomatologie de retrait qu'une décompensation bruyante. Le traitement a été élagué, et des consultations psychiatriques relais proposées.

La parole du résident est, dès lors, étouffée par l'entreprise médicale. Les réponses vont du recours à l'imagerie cérébrale, de l'envoi à des spécialistes non « psy », aux psychotropes dont la prescription est mal maîtrisée. Le rapport de P. Verger de décembre 2013[13], *La politique du médicament en Ehpad*, souligne la faible implication des médecins dans ces lieux par rapport à la prise en charge médicamenteuse, et une

---

13. Sous chapitre 1.6 *Des relations parfois difficiles entre médecins traitants et Ehpad* p. 25-6 du Rapport rédigé à la demande de la ministre des Affaires sociales et de la santé et de la ministre déléguée aux Personnes âgées et à l'autonomie ; disponible en ligne.

coordination aléatoire avec le médecin coordonnateur. L'écoute de ces résidents, la formulation de questions simples[14] sur ce qui les préoccupe, les « agite » (une idée délirante, l'existence d'un autre malveillant, des hallucinations, des obsessions) permettraient, par l'échange avec l'équipe en contact quotidien avec le résident, d'éclairer la dynamique des troubles et de donner des réponses graduées, par la parole et par des aménagements institutionnels, autant que par des médicaments. *Encore faut-il penser l'institution comme un agent thérapeutique et croire en ses potentialités résolutives.*

Action et formation des médecins traitants

Peut-on faire grief aux médecins traitants qui ont reçu une formation initiale à la psychiatrie succincte, complétée par une formation continue assurée principalement par l'industrie pharmaceutique d'avoir des options thérapeutiques guidées par le médicament plutôt que par l'analyse institutionnelle ? Pour avoir pratiqué la psychiatrie de liaison, nous savons que mettre en perspective le comportement d'un patient avec l'attitude, la dynamique d'une équipe et percevoir la nature de la demande implicite est plus ardu que d'identifier et traiter une affection somatique. La complexité du fonctionnement humain, la place et la fonction du délire comme processus de compensation sont, de ce fait, réduits à des symptômes cibles, relevant de la seule action des médicaments.

Mais l'Ehpad constitue-t-il véritablement un lieu thérapeutique au regard du fait psychiatrique, ici de la psychose ? Le malaise ressenti au contact de ces résidents auxquels il est difficile de s'identifier, entraîne des « *conduites d'écart* ? » (D. Jodelet [13]), une mise à distance qui hypothèque la dimension du souci de l'autre. Le besoin de soin dans ce domaine y est partiellement reconnu si on s'en tient à la coupe PATHOS (chapitre II). La disponibilité, c'est-à-dire d'abord le temps passé, mais aussi l'attention, l'intérêt, le respect, portés aux résidents psychotiques sont des éléments à prendre en considération. Pour les médecins, ces résidents sont « très chronophages » et les situations compliquées. Il faut rencontrer le résident réticent, parfois hostile, refusant son traitement, une équipe excédée ou dépassée, insécurisée par les difficultés à recourir à un « psy » « aux abonnés absents »[15] (chapitre 7) qui ne se sent « pas vraiment écoutée ni entendue » (p. 144) et en demande, et sommée de proposer des solutions.

---

14. Cette inhibition à interroger le patient dès qu'il présente un trouble des conduites est une constante. Elle est illustrée par cette anecdote : un patient en service de médecine passe la nuit sous son lit. Dès le matin, le psychiatre de liaison est appelé en urgence. « Lui avez-vous demandé pourquoi ce comportement étrange ? » « Non ! » répond l'infirmière, inquiète que nous exigions cette démarche en préalable à notre consultation ! Ce patient présentait un début de *délirium tremens* ; à la manière des enfants, il avait tenté de se protéger de cauchemars terrifiants, préludes à un onirisme, en se cachant sous son lit !
15. Le même médecin ajoute « courir après un avis spécialisé est chronophage et usant » (chapitre VII, p. 151).

La réponse du médecin traitant se limite le plus souvent à un renforcement du traitement psychotrope, motivé à la fois par la pression exercée par l'équipe et par les troubles manifestés par le résident. Le médecin peut aussi solliciter l'avis d'un « psy » qui lui permettra d'esquiver la difficulté. Parfois, les doses sont doublées en urgence et le resteront durablement faute d'une réévaluation.

L'équipe d'Ehpad, le médecin traitant et la psychiatrie

Tous les cas de figures se rencontrent entre les médecins qui sollicitent des avis psychiatriques et ceux qui, par principe, réfutent ce recours. À plusieurs reprises, des psychologues nous ont relaté la situation clinique de résidents pour lesquels un avis diagnostique ou thérapeutique aurait été bienvenu. Notre accord n'a pas été concrétisé par une consultation, faute de l'aval du médecin référent. Lors de nos consultations, nous ne prescrivons pas mais faisons des propositions de modifications qui sont le plus souvent suivies, parfois partiellement, parfois pas du tout. Si une hospitalisation en milieu psychiatrique s'impose, elle mobilise du temps lié au contact avec le service peu accueillant pour ces résidents-patients, c'est un euphémisme, lorsque l'on nous rapporte l'écho du retour des unités d'accueil et d'urgences, l'éventuelle rédaction manuelle d'un certificat d'hospitalisation sous contrainte, la recherche d'un tiers, etc.

Peu de médecins traitants marquent un intérêt particulier pour notre discipline et pour « nos » patients. Certains s'y consacrent par obligation, avec comme seul viatique quelques recettes d'invigoration et d'autorité, une connaissance réduite de la chimiothérapie et des bonnes pratiques dans ce domaine. Le *vademecum* en est rudimentaire. *A contrario*, citons l'organisation conjointe d'une hospitalisation délicate à partir d'un Ehpad où le praticien n'a pas ménagé son temps auprès de la résidente et de son mari, d'une synthèse organisée en urgence à propos d'un résident nonagénaire qui, lors de l'acuité d'un délire sensitif, avait menacé de se suicider. Cette réunion avec participation de l'équipe a permis d'éviter un transfert dramatisé en psychiatrie et une escalade dans le passage à l'acte. À distance, le renforcement conjoint de nos interventions a permis au patient et à l'équipe, tout d'abord insécurisée, de surmonter cet épisode critique. Ce sont deux exemples parmi d'autres d'un vrai travail articulé. Il y a toujours bénéfice à se parler, à échanger nos approches. Un ajustement des positions est toujours préférable à des interprétations, des projections, des généralisations hâtives.

La lettre du… ou au médecin traitant

Les échanges épistolaires, téléphoniques sont limités et vécus comme à sens unique ! Le « psy » a l'impression de donner plus d'informations qu'il n'en reçoit, le médecin traitant et le médecin coordonnateur ont l'impression de ne pas être entendus « dans nos constats et notre demande (chapitre VII, p. 150). À chacun son style de travail.

Par principe, nous adressons un compte rendu de la consultation au médecin, un double au psychologue, à l'équipe infirmière si elles nous ont transmis des notes cliniques, mais cette position n'est pas une constante dans la profession.

Lors d'une conversation récente, un collègue nous a dit n'avoir jamais envoyé de lettre aux « généralistes », s'en tenant parfois à quelques notes brèves confiées aux patients. C'est un fait, nous a-t-il précisé, qui est connu de ses confrères et qui leur déplaît. Préservation de l'intime des consultations et gain de temps sont mis en avant. Le sentiment de n'avoir pas de compte à rendre doit s'ajouter à ces premiers motifs invoqués. Cette position est majoritaire dans notre corps de spécialiste. « Si 97 % des médecins généralistes disent envoyer un courrier au médecin psychiatre lorsqu'ils orientent leur patient vers un service de psychiatrie, 74 % déclarent ne recevoir aucun retour » (G. Milleret [14]). Des psychiatres en retour, acceptent mal qu'une lettre destinée à un confrère soit par principe remise à un patient commun qui est dépositaire de l'ensemble de son dossier. Cette réflexion nous amène à quitter une position psychiatrico-centrée et à déplacer notre interrogation sur ceux d'entre nous qui ont un intérêt pour la médecine et les médecins, et ceux qui les mettent à distance. Faire le choix de la psychiatrie du sujet âgé est une réponse à cette bipolarisation de notre pratique. Ce dernier exercice impose de toujours articuler le psychique ou le psychiatrique, avec le somatique et la iatrogénie ; c'est la part la plus médicalisée de notre discipline, qui est en dialogue avec les médecins traitants, les gériatres et neurologues, y compris pour les handicapés psychiques âgés. L'exigence de mettre en forme, grâce à la rédaction d'une lettre, les situations cliniques rencontrées, d'expliquer notre démarche de soins, est au service du patient, de l'enrichissement de notre pratique et de celle du médecin traitant, notre partenaire « naturel ». Cette observation illustre l'alliance thérapeutique auprès d'un sujet ayant déclenché sur le tard « sa » psychose.

Madame L. est adressée en urgence à l'hôpital par son médecin traitant pour une agitation anxieuse avec propos incohérents, vindicatifs et menaces suicidaires. La lettre est conclue par la nécessité d'une hospitalisation en milieu spécialisé. Nous rencontrons la patiente de 72 ans en SSR où elle séjourne. Cette femme célibataire a toujours vécu avec ses parents jusqu'à leur disparition, a peu travaillé dans sa vie et mène une existence très ritualisée. Son monde relationnel est restreint à quelques personnes. La décompensation fait émerger un délire de relation associant idées de préjudice et réaction dépressive.

La personnalité est conforme aux descriptions princeps qu'E. Kretschmer a consacré à la paranoïa sensitive. Les bilans cognitif et somatique, dont le scanner, sont normaux. La patiente se montre coopérante, parle de sa vie, du contentieux avec son unique sœur à propos de l'héritage de la maison de ses parents qu'elle a dû quitter, de la souffrance liée à la malveillance supposée des rares personnes qu'elle fréquente. Le minimum vieillesse l'oblige à vivre chichement. La patiente est sortie au bout des vingt jours autorisés, a accepté de prolonger la prise du traitement antipsychotique, de venir nous rencontrer régulièrement. Le délire n'est pas critiqué « c'est vrai tout ce que je vous ai raconté », mais l'est-il jamais ? Il n'est plus actif, et la patiente reprend confiance. Le médecin traitant prescrit les psychotropes délivrés par une infirmière au domicile. La lettre de sortie indiquant de façon précise le contexte clinique, les courriers successifs contribuent à construire un suivi partagé.

Cette mise en perspective *patient-médecin traitant-psychiatre,* nous amène à témoigner de la démarche consistant à rectifier un diagnostic et le projet de soin qui implique ici *patient-psychiatre du sujet âgé-Ehpad-psychiatre généraliste.*

Nous sommes sollicités par le fils et la fille d'une patiente, Madame X., pour une évaluation de la santé de leur mère âgée de 77 ans qui a été, à deux reprises, hospitalisée en médecine puis en SSR, du fait d'une décompensation déliro-hallucinatoire étiquetée psychose hallucinatoire chronique par un collègue. À la suite de cet entretien unique, la patiente a été placée sous antipsychotiques qui ont été augmentés à la hauteur de leur manque d'efficacité. L'entretien avec la patiente très ralentie, semi-mutique, présentant une régression psychomotrice, sera peu contributif. L'orientation en Ehpad est inéluctable et désole, pour des motifs affectifs et financiers, l'intéressée et ses enfants. L'enjeu porte sur la vente du seul bien : *sa* maison. Les enfants décrivent l'émergence de symptômes qui associent des hallucinations visuelles, d'animaux (chats), de personnages qui apparaissent et disparaissent brutalement, à des idées fugaces de persécution vécus dans un climat de perplexité. La variabilité des troubles entrecoupés d'intervalles libres de plusieurs jours est soulignée par les proches.
Ce contexte clinique où la sensorialité des manifestations est exclusivement visuelle, et sur laquelle se construisent des bribes délirantes plus qu'un délire, sans automatisme mental rapporté, séquentiel, est évocateur d'une maladie à corps de Lewy (MCL). L'arrêt progressif des neuroleptiques, ici très mal tolérés, la mise sous anticholinestérasique permettront une amélioration progressive mais nette des troubles avec des fluctuations au long cours qui ont justifié de prescrire la dose maximale de rivastigmine. Un retour à domicile rapide a été rendu possible par l'incurvation du traitement ; la patiente qui a récupéré son caractère enjoué, s'y maintient en continu depuis notre première évaluation il y a exactement 6 ans et est revue en consultation régulièrement.

Que déduire de ces situations cliniques ?

Avancer avec le philosophe que, quand on a comme seul outil conceptuel le marteau, tous les problèmes sont perçus en termes de clous ? Prôner une clinique du détail, non réduite à des symptômes cibles d'une classe médicamenteuse, en laissant place au jugement diagnostique qui précède le jugement thérapeutique. La compétence exigible de chacun repose sur un savoir et une expérience qui sont indissociables pour tous et toutes, de l'ASH au praticien. On ne peut certes pas reprocher à notre confrère généraliste de n'avoir pas lu l'ouvrage *Paranoïa et sensibilité* d'E. Kretschmer : il a saisi l'essentiel des enjeux cliniques, à savoir la nécessité d'organiser l'hospitalisation de sa patiente, mais peut-être plus à notre collègue, formé au catalogue des troubles du DSM, de confondre la nature des hallucinations d'une psychose hallucinatoire chronique et d'une maladie à corps de Lewy, à ne pas distinguer avec J. Seglas *délire vrai* et *idées délirantes*. Cet auteur délivre des éléments de discrimination qui gardent leur pertinence, sous réserve de remplacer « démence sénile » par « maladie neurodégénérative ». Dans ses *Leçons cliniques* [15], l'aliéniste distingue le *délire vrai*, primitif, bien coordonné, à fond mental conservé, des *idées délirantes* rencontrées dans les démences séniles. Ces dernières sont le résultat de la ruine des facultés intellectuelles, et ont un caractère absurde, incohérent, mobile, évoluant par épisodes. Le délire s'y construit à partir d'hallucinations qui sont plus visuelles qu'auditives.

Les conséquences de tels écarts diagnostiques sont préjudiciables aux patients et à leurs familles. Le premier temps de l'éthique dans le soin, utilisée comme un slogan, est subordonné à la clinique et à l'inscription des acteurs dans des programmes de formation continue. L'organisation d'une journée sur la *Psychiatrie du sujet âgé* au sein de l'établissement dans lequel nous exercions, a eu un succès régional imprévu mais n'a guère mobilisé les psychiatres, y compris au sein de notre hôpital.

Une exigence de suivi, des recommandations nécessaires ?

La cohabitation entre des patients-résidents aux profils très divergents n'est pas simple. D'un côté, les patients psychotiques, ayant un long passé psychiatrique et présentant, dans 15 à 20 % des cas, des séquelles dyskinétiques souvent irréversibles à cet âge, des difficultés d'expression, une sub-agitation. De l'autre, des résidents présentant des troubles du comportement, une activité déliro-hallucinatoire dans le contexte de maladies dégénératives évoluées de type Alzheimer. Psychotiques et déments finissent par se confondre, renvoyant à la vieille notion de démence vésanique. Dans les unités spécifiques regroupant ces patients, on est frappé par le décalage entre la présentation suggérant de vieilles personnes au visage ridé, ralenties et la moyenne d'âge qui, lors de la visite d'une structure de 24 de ces résidents, était de 66 ans ! Les plus âgés avaient 79 et 80 ans.

Propos certes peu optimistes. Peut-on espérer que la généralisation de l'usage des antipsychotiques, le souci de délivrer des doses modérées, l'essor de la politique de réinsertion et une meilleure prévention de la chronicisation, rompent avec cette clinique de dévitalisation plus que de déficit ? S'il y a du déficit, le *defeckt* kraepelinien, c'est de fonctions de l'existence plus que de l'ordre des fonctions neurocognitives.

Il est de la responsabilité thérapeutique de chacun d'avoir une vision diachronique des troubles et de la prise en charge sur des dizaines d'années, d'anticiper l'effet à long terme des médications, psychomoteurs, métaboliques, viscéraux, de prévenir l'alcoolisme, le tabagisme, la malnutrition, grâce à l'éducation thérapeutique, sous réserve d'obtenir *via* le transfert l'engagement du patient !

Il convient de rappeler que les nombreuses mises en garde de la HAS, de pharmacovigilance, des articles récurrents sur le thème, des enquêtes ARS auprès des établissements concernent l'usage des neuroleptiques et antipsychotiques chez les personnes présentant des altérations cognitives. Il n'y a pas le même intérêt en matière de prescription des mêmes médicaments chez le sujet psychotique. Cette position résulte-elle d'une confiance aveugle dans la prescription des psychiatres ou d'un désintérêt pour les bonnes pratiques de prescription auprès du groupe des psychotiques âgés ?

Un suivi régulier minimal des patients par un spécialiste se justifie, s'impose. Cette exigence déontologique est loin d'être respectée. Faudrait-il l'exiger dans le cadre de la convention tripartite, à savoir qu'un avis spécialisé soit donné au moins tous les trois mois, six mois ? Ce discours renforce la position du psychiatre-expert mais peut améliorer la prise en charge. Est-ce que l'exigence de bientraitance, concept mou, décliné à l'envi, ne débute pas par une réflexion sur le traitement, au sens large et aussi concret, des médicaments délivrés. Hormis les recommandations communes à l'ensemble des personnes âgées concernant le mésusage des benzodiazépines, des antidépresseurs ou des hypnotiques, les autres recommandations s'adressent principalement aux malades Alzheimer ! Le Collège national professionnel de psychiatrie de la Fédération française de psychiatrie (FFP) doit se saisir, ou plus justement être saisie par nos sociétés scientifiques de ce champ thérapeutique et promouvoir une recommandation. La terminologie, les nouvelles classifications catalogiques et non plus par catégorie clinique sont source de confusion pour des médecins n'ayant pas de culture psychiatrique. Rappelons que faute du diagnostic de structure psychotique sont répertoriés des troubles ou des signes psychotiques, également décrits dans les démences ! Il y a là une intersection dans le sous-ensemble des troubles psycho-comportementaux. Cela aboutit concrètement à des prescriptions inadaptées, comme donner des doses de neuroleptiques[16] à un sujet très âgé présentant un trouble cognitif majeur, qui serait possible pour un sujet psychotique jeune, mais pas dans ce contexte. À l'inverse, un médecin alerté par le danger des neuroleptiques dans la maladie d'Alzheimer arrête brutalement le traitement d'un sujet psychotique, amenant une décompensation différée ou liée à un effet de sevrage ! Ce qui est retenu, c'est l'analyse du comportement avec une évaluation binaire calme, impassible ou au contraire agitée, compliante ou revendicatrice, dans la demande incessante.

Il nous est arrivé à plusieurs reprises d'être critique sur la façon dont les résidents psychotiques pouvaient être pris en charge, surmédicamentés et mal considérés. Encore faut-il que nous rencontrions ces patients en consultation, ou que l'infirmière de liaison ait ses « entrées » dans leur établissement, ce qui n'est pas toujours le cas.

---

16. À entendre au sens large, il peut s'agir également d'antipsychotiques.

Ce constat est alors fait lors d'une hospitalisation. Le patient peut, par exemple, demander à rester dans le service plutôt que de réintégrer son Ehpad. La vocation aiguë d'une unité de psychiatrie du sujet âgé ne permet pas d'accéder à une telle requête ; une analyse plus précise de cette sollicitation est justifiée. La situation décrite ci-après illustre bien l'interrogation que nous avons partagée avec la résidente très déterminée dans son refus, puis avec la psychologue et le médecin traitant, l'établissement ne comportait pas de médecin coordonnateur, quant à la pertinence d'un signalement à l'ARS.

Madame M, âgée de 75 ans, nous est adressée en consultation depuis son Ehpad par un médecin traitant pour une phase de subexcitation avec logorrhée et insomnie. Cet état fait suite, selon ce praticien intervenu à titre exceptionnel, à un « syndrome de glissement » qui a duré plusieurs mois, avec mutisme akinétique, difficultés alimentaires et un grand amaigrissement. Le traitement, resté inchangé, associe toutes les classes de psychotropes dont un normo-thymique. Il est assez aisé de retracer l'histoire clinique à partir des antécédents rappelés par la résidente et de la reconstitution des faits récents. La résidente a présenté un épisode de rechute de mélancolie stuporeuse avec retrait, mutisme, qui n'a pas été traité, pas de consultation spécialisée, pas d'hospitalisation ici indiquée.
Ce marasme a entraîné des séquelles dyskinésiques, une neuropathie et des rétractions tendineuses. Faute d'exploration, le lien de causalité sur l'ensemble des atteintes n'est pas directement établi. L'impotence physique contraste avec la vivacité intellectuelle, le plaisir de se raconter et l'investissement des consultations.
Nous adaptons le traitement à la situation d'inversion de l'humeur avec hypomanie, des consultations régulières sont programmées. Entre deux, la résidente rencontre la psychologue de l'Ehpad qui, sur notre proposition, tape le récit de la trajectoire de vie. Au fil des rencontres, une véritable biographie prend forme, la résidente, ancienne ouvrière, ayant un talent d'écriture. Deux événements mettront fin à cet accompagnement psychiatrique et psychothérapique : le départ de la psychologue, puis la fermeture de l'établissement par les autorités sanitaires. Notre questionnement de départ s'est trouvé de ce fait redoublé. L'éthique est souvent résumée à un dialogue entre réflexion et action mis sous la forme d'un dilemme aux fins d'une délibération exercée avec rationalité et prudence. La position éthique ne consiste-t-elle pas dans certains cas à savoir agir d'abord ? Nous n'avons pas revu la patiente...

Références

1. Balvet P. Une doctrine bâtarde : la neuropsychiatrie. *L'information psychiatrique* 2016 ; 92 : 337-41.

2. Kapsambelis V. *Les médicaments du narcissisme métapsychologie des neuroleptiques.* Le Plessis Robinson : Les empêcheurs de penser en rond, 1994, 178 p.

3. Henne M. Conclusions du livre blanc de la psychiatrie française. *L'évolution psychiatrique* 1967, tome XXXII, fascicule IV : 919-39.

4. Bleuler E. le négativisme, *Dementia praecox* ou groupe des schizophrénies. Paris : EPEL/GREC, 1993, p. 257-64.

5. Constant E. Enjeux cliniques d'un passage d'un antipsychotique à l'autre. *L'Encéphale* 2013 ; 39 : 439-44.

6. Balvet P. *Les comportements de passivité au cours de la chimiothérapie des psychoses.* CR de la journée de thérapeutique psychiatrique de l'hôpital du Vinatier, 1959. *J Médecine de Lyon* 1959 (n° spécial) : 71-81 ; discussions : 82-112.

7. Vanderstukken O, Garay D, Benbouriche M, Moustache B. Professionnels de la psychiatrie et de la pénitentiaire, le poids des représentations sociales : penser une articulation sans collusion ni clivage. *L'information psychiatrique* 2015 ; 91 : 676-86.

8. Demailly L, Dembinski O, Déchamp-Le Roux C, *Les équipes mobiles en psychiatrie et le travail de disponibilité*, John Libbey Eurotext, 2014, 125 p.

9. Foucault M. *Naissance de la biopolitique.* Paris : Gallimard, Seuil, 2004, p. 3.

10. Gillet M. Éthique de la transmission, transmission d'une éthique. Psy *Cause* 2006 ; 44-45 : 12-8.

11. Noël P. Prise en charge du psychotique et de sa famille par le psychiatre et le médecin généraliste *L'information psychiatrique* 1997 ; 73 : 843-8.

12. Jovelet. G. La place du médecin généraliste dans une pratique de secteur : transfert-transmission-temporalité-trahison, *L'information psychiatrique* 2000 ; 76 (Suppl) : 17-24.

13. Jodelet D. Représentations sociales : un domaine en expansion. In : *Les représentations sociales.* Paris : Presses universitaires de France, 1989 : 31-61.

14. Milleret G, Benradia I, Guicherd W, Roelandt JL. États des lieux. Recherche action nationale « Place de la santé mentale en médecine générale ». *L'information psychiatrique* 2014 ; 90 : 311-7.

15. Seglas J. Vingt-troisième leçon : Délires séniles et psychoses tardives. In : *Leçons.* Paris 1895, p. 741-56.

6
Un invariant historique, la ségrégation sociale

La posture de porte-parole

Compte tenu de leur vulnérabilité, de leur absence de « défense sociale », de la nature des relations aux autres, ces patients-résidents ne sont pas en capacité de soutenir un discours de refus, de revendiquer leurs droits et d'exiger un statut autre que celui d'assujetti. D'où la nécessaire posture de porte-parole des soignants, des familles et de leurs représentants au service de l'humanité, de la dignité et du respect de leurs droits, y compris de recevoir les soins que justifie leur pathologie. Les représentants des familles, et l'Unafam en première ligne, militent pour une politique de maintien au domicile et d'aide des aidants familiaux, eux-mêmes âgés et très sollicités, pour une diversification des structures d'accueil... Ils sont positionnés comme les véritables interlocuteurs.

On peut s'étonner de l'absence de prise de conscience de cette problématique de la part des professionnels de la psychiatrie. Les articles scientifiques abordant la question de l'avancée dans l'âge des psychotiques sont rares et concernent avant tout l'existence d'altérations cognitives au cours de l'évolution, soit la démence tardive. La démarche vise la confirmation de l'origine neurodéveloppementale de la schizophrénie, une validation d'après coup...

Un invariant anthropologique

Le comportement des institutions à l'égard des malades mentaux s'inscrit *dans un continuum de la violence* qui s'est toujours exercée à leur encontre et qui dessine *un invariant*, M. Foucault utilise le terme de « cohérence cachée », C. Lévi-Strauss celui de « régularités », dont nous tenterons de définir les modalités. Cette violence résulte d'une réalité sociale qui instaure un rapport de force entre une catégorie minoritaire décriée, c'est-à-dire qui a mauvaise presse[1], et l'ensemble de la société. Cette forme de

---

1. Nous faisons référence à la médiatisation de faits divers impliquant des psychotiques qui suscitent des vives réactions de la part du lectorat ou des téléspectateurs. En période de déficit d'événements, le dossier psychiatrie fait partie de la pratique du marronnage ! On s'étonnera de l'existence d'une rubrique tenue près de 50 ans dans les *Annales médico-psychologique* intitulée « *Variétés : faits divers. Les aliénés en liberté* ou au tribunal » et qui relatait, parfois sur un mode ironique, dans un total de 45 rubriques publiées jusqu'en 1917, des extraits de journaux relatant les différents passages à l'acte auto ou hétéro-agressifs souvent à caractère dramatique perpétrés par des malades mentaux !

contrainte, d'imposition insidieuse émanant d'un groupe porteur d'un savoir-pouvoir, reconduite et acceptée par tous comme allant de soi, incorporée par les patients eux-mêmes, répond aux dispositions de la « violence symbolique » théorisée par P. Bourdieu, que nous avons citée chapitre 3, p. 73. C. Brisset notait : « Le rejet de nos malades les plus graves (les psychotiques chroniques et les déments) est un fait bien connu. Il est universel, le phénomène varie avec les époques et les lieux... C'est un phénomène global, une sorte d'affaiblissement de la conscience, aux deux sens du terme : celui de l'éveil individuel et celui d'éthique individuelle » [1].

Cette pression institutionnelle trouve un point d'appui dans la caution scientifique aux idéologies et aux instances normalisatrices. Les fous, puis les malades mentaux ont de temps en temps subi un assujettissement de la part des institutions, de la société. L'ouvrage de M. Foucault, *Histoire de la folie à l'âge classique* [2], indique que, considérés comme outrage à la raison, aux bonnes mœurs, ou comme coupables, les malades mentaux ont eu droit aux mêmes mauvais traitements. La peur, le rejet dont ils ont été l'objet résultent de leur étrangeté, de leur caractère inassimilable. B. de Fréminville, dans *La Raison du plus fort*, a fait l'inventaire des différentes techniques pour faire rendre raison aux aliénés puis aux malades mentaux : précipitation, bains, douches, puis saignées et autres abcès de fixation... [3]. Plus tardivement, ont suivi cure de Sakel, électrochocs puis leucotomie ou lobotomie ! Ces modalités thérapeutiques ne sont pas spécifiquement, comme l'a montré O. Boitard [4], le fait de régimes dictatoriaux, même s'il convient de ne pas occulter l'élimination sous le régime nazi de malades mentaux, en particulier lors du programme Aktion T4 mené de 1939 à 1941, puis leur déportation aux côtés de Juifs, Tziganes, homosexuels et résistants, à qui l'on reprochait d'être ou de penser autrement. La Libération apportera, en réaction à cette folie ségrégative et génocidaire, une révolution culturelle dans les soins qui trouve appui dans la psychothérapie institutionnelle et la politique de secteur. Cet élan humaniste et progressiste comporte cependant un reste, un non traité... qui concerne un certain nombre de faits socialement signifiants et dont une historicisation plus récente rend compte.

Le retard considérable à la *réhabilitation des structures d'hospitalisation, de leur humanisation*[2] en comparaison du secteur MCO (médecine, chirurgie, obstétrique). Les conditions d'hébergement sont restées longtemps d'un autre temps. Persistaient dans les services de psychiatrie, il y a quelques dizaines d'années, des sanitaires vétustes, calqués sur le modèle des WC de préaux d'écoles, une seule douche par unité, des dortoirs. On ne trouvait aucune trace d'inventivité dans le découpage des espaces qui s'apparentaient à l'architecture intérieure des écoles et des casernes, le tout relevant

---

2. Signalons la réflexion, originale, anticipant une prise de conscience de notre corps professionnel, menée à plusieurs voix, psychiatres, directeur et architecte, sur Architecture et psychiatrie objet d'un colloque en 2001 puis d'une publication en 2004 sous le titre éponyme. L'ouvrage est très documenté au plan historique, institutionnel et iconographique ; Kovess-Masféty V, Seveno D, Causse D, Pascal JC. *Architecture et psychiatrie*, Le Moniteur, Paris 2004, 198 p.

d'un autre âge... Les conditions matérielles choquaient les patients, leurs familles, moins les équipes pour qui cet environnement était familier. Les rationalisations et théorisations portant sur le couple hébergement-soin étaient intimement mêlées, dont l'intérêt d'une indifférenciation des pathologies et des patients, ou une façon d'éviter leur « installation » dans les lieux. Ce discours a été, avec le coût de l'entreprise d'humanisation des structures, un facteur de maintien des unités en l'état. La qualité des soins peut-elle à ce point être dissociée de l'environnement physique ? En 2002, F. Chapireau, dans le chapitre consacré à l'enquête HID [5], constate que « la qualité de l'hébergement hôtelier est médiocre » dans les établissements publics. Il précise, entre autres, que « plus d'une personne sur deux est hébergée en chambre à plusieurs ». Dans les CHS, « un sur deux bénéficie d'une salle de bain ou d'un cabinet de toilette dans la chambre, deux sur trois dans l'ensemble des établissements ».

Autre registre où la discrimination a agi : les soins somatiques. Le rapport à la plainte est particulier chez ces patients : il existe des demandes de nature hypocondriaque, alors que d'authentiques affections ne donnent pas lieu à appel. Cette négligence est à mettre au compte des modifications de la représentation du corps. En institution, la qualité du suivi médical a été négligée au nom de l'idée reçue, véritable dogme médical, que les malades mentaux n'étaient pas porteurs de maladies graves, ne mourraient pas de cancer ou de maladies cardiovasculaires, etc. L'organisation des soins somatiques était confiée aux psychiatres. La prise de conscience a été favorisée par les associations des familles de patients et a été relayée par des médecins somaticiens qui ont milité pour que la permanence des soins du corps soit assurée par une équipe compétente. Les malades mentaux, en particulier hospitalisés au long cours, justifient une surveillance médicale, des mesures de prévention de l'action potentiellement délétère de médicaments, et d'éducation à la santé.

Autre domaine insuffisamment pris en considération : la prescription raisonnée de psychotropes chez ces patients et dans cette tranche d'âge, thématique que nous avons développée au chapitre 5.

Notons également le retard dans la révision de la procédure de soins sans consentement. La France est l'un des derniers pays d'Europe à avoir promu *le contrôle judiciaire des procédures « d'internement »*. Ce n'est que depuis la loi du 5 juillet 2011, revue le 27 septembre 2013, que de nouvelles modalités ont été instaurées avec l'intervention du juge de la liberté et de la détention et la présence d'un avocat auprès du patient. Cette mise en place est laborieuse, complexe, contestée pour des raisons pratiques par les soignants. Ces difficultés ne doivent pas remettre en cause cette avancée dans les droits des patients. Persiste ce qui reste une exception en Europe, le contrôle administratif de l'hospitalisation d'office pour atteinte à l'ordre public, exercé par le préfet de département.

La dernière manifestation de cette violence, de cette négligence institutionnelle, concerne, à côté de la surreprésentation des psychotiques à la rue, et en prison, *l'admission de patients psychotiques en Ehpad dès l'âge de 60 ans*. Cette adresse coïncide, ou peut coïncider, avec l'interruption de leur suivi, alors que ces patients bénéficiaient parfois depuis des dizaines d'années de soins psychiatriques. B. Stambul notait dès 1998 une évolution des pratiques au sein de la psychiatrie publique : « l'exigence idéologique, voire éthique de notre engagement auprès des patients se dilue comme s'affaiblit le dogme de la continuité des soins » [6].

Abordant la question des « personnes âgées atteintes d'une maladie psychiatrique », J.-L. Ploton [7] indique que les directeurs (d'Ehpad) hésitent à les accueillir : « Les malades psychiatriques âgés sont les grands déshérités du système de santé actuel. » L'adjectif « déshérité » est juste, au sens du désavantage et de l'abandon, mais ne l'est pas si on se réfère à l'héritage d'une différence structurelle, anthropologique, marque d'une infériorité portée par un trouble mental civiquement invalidant. Cette dynamique de mise à l'écart résulte d'une hiérarchisation sociale à considérer dans un déroulement historique. La prise en compte de cette répétition nous amène à introduire du nouveau, une rupture dont il faut entrevoir la nécessité avec un regard critique et créatif.

Les figures croisées de la maladie mentale et de la maladie d'Alzheimer

La divergence entre le traitement par l'opinion publique et le politique de ces deux affections justifie des éléments d'analyse et une interprétation qui touche au statut des représentations. La perception de la maladie d'Alzheimer a beaucoup évolué au fil de campagnes d'information, de sensibilisation, de conférences organisées autour de la journée mondiale. La maladie est acceptée comme une des réalités de l'existence, mais reste crainte du fait de l'attaque de la pensée, de la mémoire et du discernement. Le risque de déchéance psychique et physique, de dépendance constitue une menace narcissique et identitaire. Des proches sont touchés ; des artistes, des hommes politiques font état de leur maladie. Lorsque les politiques s'emparent du problème, ils savent que les citoyens se projettent comme de potentiels futurs malades. L'identification opère et permet d'intégrer les actions dans un programme électoral. Il en va tout autrement de la maladie mentale. Les campagnes d'information, de dédramatisation du fait « psy », ont un impact éphémère qui cède au premier fait divers décrivant le passage à l'acte brutal et irrationnel d'un sujet psychotique. Les images archaïques de la folie resurgissent. La psychiatrie a depuis toujours été pénalisée par le manque d'empathie et la difficulté de chacun à se projeter comme malade ou vieux malade. On ne peut que constater la divergence dans la réponse aux besoins. Il y a désormais un plan Alzheimer, un observatoire, une fondation, des contributions scientifiques, des écrits, des formations, une prise en considération des aidants, des témoignages d'écrivains. Cette publicité sur « la maladie du XXe siècle » a permis de mettre à disposition plus de moyens et de créer des structures spécifiques réparties dans toute la France, ce qui est louable. Nous avons milité pour que la mise en place de ce plan ambitieux ne mette pas de côté les psychiatres [8]. On ne retrouve pas un tel engagement de moyens en faveur de la psychiatrie du sujet âgé ni des psychotiques vieillissants.

Missions et omissions du rapport de P. Gohet

Comme l'indique l'avant-propos, nous avons procédé à la lecture du rapport de P. Gohet [9], qui a l'intérêt de régler la focale sur le vieillissement des handicapés, avec une réserve de notre part sur la priorité accordée au handicap mental, physique, sensoriel, sur le handicap psychique. On peut s'étonner de l'absence dans le document de toute référence au rapport de P. Blanc [10], de juillet 2006[3] traitant du même thème, plus documenté sur le plan épidémiologique, prospectif, et plus respectueux des équilibres. Manque dans les deux documents le chiffrage de mesures qui restent à l'état de préconisations, d'orientations. Dans la partie du rapport Gohet consacrée au handicap psychique, en annexe, la formulation dans les *réponses attendues* et non *à promouvoir* atteste de ce flou. Y est listée « la création des structures manquantes » sans autre précision ! Le document comporte des réflexions d'ordre général avec un appel à la mutualisation des moyens, au rapprochement des différents secteurs, au décloisonnement des financements, à la synergie des actions. Comme l'indique le rapporteur, « les contraintes financières et le souci d'un juste emploi des moyens existants conduisent à regrouper certaines réponses pour maîtriser les coûts » (p. 28). L'autre « tendance générale [amène] à s'éloigner des politiques catégorielles au profit de politiques globales afin d'agir sur l'ensemble des facteurs restrictifs d'activité » (p. 30). Il s'agit d'une référence au principe de gouvernance européenne adapté au handicap le *main-streaming*, soit l'intégration dans la vie ordinaire, et au projet qui se développe aujourd'hui de construction d'une *société inclusive*.

La partie consacrée au handicap psychique ne reflète pas les difficultés ressenties sur le terrain. Si le rapporteur a rencontré des représentants des usagers de la psychiatrie et des associations de patients et de leurs familles, dont l'Unafam, aucun des treize sites visités, cités dans le tome III, n'est consacré spécifiquement à cette catégorie de handicapés. Dans aucun des différents lieux il n'est fait référence aux psychotiques âgés. Les structures psychiatriques ont été négligées, de même que les Ehpad concentrant ces résidents. Le document de synthèse est recentré sur le handicap mental, le handicap physique, les déficiences sensorielles.

Ce constat démontre le risque d'effets délétères *d'une contribution à la réflexion* ou *d'une politique inclusive* qui mettent à la marge les handicapés psychiques et la psychiatrie. L'insistance, dans la rédaction du rapport, à ne pas faire référence au rôle des psychiatres qui interviennent dans les institutions médico-sociales et délivrent leurs

---

3. Quand les questions politiques viennent recouvrir la politique de santé et limiter la portée de la lettre de mission.

soins aux handicapés psychiques est symptomatique. Hormis un timide appel à des diagnostics dans le cadre de consultations pluridisciplinaires d'évaluation de l'autonomie (chapitre 1), le handicap est régulièrement associé à la discipline gériatrique, qu'il s'agisse du recours à « des experts en gériatrie et gérontologie » (p. 7), des « formations communes aux deux champs du handicap et de la gériatrie » (p. 27) ou de la nécessité de « rapprocher les secteurs du handicap de la gérontologie » (p. 28). Quant à la psychiatrie, elle est citée une fois au cours des 33 pages du tome I, à propos de « la mise en place d'un partenariat entre la psychiatrie et la gériatrie, se concrétisant notamment par la coordination des équipes mobiles des deux secteurs », deux autres occurrences concernant les structures ! Cette remarque sur un nécessaire partenariat entre psychiatres et gériatres se décline de façon surprenante sur le terrain. Des équipes de secteur ont sollicité, auprès de leurs établissements et de l'ARS, la création d'équipes mobiles de psychiatrie. L'ARS demande en réponse, *via* l'inscription dans le réseau gérontologique, la présence conjointe de gériatres et de psychiatres et la dénomination d'équipe mobile de *pycho-gériatrie*, terminologie parfois retenue par les praticiens eux-mêmes. Un collègue responsable d'une équipe mobile de psychiatrie du sujet âgé a dû en passer par la dénomination d'équipe mobile de *psycho-gérontologie*, en gommant toute référence au secteur, et en faisant la promotion de l'alliance des mondes psychiatrique, somatique et social, pour obtenir les moyens sollicités !

Cachez cette psychiatrie que je ne saurais voir ! Cette élision se repère également dans le même rapport Gohet où, à quelques reprises, il est fait référence à des « états de surcharges psychiques », « de détresses ou de conséquences psychologiques des handicaps » ! Autant d'euphémismes pour ne pas employer le mot de décompensation psychiatrique ! Discours témoignant d'une *antipsychiatrie ordinaire* qui nous implique, mais aussi et surtout « nos » patients. Le monde du handicap, représenté par des groupes influents : Papillons blancs, Unapei, Udapei, APF, se montre défensif à l'égard de la psychiatrie qui résiste à s'inscrire dans des réseaux de soin, ainsi qu'à l'égard des handicapés psychiques dont l'intégration a été consacrée par la loi du 11 février 2005.

Le rapport de P. Blanc [10] fait une place plus juste à notre discipline. Nous en avons extrait les passages suivants : dans la coopération avec les services intervenant à domicile, il est fait référence aux suivis par le secteur psychiatrique (p. 23), le rapport évoque les difficultés rencontrées dans les FAM, les MAS, les foyers de vie ou les maisons de retraite avec les handicapés psychiques stabilisés ayant effectué de longs séjours en milieu psychiatrique. Il est indiqué que leur trajectoire peut être chaotique, passant d'établissement en établissement avec des séjours en hôpital psychiatrique (p. 20), la coopération avec l'hôpital psychiatrique se met en place plus ou moins aisément (p. 23). La collaboration entre psychiatrie et gériatrie et entre services relevant de la santé et du médico-social est engagée et devrait se développer à l'avenir... (p. 32). Enfin, dans le paragraphe « Mobiliser plus efficacement le secteur psychiatrique », une meilleure articulation de la psychiatrie avec les autres disciplines et secteurs dont médico-sociaux (p. 33) est prônée avec mise en réseau avec la gériatrie.

La désignation au sein des *personnes qualifiées* constitutives du groupe de travail de P. Gohet, à côté d'un gériatre et d'un médecin de rééducation fonctionnelle, d'un psychiatre ayant une connaissance du monde du handicap, aurait permis d'éviter de répéter dans un rapport au ministre *l'omission et la discrimination* que nous avions dénoncée à propos du rapport du Pr Menard [8] ! Les difficultés exprimées nous semblent tout autant dans l'établissement d'un partenariat avec la psychiatrie, dans l'obtention des interventions de notre corps professionnel dans les structures médico-sociales, que de celle du concours de gériatres dont nous ne contestons pas la compétence dans ce domaine. Comment ne pas interpréter ces faits qui dessinent dans l'après-coup une continuité, celle de la violence institutionnelle qui s'exerce à l'égard des sujets psychotiques âgés ?

Les oubliés de la société

Une des modalités les plus insidieuses de cette négligence, qui apparaît de façon insistante et éclairante dans ce travail de mise en perspective, c'est **le silence qui l'accompagne** et qui témoigne de l'altérité radicale dans le traitement de ces sujets et de l'extraterritorialité des institutions en charge de ces patients-résidents. Dans la première préface à *L'histoire de la folie à l'âge classique*, M. Foucault [2] juxtapose « l'expérience de la folie en sa totalité, c'est-à-dire dans l'ensemble de ses formes scientifiquement explicitées et de ses aspects silencieux ». Le philosophe y évoque l'« archéologie du silence ». Un article de *Dits et écrits I* est consacré à « la folie, absence d'œuvre » [11] qui s'inscrit dans le prolongement des « régions du silence » que M. Foucault associait à la représentation de la folie à l'âge classique. Notre rôle est ici de lutter contre les effets d'un refoulement qui touche à la mémoire collective et à l'histoire des psychotiques âgés et des institutions qui les ont accueillis ou les accueillent. Le devenir de patients relégués et médicamentés dans certaines maisons de retraite dont équipes résidents sont délaissés, y compris par ceux qui les y ont adressés nous importe-t-il ? Il en va de notre responsabilité de psychiatre et de tous ceux qui se sentent concernés, impliqués par les effets d'un discours scientifique, économique et politique sur ces *oubliés de la société*.

Références

1. Brisset C. La psychiatrie et la dernière guerre, Vers une clinique de l'institution. *L'Évolution psychiatrique* 1988, tome LIII, fascicule 3 : 519-26.

2. Foucault M. *Histoire de la folie à l'âge classique*. Paris : Gallimard, 1972, pp. 530-57.

3. De Fréminville B. *La raison du plus fort, traiter ou maltraiter les fous*. Paris : Seuil, 1977, 189 p.

4. Boitard O, Glachant D. Traitements de choc et régimes totalitaires : une filiation ? *L'information psychiatrique* 2001 ; 77 : 824-30.

5. Chapireau F. *Connaissances nouvelles à propos des personnes recevant des soins en santé mentale. Handicaps, incapacités, dépendance. Revue française des affaires sociales.* Paris : La documentation française, 2013, pp. 181-207.

6. Stambul B. Bas niveau d'exigences et politique de secteur, *L'information psychiatrique* 1998 ; 74 : 340-2.

7. Ploton JL. Quelle place pour le psychologue en établissement, entretien avec M.S. Inzé. *Géroscopie pour les décideurs en gérontologie* 2014, n° 41.

8. Jovelet G, Faraggi P, Garret-Gloanec N. Le rapport du professeur J. Menard sur la maladie d'Alzheimer : la réplique de psychiatres. *L'information psychiatrique* 2008 ; 84 : 5-10.

9. Gohet P. *L'avancée en âge des personnes handicapées contribution à la réflexion.* Rapport IGAS N° RM-2013, octobre 2013, 163 p., disponible en ligne.

10. Blanc P. *Une longévité accrue pour les personnes handicapées vieillissantes : un nouveau défi pour leur prise en charge.* Rapport remis à P. Bas, ministre délégué à la Sécurité sociale, aux personnes âgées, aux personnes handicapées et à la famille, juillet 2006, 99 p.

11. Foucault M. La folie l'absence d'œuvre, situation de la psychiatrie. In : *Dits et écrits I.* Paris : Gallimard, 1964, pp. 440-8.

7 L'enquête observationnelle auprès des établissements médico-sociaux

Préalable méthodologique

L'orientation de patients psychotiques des unités de psychiatrie vers les Ehpad, leur suivi, le recours à une ré-hospitalisation sont source de malentendus, de contentieux. Le projet d'un travail de réflexion, d'exploration, élaboré à partir d'un questionnaire *adressé aux médecins coordonnateurs et psychologues de 50 établissements de l'Aisne* est né du constat de difficultés à échanger sur nos cultures respectives du prendre soin. Cette enquête recense les modes de fonctionnement, les points de tension, les attentes, les représentations des sujets psychotiques et de la psychiatrie. La restitution des données a été réalisée lors d'une réunion regroupant une vingtaine de participants. La formalisation de critiques adressées au psychiatre de service public, coordonnateur des prises en charge des résidents, est un élément qui peut induire un biais en orientant les réponses qui pouvaient être anonymes. Un questionnaire écrit permet, plus qu'un entretien semi-directif, plus spontané, le contrôle des contenus. L'analyse des réponses s'appuie sur les *pièces à conviction* que sont les documents retournés par les établissements qui se sont sentis impliqués par la problématique.

Le questionnaire

Deux éléments sont à préciser.

- Le premier tient à *l'importance des retours* : près de 40 %. Ce taux émane principalement de l'investissement des psychologues, plus présent(e)s en temps dans les institutions que les médecins coordonnateurs. Dans trois cas, nous avons reçu la réponse du médecin et celle de la psychologue ; 20 établissements sur 50 ont répondu.

- Le second *est d'ordre qualitatif* : le questionnaire est interprétable au niveau des questions fermées quand un minimum de réponses est fourni, permettant de calculer un pourcentage. Il en va autrement pour les appréciations plus subjectives, ce qui limite l'exploitation d'après coup, mais procure une richesse à l'analyse. Nous avons opté pour une restitution fidèle des propos formulés en réponse aux questions ouvertes, ce qui permet le respect des dires, des mots de l'autre...

Questions/réponses

Êtes-vous sensibilisé aux conditions d'accueil et d'hébergement de ces patients ? Si oui pourquoi ?

La forte majorité de réponses positives (16 oui, 6 non, 4 sans réponse) témoigne du fait que les équipes se sentent concernées par cette problématique et ce à des titres divers. Cette sensibilisation n'implique cependant pas l'acceptation de ces patients. Nous avons isolé les réponses les plus significatives, elles apparaissent en italique, et adjoint un bref commentaire.

« Oui, puisqu'ils ont autant le droit d'être dans un lieu de vie plutôt que dans un hôpital. » Un rappel aux droits du résident.

« Oui, car l'accueil est adapté en prenant en compte les antécédents. » On peut parler ici d'ouverture, de tolérance à la psychose.

« Oui, car on n'a souvent pas de problème chez les sujets jeunes, mais ils apparaissent après 10 ou 15 ans d'évolution. »

« Oui, car ils peuvent être un risque pour les autres résidents. » Ces propos témoignent de préoccupations sur la triade dangerosité/sécurité/responsabilité...

« Oui, de par nos formations professionnelles », *« impression qu'il faut être très spécialisé pour s'occuper de tels patients »*, qui pose clairement la question des compétences.

« Oui, car nous accueillons depuis plusieurs années ces résidents, et leur prise en charge est différente de celle des personnes âgées. »

« Il y a dans l'institution trois résidents autonomes et solitaires, difficiles à recadrer car ils vivent dans leur "bulle" et sont "égocentriques". »

Enfin, *« Oui car ils sont plus jeunes que la moyenne des résidents, que leur approche globale est différente et qu'ils sont en rupture brutale avec la prise en charge antérieure. »* L'admission peut ici être envisagée comme un traumatisme.

« Les équipes étaient très inquiètes à l'arrivée de ce résident car elles avaient beaucoup de préjugés sur la schizophrénie (les meurtres très médiatisés de deux infirmières, entre autres, à cette époque). Ses comportements étaient scrutés et dramatisés. L'équipe a décidé d'organiser une présentation orale pour expliquer la pathologie et l'effet du vieillissement. En tant que praticien, je suis convaincu que c'est l'ignorance qui avait provoqué cette panique. » Il est ici question des représentations négatives de la maladie mentale.

« Moins "déambulants", agressifs, plus attachants, un réel projet de soins puisqu'ils ne sont pas en fin de vie. »

« Du fait de la demande des différents secteurs ou depuis le domicile. » Là, il s'agit de répondre à la demande, et aux demandes.

Enfin, certains formulent une réfutation claire à ce type d'admission :

« Refus d'admission de patients non équilibrés en raison de la médicalisation insuffisante de l'établissement spécialisé. »

« Je me refuse à prendre de nouveau ce genre de patients. »

Suivent des réserves liées à *« l'absence de traitement adapté, l'absence des antécédents, et des implications associées à un refus »*, *« la structure étant non adaptée à l'accueil et l'hébergement de jeunes psychotiques »*.

Une confusion entre sensibilisation et conditions d'engagement à l'accueil a été favorisée par la formulation de la question. Est évoquée la position d'établissements qui récusent ces patients. Le pourcentage estimé au plan national est plus de 30 %.

En pourcentage, combien représentent-ils sur la population globale des résidents de votre institution ?

Il tourne en moyenne autour de 5 %, avec de grandes variations entre les institutions qui n'admettent pas ces résidents et ceux qui se spécialisent dans leur accueil. Le taux est alors de 25 % voire 40 % dans une maison de retraite spécialisée dont les résidents viennent exclusivement de la région parisienne. Citons le commentaire écrit par un médecin coordonnateur : *« Ce chiffre (5 %) est faible en pourcentage (c'est-à-dire quantitativement), mais conséquent dans la prise en charge que cela représente »*. Il y aurait un seuil de tolérance...

Quant au ratio homme/femme, il est généralement réparti de manière égale dans cette population jeune, ce qui n'est pas le cas chez les résidents âgés où les femmes sont surreprésentées, de même que dans le personnel encadrant majoritairement féminin. L'âge moyen de ces résidents étudiés est de 68 ans, soit près de 20 ans inférieur à la médiane d'âge en Ehpad.

En quoi ces résidents sont-ils différents dans leur manière d'être et de se comporter dans l'institution (quelle représentation avez-vous de ces résidents ?)

« Ces résidents nécessitent une prise en charge psychologique plus soutenue, alors que la psychologue n'intervient pas à plein temps dans notre établissement. Les résidents atteints de la maladie d'Alzheimer nécessitent une approche plus médicale et environnementale pour expliquer et prendre en charge des troubles du comportement. »

« Le personnel en a souvent peur. Ces résidents nous demandent beaucoup plus de temps que les autres. »

« Une certaine conscience de la réalité immédiate, sans désorientation temporo-spatiale, plus de délire ou d'hallucinations, l'autonomie reste bien maîtrisée malgré de petits manquements au niveau de l'hygiène. »

« Ils présentent un problème de sociabilité avec les personnes. » « Ils ont des bizarreries du comportement, sont imprévisibles. »

« Ils parlent seuls, ne mangent pas comme il faut à table, font peur aux autres résidents, ont des problèmes d'hygiène. » Ce qui est pris en compte ici, c'est le savoir-vivre, le sens des convenances, la capacité sociale.

« Ils attendent beaucoup plus des équipes soignantes (en temps, en attention). » « Ils sont souvent oubliés dans leur coin, sauf lors des décompensations sévères. » « Les pathologies psychiatriques sont méconnues, voire craintes, et les dispositions qui sont prises sont souvent tardives et musclées. »

« Personnellement, je trouve que ce sont des patients intéressants, et, au contraire de la population générale, qui acceptent, voire demandent une prise en charge psy. Malheureusement, mon temps de prise en charge pour eux est limité. »

« Leur intégration est différente du fait de leur manière d'entrer en relation avec l'autre et des besoins qui sont différents de la personne vieillie ou démente. »

« La manière d'être diffère selon la pathologie : on peut noter de manière globale l'anxiété, l'inhibition, le repli, la désinhibition ou l'excitation. » De manière générale : *« les troubles du comportement sont moins fréquents qu'à domicile car, en Ehpad, ils bénéficient de soins et d'un environnement sécurisé ».*

De quelle nature sont les difficultés rencontrées dans l'accompagnement de ces résidents ?

S'il y a des difficultés, elles sont rencontrées :

- dans la prise en charge par l'équipe d'encadrement. Oui en majorité (17) : *« par méconnaissance des particularités des résidents ou en période de crise »* ;
- vis-à-vis des autres résidents, autre à préciser (16) ;
- du fait des familles des autres résidents (11) : peur, intolérance et incompréhension sont indiquées.

De quelle nature sont les difficultés ?

- le refus de soins vient en priorité (18) ;
- les propos délirants (16) ;
- l'agressivité (16) ;
- l'opposition (14) ;
- l'agitation (14) ;
- le risque suicidaire (4) ;

Autres :

- un attrait excessif pour les jeunes filles dans les gestes : rituels obsédants car récurrent, un mal-être (1) ;
- fugue ; comportement désadapté en ville (1).

La transmission des antécédents médicaux psychiatriques, dont les hospitalisations, de leur histoire de vie, des coordonnées de proches vous paraît-elle satisfaisante ?

Les antécédents sont mal ou non transmis en majorité (11) : « *peu de renseignements* », « *trop succincts ne comportant pas les antécédents (4), ni l'histoire de vie* » ou « *on note l'absence de compte rendu d'hospitalisation* » (2 fois), « *des difficultés de contact avec l'équipe précédente, nécessité d'appeler les structures* », une bonne transmission dans 5 cas.

Problème de la demande et des activités

« *Ces résidents sont très ambivalents ou motivés pour les différentes activités proposées (qu'ils peuvent juger infantiles).* »

« *Chaque résident est très différent, certains peuvent être très demandeurs, ou à l'inverse en retrait, apathiques. Ils sont souvent dans la demande d'échanges et acceptent volontiers les entretiens psy.* »

« *Les réactions sont parfois assez imprévisibles. Les oppositions et l'agressivité sont plus fréquentes.* »

« *C'est plus le personnel d'encadrement qui craint les réactions du résident psychotique, un comportement déviant, que le contraire, à savoir qu'un résident puisse ressentir une ambiance terrible, se sentir menacé.* »

« *Imprévisibilité et question de leur comportement. Leur propre souffrance à vivre avec des personnes âgées. Malgré tout, ils s'adaptent.* »

En quoi leur prise en charge diffère-t-elle de celle des résidents âgés ou présentant une maladie d'Alzheimer ?

« *Les psychotiques justifient d'un abord spécifique.* »

- *Prise en compte des participants, de la relation à l'autre, adaptation des activités et des centres d'intérêt souvent différents du fait de leur âge.*
- *La gestion des troubles du comportement et la gestion de ces mêmes troubles par le personnel, le risque de décompensation.*

« *Dans le contact verbal et la communication verbale.* »

« *Dans la proposition d'activités occupationnelles et thérapeutiques.* »

« *Risque d'agressivité (verbale et physique), la force physique du psychotique encore jeune est parfois un problème, les épisodes thymiques plus ou moins longs sont parfois difficiles à gérer (psychoses bipolaires). Le risque suicidaire, les comorbidités sont à prendre en* compte, ce qui rend le diagnostic parfois difficile (exemple : troubles cognitifs survenant dans certaines pathologies psychiatriques pouvant être confondus avec une démence... MMSE peu discriminatif à ce sujet). Ces personnes qui arrivent parfois jeunes doivent envisager de rester de nombreuses années en institution... C'est parfois difficile à accepter pour elles, mais aussi pour l'équipe qui doit se rendre très disponible pour celles-ci (exemple : plus d'activités, plus d'attention, gestion des angoisses importantes). »

Pensez-vous que le traitement psychotrope reçu est adapté ?

Vous autorisez-vous à le modifier ?

- à la hausse (10) ;
- à la baisse (10).

La majeure partie des médecins coordonnateurs ou des médecins traitants peuvent prendre l'initiative de modifier le traitement psychotrope. Une majorité se dégage quant à la nécessité d'une réévaluation régulière par un psychiatre (10), voire « absolument ».

Pensez-vous qu'une réévaluation régulière tous les six mois/tous les ans par un psychiatre est justifiée ?

Une majorité de répondant (10) considère en effet le suivi comme insuffisant : *« trop peu de consultations régulières, un passage si la consultation est refusée... Les interventions sont trop limitées aux situations de crise ou en cas de ré-hospitalisation »*, *« Oui absolument »*, *« car la stabilisation est fragile »*.

Une amélioration des liens est sollicitée, ailleurs, *« la communication entre les structures sanitaires et médico-sociales telle que SMS/informatique »* est souhaitée.

Les patients viennent, en pourcentage : de leur domicile, d'une institution, un établissement psychiatrique ou autre ? Les réponses sont trop peu nombreuses pour être rapportées, ce qui confirme la mauvaise connaissance des conditions de vie qui ont précédé l'admission.

Le patient a-t-il encore des contacts avec sa famille ou ses proches ?

Oui (9) ; rarement (4) ; non : (5) cas. Lorsque ces résidents viennent de structures psychiatriques où ils ont été hospitalisés de longues années, le passage en Ehpad coïncide parfois avec la reprise de visites dans des lieux non connotés par la maladie mentale.

En quoi ces résidents sont-ils différents dans leur manière d'être et de se comporter dans l'institution (quelle représentation avez-vous de ces résidents ?) ?

« Étant donné leur passé psychiatrique, ils peuvent avoir des comportements qui peuvent poser des problèmes dans une institution », *« bizarrerie du comportement »*.

Relations avec le secteur dont vous dépendez : pensez-vous que le suivi du psychiatre, de l'infirmier de secteur, réponde à vos attentes ? Précisez le partenariat... actuel, souhaité.

Satisfaits (3), non satisfaits (5) :

« Un meilleur échange est souhaité entre les Ehpad et structures spécialisées, avec une rapidité d'intervention et une étude du milieu de vie ».

« Il manque des réunions de synthèse entre Ehpad et secteur psychiatrique. »

« Il s'avère difficile d'accompagner les patients aux consultations, de parler ou d'échanger avec le médecin. La prise en compte de nos soins est insatisfaisante. »

Un suivi *« plus rigoureux est à mettre en place »*, *« une amélioration est souhaitée ».*

L'équipe de psychiatrie est-elle disponible pour répondre en cas de situation de crise, rencontrer, voire hospitaliser le patient ?

Oui dans 10 cas, 4 non. Le passage par les urgences de l'hôpital général est considéré comme majoritairement inutile car il embolise cet espace, mais s'avère le plus souvent un passage obligé. Quant à l'hospitalisation, il est constaté : *« un retour trop rapide du résident en Ehpad après une hospitalisation pour agitation et agressivité ».*

« Les psychotiques jeunes ne posent pas de problème à l'accueil car ils sont identifiés. Au bout de 5 à 10 ans, lorsqu'il y a aggravation et que les troubles du comportement deviennent majeurs (cris incessants dérangeant en permanence les voisins), les structures psychiatriques ne veulent plus s'en occuper (consultations données à 2 mois en cas de problème urgent), encore moins les reprendre. »

- *L'hospitalisation en urgence a posé d'énormes problèmes : plusieurs hospitalisations en urgences se sont révélées catastrophiques.*

- *Tantôt on considère le résident comme un psychotique et on n'en veut pas, tantôt comme « un vieux » et il est rejeté...*

- *Globalement, le délai d'hospitalisation, même en cas d'urgence, est un problème.*

Dans l'ensemble, *« le partenariat est considéré comme insuffisant »*, *« soit pas de partenariat »* ou *« difficile à mettre en place ».* Est noté *« le manque de temps/de transmission/le manque de formalisation et de contacts directs »*, c'est-à-dire de disponibilité !

Les conditions d'organisation d'une hospitalisation sont vécues comme difficiles, c'est *« le parcours du combattant »*, avec souvent un *« encombrement des urgences »* et *« un manque de disponibilité dans les services d'accueil ».*

Comment améliorer les pratiques ?

- Grâce à une équipe mobile intervenant précocement sur site ? 12 avis y sont favorables *« sous réserve d'un délai d'intervention convenable ».*

- Par la signature d'une convention qui engage les 2 institutions ? (11).

- Par des actions de formation à la spécificité de la psychose et de sa prise en charge considérées comme *« indispensables »* (11).

- Autre... : « *Faciliter les contacts directs entre médecins* ».
- « *Les hôpitaux psychiatriques doivent organiser sur leur site la prise en charge des patients psychotiques âgés de plus de 60 ans qui ne sont pas durablement stabilisés* ».

Formation

Les actions de formations, sont considérées comme nécessaires (11).

Les thèmes de formations souhaitées : *la représentation du patient psychotique, l'analyse de ses réactions/pensées/angoisses vis-à-vis de ces situations.*

« *Je pense qu'une formation, même sommaire, du personnel d'un Ehpad, sur le fonctionnement d'un patient psychotique, ses pensées, son devenir, permettrait de réduire les angoisses vis-à-vis de ces situations.* »

« *Le personnel est, je pense, assez influencé par les médias, et s'imagine que tout psychotique est systématiquement un être violent.* »

Pensez-vous qu'un Ehpad classique soit adapté pour ces prises en charge ou qu'il nécessite des moyens supplémentaires (grâce à un regroupement des patients) ou encore qu'il faudrait prévoir des Ehpad spécialisés pour cet accueil ?

Plusieurs réponses indiquent qu'« *au-delà d'un certain seuil, cela n'est plus possible* », certains pensent que non, ces structures ne sont pas adéquates, d'autres sont prêts à s'engager « *à les accueillir comme résidents dès lors qu'ils sont stabilisés* ».

Une majorité des répondants est favorable à la création d'Ehpad spécialisés, avec la présence d'infirmier(ères) formés à l'exercice et la garantie d'un temps de psychiatrie dédié (20 voire 40 % d'ETP). Enfin, 10 sont favorables à la création, au sein des hôpitaux psychiatriques, de services pour les psychotiques chroniques non stabilisés...

Quelle est la fonction du ou de la psychologue de l'établissement par rapport à ces résidents ?

« *Assurer l'accompagnement psychologique individuel, évaluer les risques de décompensations, travailler le partenariat avec les autres professionnels (psychologues de CMP, etc.).*

« *Être à l'écoute par rapport aux pulsions, aux TOC de certains résidents, et ses "anciens délires".* »

« *Expliquer, former les soignants aux particularités psychiques des résidents psychotiques. Travailler sur la compréhension des troubles et la réponse à y apporter* ».

« *Soutien psychologique/prévention des crises* ».

- *Lien établi et maintenu par des entretiens individuels, participation à des groupes (musicothérapeute, parole).*
- « *Assurer le suivi psychologique du résident tout au long de son séjour* ».

« *Recueil d'informations à l'aide d'entretiens (familles, résident) et de tests psychométriques* ».

« Échange avec l'équipe soignante du service, cadre infirmière, médecin coordonnateur et le psychiatre, au sujet de la prise en charge ».

« Propositions d'actions à mettre en place lors des réunions "projet personnalisé" et lors de discussions avec les membres du personnel soignant du service. »

« L'accueil de ces patients est rendu difficile par le manque de connaissances et les peurs irrationnelles du personnel, des résidents et des familles. »

« D'autre part, les situations complexes (crises, adaptation de l'environnement) sont difficilement gérables du fait d'un manque d'organisation et/ou de moyens humains. »

Certaines psychologues en Ehpad disent par ailleurs être peu formées sur cette thématique, et ont donc du mal à faciliter l'intégration du patient.

Que recèle ce questionnaire ?

Le taux important de réponses, la nature des réserves et des remarques formulées par écrit et oralement témoignent d'une attente importante des personnels des structures d'accueil vis-à-vis des équipes de psychiatrie de secteur, de la psychiatrie en général ; il s'agit d'un sujet sensible, suscitant l'intérêt.

- Les équipes des Ehpad en charge de patients psychotiques maîtrisent mal leur accompagnement, sont en manque de formation et ne se sentent pas compétentes. La demande d'une meilleure coopération dans l'intérêt du résident émerge avec insistance.

- L'Ehpad est un lieu de vie possible pour ces résidents, sous réserve d'accueillir un patient stabilisé et de mettre en place un suivi spécialisé. Une majorité d'équipes le pense, mais ces conditions idéales sont rarement réalisées.

- Pour d'autres personnes interrogées, il faut penser à d'autres structures, diversifier l'offre de prise en charge, et surtout obtenir que l'équipe de secteur soit davantage disponible.

- Notons également que l'abord thérapeutique (en particulier médicamenteux) se trouve complexifié par le fait que les traitements ne sont pas adaptés, car pas modulés en fonction de l'âge, rendant les patients résistants et peu accessibles au changement de thérapeutique...

- Les établissements médico-sociaux ont, vis-à-vis « de la psychiatrie », une attente de disponibilité et de réactivité importante quand ils sont confrontés à des difficultés face à ces résidents qui « viennent pour une grande majorité de l'univers de la psychiatrie ».

Les résidents, originaires d'autres départements ne sont pas d'emblée rattachés aux secteurs dont l'hôpital relève. La règle du secteur peut être malmenée. Les contacts hôpital-Ehpad sont parfois facilités par le passage, jugé positivement, d'une équipe d'infirmier(e)s de liaison qui intervient régulièrement depuis l'hôpital ou du CMP auprès des résidents et des équipes. La disponibilité est subordonnée à la taille de l'équipe au regard du nombre de structures rattachées administrativement à l'EPSMD. Dans l'Aisne on compte une cinquantaine d'Ehpad, liés ou non par convention.

Le positionnement de médecins coordonnateurs et de psychologues d'Ehpad

La seconde enquête a été conçue dans le cadre d'un mémoire d'anthropologie mettant en jeu les représentations, les croyances et les attentes des différents acteurs d'Ehpad et de psychiatrie. La limite à cette recherche est son caractère d'extériorité. Ce type d'échange ne remplace pas l'immersion dans le milieu comme dans une observation participante. En tant que consultant, que ce soit vis-à-vis de résidents ou des équipes, nous occupons une place d'autorité, de recours, qui peut fausser la donne. V. Girard [1] éclaire, à propos de l'intervention conjointe auprès de sujets en précarité sociale, l'écart qui existe dans la démarche d'un anthropologue et d'un psychiatre. Il utilise, pour la différencier, la référence à la « *spatialité* » : verticale pour le premier, horizontale pour l'autre. Il affirme que « le patient peut avoir du mal à ne pas mettre "son" psychiatre sur un piédestal, référence à la massivité du transfert chez le patient psychotique. Il est délicat de vouloir occuper, même temporairement, les deux places ».

Les témoignages suivants proviennent de :

- A : un médecin coordonnateur.
- B et C : psychologues exerçant en Ehpad, recueillis par écrit, grâce à un échange Internet.
- D : entretien réalisé sur place lors de la rencontre avec un médecin coordonnateur et une psychologue travaillant dans le même établissement. Ces derniers échanges ont été enregistrés[1] et pour partie réécrits pour une meilleure compréhension. La réponse à la 7e question n'a pu être transcrite pour des raisons liées à la qualité technique du recueil.

Nous avons regroupé les réponses et cherché à mettre en lumière l'insistance dans l'usage d'expressions, de signifiants communs, qui dessinent des représentations et des croyances.

Question 1 : En quoi le contact, les relations, le mode d'être des résidents psychotiques diffèrent-ils des autres résidents ? Qu'est-ce qui les singularise, ont-ils des traits communs liés à la psychose ?

---

1. Pour des raisons liées à la mauvaise qualité de l'enregistrement, les deux intervenants n'ont pas été distingués.

A (*Médecin coordonnateur*) : Un aspect « zombie » lié aux neuroleptiques et certains comportements aberrants qui se noient dans la masse des autres comportements aberrants, secondaires aux démences évoluées qui peuplent nos établissements. Une souffrance de leur part de par un passage brutal dans un milieu décalé et moins protégé (cocooné ?) que le milieu psychiatrique.

B (*Psychologue Ehpad 1*) : Le mode d'entrée en relation est particulier et la communication difficile notamment chez les résidents délirants.

L'aspect envahissant et impénétrable des idées délirantes.

La difficulté à trouver des centres d'intérêts et à les motiver pour faire des activités. Il y a également les réactions qui sont imprévisibles comparativement aux déments.

C (*Psychologue Ehpad 2*) : La première différence réside dans l'âge des résidents psychotiques qui sont beaucoup plus jeunes. D'autre part, les stéréotypies motrices sont plus importantes, engendrant un regard différent des autres. Enfin, leur mode relationnel est soit basé sur une appréhension des autres et de ce fait aboutissent à une tendance à l'isolement, soit sur un mode de désinhibition sociale engendrant alors dans ce cas des comportements et une extraversion souvent mal compris.

D (*Discussion*) : Il y en a tellement peu. Ce qui les caractérise, c'est qu'ils n'ont pas beaucoup de relations avec les autres résidents, mais beaucoup plus de relations avec les soignants.

Je pense qu'il y a une forte incompréhension les uns vis-à-vis des autres, une incompréhension qui n'a pas de définition, la non compréhension de l'autre, dans sa façon d'être et du coup pas d'interrelations dans la vie de tous les jours.

– Quand on dit « la population des psychotiques », c'est un peu artificiel car ils ne font pas partie d'une communauté, ils ne se regroupent pas.

Non, a priori, mais un petit peu quand même. Je vois qu'on en a encore retrouvé certains qui peuvent se rassembler parce qu'ils se connaissaient à l'extérieur. Ce sont aussi les soignants qui les regroupent ; le soignant fait beaucoup le lien. Par exemple, chez nous, je vois bien le nombre de personnes pour lesquelles on aurait peut-être pu faire quelque chose dès leur arrivée. Ils sont isolés, chacun dans leur problématique et dans leur bulle. Les soignants disent qu'ils sont dans leur monde (bulle). En fait, ils sont dans le retrait, d'où la difficulté de créer des liens.

– Ce qui les singularise c'est la relation à l'autre, c'est l'asociabilité : cette difficulté à nouer des liens.

Je pense que pour le soignant en général, quelle que soit sa fonction, ils sont dans l'isolement et la pseudo-apathie, l'apathie tout court, même. Ça ne gêne pas les soignants, au contraire c'est plus facile pour eux.

– Alors ils se fondent dans les lieux, il se « moulent » un peu à la façon d'un résident « normal » en maison de retraite, à savoir apathique, en retrait.

« Il n'interpelle pas trop le soignant, sauf s'il y a quelque chose de visible. Par exemple, Monsieur Y. qui a pris 50 kg depuis qu'il est là. Donc là, c'est un échec lorsque l'on étudie le dossier. Il a beaucoup de mal à dire bonjour et maintenant il détourne la tête, une espèce de réticence. Il n'exprime pas de souffrance, peut-être son problème de poids, mais il est fuyant, il n'a jamais été rebelle, opposant. Là, les soignants sont inquiets, il va probablement être pris en charge en hospitalisation, ils nous disent qu'il faut faire quelque chose. »

– Alors, vous dites le versant déficitaire – ou plutôt le retrait ; et les symptômes « productifs » au sens d'une extériorisation délirante, il y en a peu ?

« On en a quelques-uns tout de même. Des manifestations productives, peu. D'ailleurs c'est ce qui contribue à déstabiliser (un peu) les soignants, et régulièrement ils font appel à nous. Ceux qui sont apathiques, sont dans le retrait, en fait, ils ne dérangent pas car ils sont comme les autres. Quand il y a des agitations, les soignants vont chercher de l'aide. C'est le contact, c'est la relation à l'autre qui fait qu'ils sont très caractéristiques. »

Tenez, par exemple, Monsieur Z., qui est un peu productif. Pour lui, j'ai été obligé de mettre des garde-fous. Tout ce qui est dans la supervision de la toilette devient difficile, même le quotidien. Et avec le psychiatre, notre relation n'est pas facile. On lui explique la situation, on lui écrit. Mais on n'a pas l'impression d'être vraiment écoutés ou entendus. Celui qui suivait Monsieur Z. régulièrement est parti, et du coup ça change tout.

Nous, on voit ce résident régulièrement, et on voit bien qu'il est difficile avec les autres, avec le personnel, même avec les autres dames. On dit qu'il faut que ça change, mais on n'a pas forcément de réponse et on ne nous donne pas de conseils pratico-pratiques. Sachant que la crise aiguë s'amorce, que ça monte petit à petit. Car le comportement qu'il a avec les résidents, il peut l'avoir aussi avec les soignants, et là les soignants commencent à ne pas être bien, ils sont mal à l'aise, ils commencent à être agressés lorsqu'ils font les toilettes par exemple. La nuit, ils ne sont que deux, il y a un problème de sécurité.

Le médecin généraliste partage l'appréhension, la réticence des soignants. Dans ses courriers, il demande une décision plus encadrée pour la prise en charge de ce patient. Je ne pense pas qu'il fasse vraiment peur, mais par rapport aux autres résidents, il y a du danger.

Question 2 : Lors de l'admission, sentez-vous auprès de l'équipe le poids des représentations sociales négatives, et de quelle nature ? Influencent-elles la qualité du travail ?

A (*Médecin coordonnateur*) : Pas nécessairement. Au sein de l'Ehpad, l'équipe est très « ouverte » et empathique. Ce n'est pas la représentation qui pose problème, mais la charge de travail que ce type de patient peut engendrer (agité ? réfractaire aux soins ? qui demande beaucoup d'investissement ?). Avec, de plus, un manque de formation vis-à-vis de ces prises en charge très particulières et les fréquentes non-réponses des structures spécialisées qui restent aux abonnés absents, dès qu'on a besoin d'elles (par manque évident de moyens).

B (*Psychologue 1*) : Non, il n'y a pas de poids des représentations, car l'établissement accueille depuis longtemps des personnes psychotiques. Mais les professionnels restent enfermés dans des stéréotypes, et ils ont des difficultés à se mettre à la place de ces résidents, à comprendre leur délire et leur incohérence (par exemple, ils pensent qu'ils le font exprès), et à comprendre la maladie psychiatrique.

C (*Psychologue 2*) : En effet, les équipes verbalisent une peur réelle souvent liée à des *a priori* négatifs. Ces craintes et cette vision négative des pathologies psychiatriques (par manque de connaissances aussi) ont une répercussion délétère sur la prise en charge, comme le refus de prendre seul en charge le résident en question, soit par une fuite et de ce fait un abandon de la prise en charge dès la moindre problématique.

D (*Discussion*) : Quand les soignants apprennent qu'un résident avec des troubles psychotiques va arriver, pour eux c'est tout de suite comme si on leur annonçait une mauvaise nouvelle. Ils pensent que ça encore va être quelque chose de difficile. Alors que pas du tout. Généralement, c'est tout le contraire, on a plutôt de bonnes surprises. Au départ, ils sont très négatifs, mais au final, ils trouvent que les troubles psychotiques, ce n'est pas si difficile que ça à prendre en charge, c'est juste un problème de rapport avec la réalité, tout le reste semble stable.

Depuis que je suis là, j'ai la chance de pouvoir travailler régulièrement avec une psychologue. J'ai axé mon travail sur les admissions, c'est très important de bien réussir les admissions, et du coup ça facilite les choses de travailler en amont. Il y a des cas d'accueil où on n'a aucun renseignement, aucune information sur le suivi psychiatrique et médical. On est obligés d'aller à la pêche aux informations car on sait que le patient vient de psychiatrie, qu'il y est depuis 20 ans, mais on ne connaît même pas son traitement. Monsieur C., par exemple, qui vient de psychiatrie pour un problème cardiaque et une coxarthrose, pour laquelle il va avoir une prothèse de hanche. Donc, j'ai la chance d'avoir à mes côtés une psychologue qui est allée le rencontrer. On a pu établir une synthèse au moment de l'admission. Une fois que la demande d'admission est validée, les équipes sont préparées. On prépare aussi la personne accueillie : elle est venue visiter, prendre un goûter, ça s'est fait en deux ou trois fois. Tout le monde est préparé. Souvent, on met en garde les équipes de façon trop alarmiste, car, au final, tout se passe bien. On procède également de cette manière pour les sujets déments.

Probablement, et c'est là un élément qui est très nouveau, l'importance des psychologues qui sont tout de même affectés régulièrement sur les Ehpad, même si certains disent qu'ils ne sont pas formés à la psychose.

Bien sûr, il faut suivre des formations professionnelles. En ce qui me concerne, la formation initiale que j'ai eue était axée sur la neuro-psy cognitive. J'ai beaucoup de connaissances en neuropathologie, mais pas forcément sur la prise en charge neuro-psychologique-pathologique.

Question 3 : L'expérience de vie avec ces résidents a-t-elle modifié le regard porté sur eux (dans le sens de confirmer les *a priori* ou au contraire de les déconstruire) ?

A (*Médecin coordonnateur*) : Je ne pense pas qu'un quelconque ostracisme puisse exister *a priori*. Si un *préjugé* pouvait exister, c'est celui du médecin coordonnateur, et éventuellement des IDE, mais, à mon avis, pas des AS éloignées des problématiques médicales. Seul compte le comportement du résident et non l'étiquette à l'entrée. En Ehpad, ces patients sont devenus des résidents comme les autres. Si leur comportement a pu choquer au début, ils font rapidement partie des murs. Seul persiste le regard péjoratif, interrogatif, des gens venant de l'extérieur qui nous ramène parfois à la réalité. Un Ehpad c'est comme un aquarium où chacun trouve sa place et vit sa vie. Si des tensions existent inévitablement, des équilibres se forment rapidement. Certains patients non initialement étiquetés psychotiques nous posent souvent beaucoup plus de problèmes ! Et les neuroleptiques ne sont pas l'apanage des psychotiques !

B (*Psychologue Ehpad 1*) : Oui, il y avait de l'appréhension, « peur d'être agressé » (physiquement et verbalement), peur des réactions, pas rassuré. Mais au fur et à mesure des différentes rencontres, lors des animations, après avoir appris à se connaître, les *a priori* évoluent positivement. Sauf lors de cas d'agression et de violence.

C (*Psychologue Ehpad 2*) : Oui, avec des formations internes et une réassurance quant à ces résidents, les *a priori* ont tendance à s'atténuer et le mode relationnel devient alors similaire à celui des autres résidents. Néanmoins les phases de décompensation, ou encore la majoration des troubles, réactivent très rapidement les préjugés existants.

D (*Discussion*) : Je n'ai pas remarqué. Pour moi, ça se passe plutôt bien. Ça se déroule globalement bien par rapport à la problématique.

– Pensez-vous que, par rapport à ses représentations plutôt négatives dans la vie courante : la psychose, la dangerosité, la façon d'accueillir des psychotiques a changé ? Pensez-vous que l'équipe elle-même a changé de regard au fil des admissions ?

Je trouve que oui. J'ai plusieurs exemples en tête ou, au contraire, les équipes sont plus ouvertes. Le fait qu'on leur présente des tableaux cliniques très négatifs mais que l'on essaye de les rassurer, justement dès l'entrée du résident, les rend plus ouverts, plus apaisés qu'avant sur les troubles psychiatriques

– Y-a-t-il des éléments positifs à relever, concernant l'autonomie, notamment ? Il s'agit tout de même des personnes jeunes. J'étais étonné quand vous évoquiez tout à l'heure les difficultés rencontrées pour ce patient lors de la toilette. Faut-il contrôler l'hygiène ?

Concernant ce patient, il y en effet des déficiences. Même s'il est jeune, il faut tout de même vérifier. Il faut aussi contrôler le changement de vêtements car il aurait tendance à se laisser aller. Ce n'est pas un déficit dans l'autonomie, c'est plutôt de la négligence.

Question 4 : À certains moments, l'équipe s'est-elle sentie déstabilisée ou menacée ? Pensez-vous qu'il peut en être de même pour ces résidents ?

A (*Médecin coordonnateur*) : Cela a pu arriver, mais pas spécialement plus qu'avec certains autres résidents. Les patients psychotiques sont souvent lourdement traités et plutôt ralentis. Si souffrance il y a, elle provient de la non possibilité de donner une réponse cohérente et efficace à leur souffrance. Ce qui peut participer à l'isolement de ces patients pour lesquels on ne sait plus quoi répondre.

B (*Psychologue Ehpad 1*) : Oui, de manière ponctuelle, lors d'épisodes violents.

C (*Psychologue Ehpad 2*). Oui, le personnel soignant se sent démuni devant des troubles face auxquels il ne sait pas comment agir, ou plutôt réagir. Parfois, il est important de mettre en place des relais au sein de l'équipe soignante afin de dédramatiser une situation qui, souvent, n'est pas aussi problématique qu'on la perçoit.

D (*Discussion*) : Les nouveaux arrivants peuvent manifester une certaine anxiété, décompenser. Par exemple, il y a peu, on a accueilli une femme délirante avec une attitude d'opposition massive, très difficile à gérer. Avec la psychologue, nous avions prévenu les équipes (disons plutôt que nous avions « anticipé »)... Les équipes ont fait des efforts pour sa prise en charge en attendant le rendez-vous chez le psychiatre, qu'elle a refusé. Dans le temps d'attente d'une intervention de la psychiatrie, il y a eu problème dans la prise en charge de cette dame, avec la verbalisation de propos inadaptés.

La patiente était déjà délirante, son admission s'est faite très rapidement. Il y avait peut-être en plus un problème de place. Le problème vient du fait que, parce que l'on croit qu'ils sont psychotiques, délirants, qu'ils sont en fait « fous », ils ne seraient pas capables de raisonner ou même d'avoir des réactions affectives. On se permet d'avoir des propos malencontreux. On pense que la personne ne pourra pas les comprendre.

Pour les soignants, il est parfois difficile de comprendre que les psychotiques ont du mal à montrer leurs émotions ou à comprendre les émotions des autres. Et pourtant, bien sûr, ils en ont.

On parle de situations de crise. Dans ce cas précis, la crise a duré une semaine, mais cela a suffi pour engendrer des tensions, de l'insécurité, dans l'équipe « dépassée » par une situation psychiatrique aigue. Mais maintenant, c'est complètement terminé. La résidente est bien acceptée, ça se passe très bien.

Question 5 : Y a-t-il de bonnes surprises, des rencontres inédites avec des résidents psychotiques inventifs, créatifs, au niveau du langage, des productions artistiques ou du mode de relation instaurée ?

A (*Médecin coordonnateur*) : Oui, certains patients nouent des relations très fortes avec le personnel soignant. Et sont très attachants. À notre niveau, le manque de moyens en animation adaptée entrave certainement l'expression de leur créativité.

B (*Psychologue Ehpad 1*) : Oui, au niveau du langage, il y a résidents qui peuvent se montrer attentifs, minutieux et créatifs durant certaines activités. Par exemple, lorsqu'on met la table, une organisation spontanée s'est mise en place entre les résidents psychotiques.

C (*Psychologue Ehpad 2*) : Un résident me vient à l'esprit : il s'agissait d'un homme schizophrène, très impressionnant physiquement, avec de gros troubles moteurs et d'importantes stéréotypies qui s'exprimaient beaucoup par un refus de soins d'hygiène. Son langage était d'une telle richesse qu'il était parvenu, de par ses capacités d'expression, à faire tomber toutes « ses différences » aux yeux du personnel soignant. En plus, il s'était découvert une passion pour l'informatique, ce qui lui a permis de maintenir des liens sociaux qui auraient été très difficiles autrement.

D (*Discussion*) : Dans notre établissement, on a un problème pour organiser une animation orientée vers des personnes psychotiques. Il y a bien un pavillon dédié aux arts plastiques mais, ils n'y sont pas intégrés, ce qui fait qu'on ne leur permet pas de montrer leurs capacités.

– On n'y pense pas en fait...

En effet, ça demanderait d'adapter son attitude, ce qui est peut-être un peu plus compliqué. Il faut rentrer en contact, il ne faut pas avoir peur. Pourtant, il y en a certains... par exemple, je pense à Monsieur X., lui, il très créatif. Et Monsieur Z., aussi. C'est un monsieur pour lequel il faudrait organiser quelque chose. Moi, je regrette qu'il n'y ait pas de dessins dans sa chambre, dans les lieux de vie.

– L'écriture, l'idée d'un journal... tout cela n'est pas trop valorisé ?

On ne cherche pas à le faire. On pourrait faire de l'animation au sens large, aller chercher de la vie. Les déments, on ne peut plus aller vers eux ; les psychotiques sont plus déficitaires. Aller vers eux demande un effort de la part du soignant, un effort particulier.

– On reste toujours sur ce modèle, conforme à l'attente. Et il y a une attente ici de ne pas bouger, d'être tranquille...

Chez nous, dans le pavillon où nous sommes, l'animation, est surtout orientée vers les résidents âgés qui ont des capacités cognitives préservées. On se tourne essentiellement vers eux. Pour les autres, ça demande une réflexion.

– C'est vraiment une révolution culturelle qu'il faudrait mener alors !

Si vous aviez l'idée de vous spécialiser dans l'accueil, ça serait en vous entourant de personnel complémentaire : ergothérapeute, psychomotricien, etc. ?

Non, là, on s'est beaucoup plus axés sur la démence.

– Est-ce que ça fait peur d'insuffler de la vie ? Ou est-ce que, justement, ça va, à condition qu'on ne les entende pas trop, qu'on n'ait pas à réactiver une peur ? Est-ce que c'est difficile de dire : « On baisse les traitements, on les rend plus créatifs, plus inventifs. »

Oui, je pense que si on baissait les traitements, on y arriverait. Alors, peut-être, dans la future structure, si nous arrivons à accueillir des personnes spécifiquement psychotiques, peut-être que là, on pourra travailler là-dessus. Actuellement, les psychotiques sont mélangés aux autres, c'est embêtant, ce n'est pas simple. Je pense qu'il faut quand même se spécialiser. Je pense que c'est difficile d'aller les chercher individuellement quand ils sont mélangés.

Question 6 : Pensez-vous qu'avec l'âge et la prise prolongée des neuroleptiques, ces résidents ont des altérations cognitives ? Voyez-vous fréquemment une évolution démentielle qui modifie la symptomatologie et complexifie la prise en charge ?

A (*Médecin coordonnateur*) : Ni plus ni moins que pour la grande majorité de déments qui résident dans notre Ehpad (les patients psychotiques sont plus jeunes, et donc, paradoxalement, ont des fonctions mnésiques moins détériorées).

B (*Psychologue Ehpad 1*) : Oui.

C (*Psychologue Ehpad 2*) : En effet, j'ai souvent constaté une altération des capacités cognitives avec un glissement vers une pathologie démentielle. La prise en charge devient alors complexe puisque les suivis extérieurs préalablement mis en place ne tiennent plus.

La psychiatrie passe « le relais » à la gériatrie qui le refuse prétextant une pathologie psychiatrique vieillissante... Ces résidents ne relèvent plus alors, ni d'un secteur, ni de l'autre, engendrant une problématique importante de prise en charge dans l'établissement.

D (*Discussion*) : Pour certains oui, quand même. Je ne dis pas que c'est un lien de cause à effet. Ce n'est pas parce qu'on a des troubles psychiatriques psychotiques qu'on on se dirige vers la démence. Mais il semble que, de temps à temps, ce ne soient pas que les troubles psychotiques qui provoquent le fait qu'on n'arrive pas à faire les choses. On peut se poser la question.

C'est la raison pour laquelle, de temps en temps, l'évaluation est difficile avec ces résidents. On a du mal à déterminer chez eux ce qui tient de la psychose et ce qui tient de la démence. Alors, au niveau thérapeutique, ensuite, c'est compliqué. Je pense que l'on doit s'améliorer sur ce terrain des échanges d'informations cliniques. Ces éléments doivent être notifiés dès la demande d'admission qui doit être motivée.

Je sais que j'ai parfois du mal par rapport à l'évaluation des besoins de soins. Mais tout de même, je voudrais dire qu'au niveau du diagnostic médical, on n'a pas grand-chose, on ne sait pas grand-chose sur les psychotiques. On sait qu'ils sont psychotiques. On a lu ce mot dans un courrier, mais on n'a rien du tout concernant les antécédents de ces patients. Bien sûr, ils ont quand même un traitement antipsychotique, alors on se dit qu'il y a un terrain psychotique. Mais médicalement on a du mal à se situer. Alors, quand il y a une problématique concernant le traitement. Généralement ce qui s'exprime le plus ce sont les symptômes. Alors ce sont les troubles qui vont être traités. Je pense qu'il y a un gros problème au niveau de la transmission de l'histoire médicale du patient psychotique Je ne sais pas à quoi ça tient. C'est quelque chose qui est très spécifique de la psychiatrie.

Par exemple, pour ce Monsieur C. de tout à l'heure qui a 20 ans de psychiatrie. Celui-ci nous arrive pour un problème de coxarthrose et de cardiopathie. Il faut aller à la pêche aux renseignements. Alors voilà ! Comment peut-on accueillir correctement un psychotique, en essayant d'anticiper peut-être des phases productives ? Comment peut-on faire ?

– La seule information que vous receviez c'est : « il vient de tel ou tel établissement » ?

Voilà, c'est cela. Depuis que je suis là, je prends le temps de faire des recherches en me disant : « il vient de tel établissement, pourquoi ? ». On est au niveau médical, on est au niveau de la curiosité.

Par exemple, un résident arrive de psychiatrie avec des troubles bipolaires. Mais il y a toutes sortes de troubles bipolaires. Il va y avoir la personne productive, la personne maniaque, celle dont les troubles ont débuté à 60 ans, d'autres à 30 ans. Ce n'est pas souvent spécifié.

– Vous souhaiteriez que soit noté dans le dossier : « Ce patient a tant d'années d'hospitalisation, pour telle pathologie, il vient de tel établissement, etc., et non comme seuls antécédents les soucis somatiques. » ?

Oui absolument ! Là, ça nous a demandé un certain temps, car pour avoir des données médicales, il faut demander au chef de service. Après on complète, on écrit des choses par rapport à ce que l'on constate, à ce que les équipes vivent au quotidien.

Je me pose la question de la confiance que les médecins peuvent avoir entre eux pour transmettre aussi peu les données médicales à l'entrée et puis après, dans la suite de la prise en charge. Pourtant, on a la chance que les gens soient suivis régulièrement par un psychiatre.

Pour ce monsieur, je suis enfin parvenue à obtenir une synthèse médicale qui nous éclaire un peu. Mais il n'y a pas encore grand-chose. Heureusement, il communique beaucoup. Du coup, il a pu me réexpliquer un peu son histoire. Mais, le psychiatre, lui, n'est pas venu, ça pose problème tout de même.

Il y a aussi la communication entre médecins à propos du suivi. Souvent, on relate des observations sur le comportement d'un résident, mais le psychiatre n'est pas forcément à l'écoute de nos constats et de notre demande. Le confrère peut ne s'appuyer en consultation que sur le seul discours du résident et ne pas toucher à la prise en charge et au traitement.

– Et vous, combien avez-vous de psychiatres référents ?

Il y a une convention avec les établissements psychiatriques du secteur. Cette convention nous délègue une vacation par mois mais le temps d'intervention n'est pas précisé. Le médecin reçoit sur place un nombre limité de résidents lors de sa consultation mensuelle. C'est déjà bien, mais ce n'est pas suffisant. C'est la même chose au niveau des centres médico-psychologiques du secteur. On a du mal. Actuellement, on n'a que deux médecins seulement.

Il n'y a pas de synthèse, par exemple, par rapport à l'équipe.

– En résumé, l'intervention psychiatrique est ponctuelle, et en plus vos remarques ne sont pas entendues.

Oui, c'est cela.

Question 7. Globalement, à partir de votre expérience institutionnelle, considérez-vous que ces admissions dès 60 ans se passent bien ? Quelles en seraient les conditions d'amélioration ? Celles-ci pourraient-elles se situer au niveau de votre institution ou faut-il penser à d'autres structures ?

A (*Médecin coordonnateur*) : Il y a plusieurs problématiques du résident psychotique :

- Tout d'abord, le comportement de ces résidents. C'est ce qui, à mon sens, choque le plus les autres résidents et leurs familles alors que le personnel est plutôt empathique. À modérer toutefois par le fait que dans mon Ehpad, très rares sont les résidents qui ont des fonctions cognitives préservées (moyenne d'âge très élevée et démences très sévères).

- Ensuite, la souffrance qu'on voit souvent chez le patient psychotique, brutalement plongé dans un univers en décalage total avec ses capacités. Ces états de souffrance sont souvent encore nombreux, malgré un traitement habituellement très lourd.

- Si la formation du personnel soignant est certainement nécessaire pour bien comprendre la particularité de la prise en charge de ce type de patients, un suivi de la part du milieu psychiatrique d'où ils proviennent et qui les abandonne en quelque sorte, s'avère fondamental. À mon sens c'est là que réside le nœud du problème. Cette absence totale d'accompagnement, est, dans les faits, préjudiciable pour leur prise en charge. Elle use les IDE et les médecins traitants. Courir après un avis spécialisé est chronophage et usant. En tant que médecin-coordonnateur, j'ai été amené à passer des contrats avec mes collègues psychiatres et à accepter des patients « psy » difficiles. Ces contrats se sont rapidement révélés à sens unique, non par manque de bonne volonté de la part de mes confrères, mais par manque de moyens en temps et en structures d'accueil, relais évidents.

B (*Psychologue Ehpad 1*) : Penser à des lieux spécialement dédiés, soit dans l'établissement même (unité spécifique) ou à des structures particulières. Parce qu'il y a des différences significatives comme l'âge, mais aussi les intérêts, les capacités physiques et cognitives avec des personnes psychotiques vieillissantes et les déments. Avoir des professionnels en nombre suffisants et formés et des activités adaptées.

C (*Psychologue Ehpad 2*) : Oui, ces institutionnalisations en Ehpad sont possibles avec une formation des équipes, indispensable, et un suivi extérieur approprié et régulier. Néanmoins, une prise en charge plus appropriée à ces pathologies ne serait-elle pas à envisager dans des structures crées à cet effet et qui font particulièrement défaut à ce jour ?

Commentaire

Nous proposons ici une première lecture qui n'épuise pas l'analyse du matériel recueilli, qui serait à même de faire l'objet d'un travail d'interprétation herméneutique. Nous avons dégagé cinq lignes directrices afin de guider l'exégèse : la psychose du sujet âgé comme handicap visible, l'asociabilité, la place du sujet psychotique, le positionnement et le ressenti des soignants, le sentiment d'abandon par les psychiatres.

– *Un handicap visible :* l'altérité radicale des résidents psychotiques est indiquée par les stigmates physiques et les troubles du comportement rapportés. Ce donné à voir s'oppose à la notion de handicap psychique comme étant invisible ; s'ajoute ici l'effet d'un handicap iatrogène. La restitution donne plus à voir qu'à entendre le délire, le récit d'une activité hallucinatoire, le témoignage d'angoisses. C'est par exemple : l'aspect zombi, le schizophrène très impressionnant physiquement, les comportements aberrants qui les fait assimiler à des déments, les stéréotypies motrices, le ralentissement, ou au contraire l'extraversion, l'agitation, l'obésité, l'apathie, le retrait, la négligence dans l'hygiène, la tenue vestimentaire.

Cette représentation physique prévaut sur le discours du résident. L'aspect envahissant et impénétrable des idées délirantes, la référence au délire ne sont indiqués qu'à quelques reprises : globalement, la psychose est plus assimilée aux troubles psycho-comportementaux de la démence qu'à la construction d'une activité délirante. Le troisième point à souligner après le comportement, le discours, c'est le registre du ressenti, de l'éprouvé. On trouve quatre occurrences de la souffrance ; celle décrite par un médecin coordonnateur qui indique « une souffrance de leur part de par un passage brutal dans un milieu décalé et moins protégé (cocooné ?) que le milieu psychiatrique. Si souffrance il y a, elle provient de la non-possibilité de donner une réponse cohérente et efficace à leur souffrance ». Le patient obèse « qui n'exprime pas de souffrance » et enfin la notation d'un médecin qui projette qu'« ils [les psychotiques] ne seraient pas capables de raisonner ou même d'avoir des réactions affectives. « Rien que des émotions c'est difficile parfois pour que les soignants comprennent que les psychotiques ont du mal à montrer leurs émotions ou comprendre les émotions des autres, mais ils les ressentent ». Une part importante des comptes rendus est donc consacrée à ce que le sujet psychotique donne à voir, suscite chez le soignant plus que ce qu'il dit ou vit.

– *L'asociabilité :* la référence à la difficulté de ces patients à établir des liens entre eux, avec l'équipe et les autres résidents est très présente... il y a là une insistance. Citons : l'incompréhension des autres, l'absence d'interrelation, dans la vie de tous les jours, le lien fait par le soignant, le résident dans sa bulle, l'absence d'intégration, le retrait, la réticence. Le psychotique se fond dans les murs. Cette difficulté de nouer des liens amène à une conception déficitaire de la psychose et à un glissement vers la démence : « on a du mal à déterminer chez eux ce qui tient de la psychose et de la démence ». La cohabitation de ces deux catégories de résidents amène malgré la différence d'âge qui est soulignée, à une contamination et à une confusion des registres psychotiques et démentiels.

– *La place :* dans la discussion à propos de l'accueil en urgence d'une patiente délirante et opposante, apparait ce vocable utilisé de façon ambiguë. « *Son admission s'est faite très rapidement. Il y avait peut-être en plus un problème de place* » chapitre VII question 4. S'agit-il du service, qui adressait la patiente, qui était en attente de sorties, de l'Ehpad pressé d'accueillir de nouveaux résidents du fait de la baisse de son coefficient d'occupation. Il pourrait s'agir du service de psychiatrie qui ajournerait la ré-hospitalisation de la résidente faute d'un lit disponible ? Ce signifiant mobilise des enjeux importants. *Quelle place occupe le sujet psychotique ?*

Le ressenti des équipes par rapport à cette population : entre hospitalité et rejet

La référence à l'humanité, à la vocation d'accueil des Ehpad, est affirmée à plusieurs reprises : « L'Ehpad est très ouvert, le personnel plutôt empathique, l'établissement accueille depuis longtemps des personnes psychotiques, ces patients sont devenus des résidents comme les autres. » Ce discours volontariste et optimiste dissone si on le met en perspective avec certains propos négatifs prêtés aux soignants : « les équipes verbalisent une peur réelle souvent liée à des a priori négatifs. Ces craintes et la vision négative des pathologies psychiatriques amènent à une fuite et de ce fait un abandon de la prise en charge dès la moindre problématique », « quand ils apprennent qu'il va y avoir un résident avec des troubles psychotiques, tout de suite c'est comme si on leur annonce une mauvaise nouvelle, ça va être encore quelque chose de difficile », « le personnel soignant se sent démuni ». « Les éléments favorisant le rejet sont la crainte de situations de violence, la peur d'être agressé physiquement et verbalement, le sentiment d'échec, les soignants peuvent être mal à l'aise »...

Absence de « savoir y faire »

Il est fait état de cette absence concernant cette catégorie de résidents, la quête de formation dans ce domaine et le manque d'un recours à un correspondant « psy » en cas de situations d'impasse : « Les soignants ont des difficultés à se mettre à la place des résidents, à comprendre le délire et l'incohérence... et à comprendre la maladie psychiatrique », le personnel soignant se sent démuni face à des troubles face auxquels il ne sait pas comment agir ou plutôt réagir ».

Les problèmes rencontrés avec les psychiatres sont de deux ordres, la difficulté de communication et le sentiment d'abandon. « Quand il y a de l'agitation, les soignants vont chercher de l'aide, on a l'impression de ne pas être exactement vraiment écouté ou entendu quand on écrit au psychiatre, difficulté de mettre en place une synthèse au moment de l'admission d'un résident, d'obtenir la transmission des antécédents psychiatriques, un suivi du milieu psy d'où ils proviennent et qui les abandonne en quelque sorte ». Le psychiatre est « aux abonnés absents » résume la formulation d'une demande en attente.

Conclusion

L'analyse de ce questionnaire, qui donne une image à la fois de la représentation du malade mental et des difficultés ressenties dans son abord, illustre notre argumentaire et permet de saisir de façon condensée toute la difficulté qu'il y a à accueillir dans des lieux non spécifiés, avec des équipes non formées et sous-dotées, des résidents psychotiques.

L'expérience de deux patients-résidents d'Ehpad

Penser le destin des sujets psychotiques âgés admis précocement en Ehpad, s'intéresser à leur *parcours* et à leur *discours*, légitimait de nous entretenir avec eux, de leur donner la parole. L'idée était de retenir une bonne indication à ce transfert et une moins bonne, voire d'une admission par défaut... Nous avons, dans le cadre de notre recherche universitaire, rencontré deux résidents à propos de leur changement d'affectation et de vie.

Ils ont en commun de suggérer une clinique du vide, de la rupture et de l'isolement. Un des éléments constitutifs en est l'ennui, la non-vie. Ce qui fait manque pour Monsieur S., ce sont les autres de la maison thérapeutique, pour Madame T., les autres du foyer. L'admission en Ehpad est une nouvelle coupure qui réactive une série de pertes. C'est le dernier acte d'une somme de déplacements ressentis comme différentes formes d'exclusion. Leur mode de réaction diffère, absence de récrimination pour Monsieur S., dont l'isolement est partiellement compensé par une activité délirante et hallucinatoire. Cette production fait entrevoir une autre scène, où il occupe un rôle, espère jouir de ses possessions. Un repli actif et des plaintes douloureuses sont présents chez Madame T., confrontée un réel défavorable. Le premier consent à cet effacement apparent, la résidente se révolte. Ce que peut proposer l'équipe de l'Ehpad, au moment de la rencontre, peut paraître à côté, dans le malentendu.

Monsieur S., âgé de 63 ans à son entrée en Ehpad

Avec le recul de plusieurs mois, ce résident semble avoir réalisé avec son admission en Ehpad une expérience institutionnelle favorable, si l'on adopte un bas niveau d'exigence. Nous ne reprendrons pas en détail la trajectoire de vie, l'historique des soins, dont seule une partie nous est disponible... Ce que le résident en rapporte est en décalage temporel et factuel par rapport à la réalité commune. Les antécédents psychiatriques sont « lourds », et le suivi prolongé sur des dizaines d'années comporte des difficultés récurrentes liées à des ruptures thérapeutiques aggravées par la prise d'alcool. La symptomatologie reste active chez cet homme aux prises depuis longtemps avec les voix de l'autre, en tant qu'halluciné. Ce sont des hallucinations intrapsychiques, plusieurs voix d'hommes dont celle de son fils. Le résident refuse d'en dire plus sur leur contenu. Malgré la rupture liée au départ en retraite de sa psychiatre à qui le résident attribue son orientation actuelle et les liens devenus distants avec l'équipe qui s'occupait de lui, « ça tient »... On peut penser que cet homme a depuis longtemps construit des défenses efficaces pour ne pas avoir à supporter la souffrance de la perte, de la séparation et la menace d'anéantissement. Ses vociférations sont probablement sa façon de lutter contre les phénomènes intrusifs. La tolérance de l'équipe vis-à-vis de ce résident pour le moins bizarre est favorisée par notre venue régulière dans l'institution et le suivi. L'acceptation de la diminution prudente du traitement, motivée par l'importance d'un syndrome extrapyramidal à prédominance axiale qui entraîne une marche en automate, témoigne de la relation de confiance et du dialogue qui ont pu se mettre en place entre l'équipe et le patient, entre l'équipe et le psy...

Entretien avec Monsieur S.

Monsieur S., je vous avais dit que l'on aborderait, si vous le voulez bien, le contexte de l'admission en maison de retraite pour les patients ayant, comme vous, des antécédents psychiatriques. Je propose que l'on fasse mieux connaissance sur vos antécédents familiaux et personnels, et votre trajectoire de vie : vous êtes toujours d'accord ?

Monsieur S. : Oui.

Par quoi voulez-vous commencer... Quel événement vous a marqué ?

Mon divorce.

En quelle année avez-vous divorcé ?

Il y a 30 ans.

Vous étiez malade déjà à cette époque ?

À partir de 30 ans, j'ai été hospitalisé à B.

Que s'est-il passé dans votre couple ?

Ma femme m'a quitté pour un jeune, elle m'a laissé tomber, elle a demandé le divorce.

C'est après que j'ai été hospitalisé à B.

Pourquoi à B, dans un autre département ?

Parce que mes parents à la retraite avaient fait bâtir une maison dans ce département...

Ils y avaient des attaches ?

Non. Pendant un an je suis resté enfermé dans mon appartement. Je ne travaillais plus. Mon ex-femme s'est occupée des enfants qui étaient encore petits.

Donc, vous avez divorcé avant de tomber malade ? C'est le divorce qui vous a rendu malade d'après vous ?

J'ai démissionné.

Vous avez démissionné, vous n'étiez pas en maladie ?

Si, mais je me suis rendu compte que je ne pourrai plus y arriver, je tremblais, j'avais une boule dans le ventre. J'ai vu que je n'arriverai pas à m'en sortir ; cela faisait dix ans que je travaillais à la S... Avant, j'avais été chauffagiste, j'avais un diplôme, et j'ai aussi travaillé avec mon beau-frère...

Quel travail effectuiez-vous à l'époque ?

Je travaillais à la S... qui dépendait de la ville de Paris, j'étais chauffeur.

La S ?

C'est les camions...

Vous étiez employé de la Ville de Paris ?

Oui.

Vous viviez où à ce moment-là ? À X [dans la région parisienne] ? Vous êtes originaire de X ?

J'y suis né.

Vous avez des frères et sœurs ?

Deux sœurs aînées.

Elles sont mariées, toutes les deux ?

Oui, l'aînée des deux a un fils et la sœur cadette pas d'enfant.

Et vous ?

J'ai un garçon et une fille.

Que savez-vous d'eux ?

Ils ont des enfants, l'un, l'aîné vit toujours à X et l'autre à Y.

Vos parents sont toujours vivants ?

Non ! Ils sont décédés, dans les années 90 à 5 ans d'intervalle.

À quel âge vous êtes-vous marié ?

À 18 ans.

Et votre épouse ?

À 20 ans.

Pouvez-vous me parler d'elle ?

Elle était ouvrière en usine, elle travaillait à la manutention. Tout allait bien. C'est parce qu'elle est partie... Après le divorce je suis retourné chez mes parents, j'étais enfermé sur moi un an, puis je suis parti chez mes parents puis à l'hôpital.

Qu'est ce qui s'est passé pour vous quand votre femme est partie ? Vous vous souvenez de ça ?

(Silence)

Vous êtes resté longtemps hospitalisé à B ?

Non, trois semaines. Ils m'ont donné un traitement... de cheval.

Vous êtes toujours resté dans ce département ?

Oui.

Vous avez été hospitalisé plusieurs fois à B ?

J'ai été 34 ans à O... [ville du département] en maison thérapeutique. On y vivait à quatre. Toujours les mêmes.

Avez-vous été réhospitalisé durant ce temps ?

Non, ça allait.

Vous aviez un traitement ?

Les infirmiers passaient, ils donnaient les médicaments, j'étais suivi au CMP par le docteur X.

Qu'est-ce que ça a permis que vous soyez suivi, hospitalisé, que vous ayez un traitement ? Pouvez-vous m'expliquer ça ?

(Silence)

Et cela a duré jusqu'à quand ?

34 ans !

Ensuite vous êtes allé directement en maison de retraite ?

Non, je suis allé en maison à L. [il s'agit d'un autre habitat communautaire géré par l'hôpital].

Pourquoi vous êtes allé en hôpital psychiatrique ?

C'est moi qui ai voulu y aller, j'ai été hospitalisé plus d'une semaine à 3 reprises.

On vous y a gardé jusqu'à vos 60 ans ?

Non, le Dr X. m'a dit qu'il fallait choisir entre... la structure ou la maison de retraite.

Pourquoi ?

Parce que je voulais partir à l'étranger.

Partir à l'étranger ?

Partir au soleil ; en Amérique... On m'a répondu... « maison de retraite » !

Pourquoi vouliez-vous partir en Amérique ?

La maison de retraite, ce n'est pas l'Amérique !

Pour vous qui avez vécu avec d'autres patients, avec une présence infirmière, c'est bien différent la maison de retraite. Il y avait des activités ?

Tous les jours, je faisais mon tour dans les bois, près de 10 km... On est bien ici.

Vous aimez marcher, vous promener ?

Oui.

Vous êtes toujours un peu tout seul ? Vous ne sortez pas ?

Madame Z. [la cadre de santé] m'a dit : « Surtout ne sortez pas, Monsieur S. » Ils ont dit qu'ils m'accompagneraient dehors.

De temps en temps ils le font, de vous accompagner ?

Non.

Vous sortez seul ?

Non.

Vous parlez avec d'autres ?

Mon voisin [avec lequel il partage la chambre] est sourd. On m'a dit qu'il avait 89 ans, il n'a pas 89 ans, n'est-ce pas ?

Quel âge pensez-vous qu'il a votre voisin ?

(Silence)

Est-ce que vous vous ennuyez ?...

(Silence)

Les activités de la maison de retraite, la musique, le dessin vous y allez ?

Oui.

Dans la journée, vous regardez la télévision ? Est-ce que vous pensez que pour des patients plus jeunes, il faudrait faire des activités spécifiques différentes de celles que l'on fait pour les gens de plus de 80 ans ? Que souhaiteriez-vous ?

(Silence)

Vous prenez bien votre traitement, vous l'avez toujours pris correctement ?

Oui.

Et les voix, elles sont toujours là ?

Ce n'est pas des voix... c'est Internet.

Vous entendez Internet ? C'est gênant tous les jours ?

C'est quand même tous les jours en ce moment, tous les jours la même chose. C'est pénible.

À un moment vous me disiez que ce n'était pas tous les jours.

Il y a des fois, ça me laisse tranquille.

Qu'est-ce que ça vous dit Internet ?

C'est mon fils qui agit...

Comment faites-vous pour que ça vous laisse tranquille ?

Je crie...

Y a pas moyen de penser à autre chose ? De contrôler ?

... Non, mais parfois c'est moins fort, là quand je parle avec vous, je n'entends pas, il faut se laisser faire.

Pourquoi criez-vous parfois dans les escaliers ou dans l'ascenseur. Vous avez besoin de crier ?

Oui, un bon coup, et après ça va mieux (il rit), ça chasse un peu les choses.

Je crie dans la chambre aussi, les infirmiers viennent et me disent : « Il y a un problème Monsieur S. ? » Je leur dis non... et ils repartent.

Ils savent que c'est à cause d'Internet ?

Je leur dis carrément... C'est comme ça depuis l'âge de 30 ans. À 4-5 ans, j'ai reçu une injection dans la tête par P. S. (un animateur de télévision, chroniqueur). C'est à l'origine de tout. Puis, quand j'étais hospitalisé, j'ai eu un déclic dans la tête, un vaisseau a claqué, je suis tombé du fauteuil, après j'ai été enregistré. Internet...

Qu'est-ce que vous ressentez ?

J'en ai plein la tête, c'est toujours la même chose répétée... Il fait des délires incroyables, ça taquine, c'est gentil. D'autres fois, c'est méchant, des grossièretés, des injures ; ça dit que je vais mettre un coup de poing à mon fils s'il vient. C'est pour ça qu'il ne vient pas et empêche sa sœur de venir.

Pourquoi votre fils ?

Parce qu'il est dans Internet... J'avais peur qu'en criant on augmente mon traitement [Ce qui n'a pas été le cas, le traitement a été revu à la baisse].

De voir régulièrement un médecin, c'est important pour vous ? Vous parlez de tout cela aux infirmiers de la maison de retraite ?

Je ne suis pas méchant, je ne fais que crier. Je n'ai pas les moyens de penser à autre chose, crier, se défouler, après je ne dis plus rien, je crie, cela diminue. Je ne m'en prends pas aux autres, cela passera avec le temps. Je sais comment ils pratiquent avec Internet, cela m'énerve par moments. L'Amérique... ; quand j'étais petit, je demandais à maman « est-ce que j'irai à la Réunion ? »

À La Réunion ? Vous vouliez aller à la Réunion ? Et pourquoi là-bas ?

Parce que c'est une île française, comme Tahiti, j'aime bien le soleil... L'Amérique aussi... J'ai de l'argent dans une banque nationale Américaine... 1 500 milliards d'euros. Un don d'Internet... parce que je passe sur Internet [il s'esclaffe]. C'est Giscard qui a transformé la monnaie en euros, en Amérique, en Russie, au Japon.

Avez-vous voyagé ?

Oui, en Espagne et sur la côte d'Azur.

Quand on vous a dit « maison de retraite », comment avez-vous réagi ?

J'étais content.

C'était dur au début ?

Un petit peu.

Vous n'avez plus envie d'aller en Amérique ?

Est-ce que j'irai un jour à La Réunion ? J'avais vu des photos de La Réunion à la télévision.

Vous aimez bien le soleil ?

Oui...

Vous n'avez pas revu beaucoup vos enfants, vous n'avez plus de contact avec eux ?

J'aimerais bien voir mes enfants.

Cela vous manque les visites ?

Oui, l'équipe de la maison thérapeutique vient me voir tous les mois et demi avec les patients. Ils veulent m'inviter à manger avec eux.

Ils sont restés à l'appartement... vos compagnons ?

Il y en a un qui est en maison de retraite et un autre qui est en attente.

Le résident sourit...

Commentaire

Ce résident a constitué des formations défensives qui lui permettent de s'accommoder du changement de lieu de vie, dans un environnement où les voix rompent avec un grand silence. Il y aurait à entendre et à aménager à partir de ses propos sur les « balades », les anciens de la maison thérapeutique, la visite de ses enfants. Quelle fonction a, pour cet homme, la représentation des voyages lointains, l'île de La Réunion et l'Amérique, et comment cet ailleurs peut-il l'aider à assumer son quotidien marqué par l'inaction... Revu à six mois de distance, ce résident a rejoint, avec l'aide de son mandataire judiciaire, ses compagnons de la maison thérapeutique et intégré une *unité de vie spécifique* ouverte dans un Ehpad récemment construite. Il y bénéficie d'une convivialité retrouvée, d'activités artistiques et de gymnastique. Il sort, accompagné par l'équipe, en centre-ville où il n'a pas encore ses repères. Il se dit content, en réponse à notre question, est dans un univers familier, occupe une chambre seul. Monsieur S. a acquis un poste de télévision, il reste cependant taciturne, retranché dans son monde délirant et hallucinatoire, en retrait de son environnement. Ce qui est singulier chez ce patient, c'est le décalage entre le contenu très pénible, intrusif de l'activité hallucinatoire qui fait souffrance, et le caractère plus pacifiant des idées délirantes. Monsieur S. rationalise sur un mode interprétatif la perte de contact avec ses enfants. En lien avec sa nouvelle tutrice, peut-on entreprendre des démarches afin qu'il renoue avec eux ?

Madame T., âgée de 61 ans à son entrée en Ehpad

L'équipe d'une Ehpad a proposé que nous rencontrions Madame T., admise depuis quelques mois et dont l'intégration dans l'unité est pour le moins difficile. L'intéressée a accepté, résignée, le principe d'un entretien avec nous, après avoir été informée du contexte de notre recherche. D'emblée, la résidente qui garde, du fait de son aspect physique et de son parler enfantin, une allure jeune nous dira « ça ne me plaît pas ici », et après l'entretien, en parcourant le long couloir vide « c'est triste ici ! ». En milieu de matinée, la résidente était au fond de son lit tout habillée, comme lors de notre premier contact trois jours auparavant. Elle est figée, triste, et durant le déplacement pour se rendre dans le bureau, la démarche à petits pas signe l'imprégnation neuroleptique dont témoigne également la prise de poids conséquente dont elle se plaint (10 à 15 kg si l'on compare avec une photo récente). L'expression est difficile du fait d'un trouble du langage et d'une dysarthrie. Il existe un fond de déficience cognitive ancienne, la résidente ne maîtrise ni la lecture ni l'écriture.

On peut considérer l'entretien comme assez pauvre ; en fait, il est riche d'un déroulé de vie restitué à grands traits avec deux temps de ponctuation, une enfance marquée par des carences affectives, éducatives, et par la maltraitance du père, et, en symétrie, ce qui se profile d'une fin de vie marquée par ce qu'elle vit d'une relégation en Ehpad où elle est maintenue avec un traitement psychotrope conséquent qui préexistait à son entrée. Il existe un décalage entre l'orientation en foyer de vie proposée par le directeur du foyer dont est originaire cette femme, et celle du tuteur à la personne et/ou aux biens vers un Ehpad, qui lui est apparu la solution la plus adaptée ou la seule réalisable. Les médecins de la patiente (psychiatre et médecin traitant) ont cautionné cette orientation qui leur semblait une solution « acceptable ». Au fil des rencontres mensuelles, l'intéressée se montrait sidérée, peu prolixe et ne parvenait pas à s'adapter à sa nouvelle situation et à ses nouvelles conditions de vie. Madame T. reçoit un traitement psychotrope (antipsychotique et anxiolytique) conséquent, est confrontée dans l'institution à une attitude ferme et à des stimulations. Au sein du service, l'intéressée est en retrait, abattue. L'intervention d'une équipe de soutien à la vie active est programmée pour accompagner la résidente dans des sorties à l'extérieur de la résidence.

Entretien avec Madame T.

Quelle est votre situation actuellement ?

(Silence)

Vous avez 60 ans, on ne peut plus vous garder ni au CAT ni au foyer ?

(Silence)

Il n'y a pas d'autre solution que la maison de retraite, ce projet a été discuté avec vous ?

Famille...

Oui, votre famille ?

Trois frères, et... (elle égrène des prénoms...) et moi. On est quatre frères et sœurs.

Vous avez encore vos parents ?

Plus de parents... J'ai perdu M. [un de ses frères], il était dans un autre foyer. Il est mort. Il a trop fumé ; il n'avait plus d'argent, il volait des sous pour fumer... Mon papa, il est mort, et ma mère, il y a pas longtemps. Et J. mon frère aussi.

Mon père, il était violent. Il fumait, papa, il buvait, la nuit on n'était pas changés : maman, elle fumait pas, elle était gentille... on a eu des piqûres.

Des piqûres, pourquoi faire des piqûres ? Qui vous faisait des piqûres ?

(Silence)

Vous avez été élevée par vos parents ?

Je ne sais pas ; on m'a fait enlever, ensuite (à l'hôpital), puis après en nourrice et au foyer de P. [associe sur le foyer de X. qui dépend du CAT]... *C'était bien, des copains, des copines.*

Vous aviez des copains et des copines là-bas ? Vous pourriez m'en parler

(Silence)

Au CAT vous aviez quelle activité ?

CAT... Je travaillais.

Quel travail plus précisément ?

On mettait des boulons ou d'autres pièces dans des sachets. On faisait des sachets pour mettre dans des rayons...

Cela servait à quoi ces boulons ?

Je ne sais pas... On travaillait bien... Le foyer c'était bien.

Vous avez des contacts avec votre famille, vos frères et sœurs ?

Je n'ai pas de nouvelles.

Et avec l'équipe du foyer, du CAT, ils sont venus vous voir depuis que vous êtes ici ?

Pas de visites...

[En fait, nous apprendrons que peu après son admission, l'intéressée est partie en vacances avec le foyer, comme cela avait été programmé.]

Vous avez été suivie par un psychologue, un psychiatre ?

Oui... Pour parler.

Un psychologue ?

Non, un médecin... le Dr V. (qui continue à la recevoir mensuellement).

Il consultait au CMP ?

Non à K. [Unité d'hospitalisation dans l'hôpital local.]

J'ai été hospitalisée plusieurs fois... parce que j'étais énervée, je lançais des chaises, j'étais violente... Ici on mange bien, on mange trop. Mais... c'est pas grave.

Cela vous gêne d'avoir pris du poids ?

C'est la vieillesse de grossir... devenue vieille. Impression d'être devenue une vieille ! C'est difficile...

Commentaire

Dans l'après-coup, nous comprenons la démarche de l'équipe de l'Ehpad confrontée à cette situation délicate d'avoir à assumer cette admission décidée par l'intermédiaire du mandataire judiciaire. Informé de cette situation de souffrance manifeste, nous n'avons que des informations parcellaires, en particulier sur les antécédents psychiatriques, le diagnostic porté. L'orientation en foyer de vie médicalisé à l'âge de 60 ans, si elle paraît un projet possible, est-elle réaliste dans les faits ? La recherche d'alternatives à l'Ehpad a-t-elle été envisagée sous forme d'un placement familial ou autre ? Ces orientations sont-elles contrindiquées par les difficultés relationnelles anciennes, de l'ordre de troubles du caractère et de violence rapportés par la résidente ? Plusieurs réalités se rejoignent, la sortie du fait de l'âge du foyer-Esat, possiblement le manque de places pour un accueil autre que l'Ehpad, qui n'apparaît ni soignant ni contenant, ni satisfaisant quant à la qualité de vie proposée, et les incidences de la pathologie de la résidente en termes de sociabilité. Le constat est que trois-quatre mois après son arrivée, la situation ne s'est guère améliorée. Nous avions suggéré au médecin coordonnateur d'organiser une synthèse avec les différents intervenants afin de prendre acte de la difficulté d'adaptation et réfléchir à nouveau à l'avenir de Madame T.

Lors d'une seconde réunion informelle avec l'équipe de l'Ehpad, nous avons demandé des nouvelles de Madame T. Après un léger mieux, des sorties, un lien établi avec un autre résident, des conflits sont apparus avec les autres hébergés plus âgés de près de 25 ans qu'elle « déteste » et dont elle se fait rejeter, ainsi qu'avec l'équipe. La résidente, agressive et agitée, dans un vécu interprétatif d'hostilité, a été à nouveau hospitalisée en psychiatrie où elle était orientée quasiment une fois par an les années précédant 2015. Elle y a séjourné depuis à trois reprises. Que déduire de cette restitution fragmentaire ? Si l'institutionnalisation s'impose, y compris pour de mauvaises raisons, dont la carence d'équipement alternatif, il importe dès lors de faire avec cette réalité défavorable à expliquer à la résidente et d'assumer ses demandes et ses protestations. Considérer que la résidente présente des troubles de l'adaptation nécessitant le maintien prolongé d'un traitement qui favorise son retrait apathique, un syndrome de passivité, c'est acquiescer à un dispositif qui peut renforcer la pathologie. Ce cas ouvre à un débat éthique. Il y a dans cette conjonction, comme dans beaucoup d'autres, la rencontre entre une situation personnelle fragile, marquée par la répétition de placements ayant valeur de traumatismes, et une absence de réponse diversifiée permettant au mieux l'adéquation d'un dispositif. Malgré les difficultés rencontrées, il s'avère difficile aux différents acteurs médicaux et non médicaux de prendre l'initiative d'une réunion de concertation pluri-professionnels interne et externe, dont la résultante pourrait être l'orientation de la résidente dans un autre lieu qu'une maison de retraite ou, si cela s'avère impossible, dans une *unité spécifique pour handicapés psychiques âgés*, au sein d'un autre établissement, afin d'y mener une vie plus conforme à son âge et aux attentes supposées de la résidente ? L'Ehpad où la patiente réside actuellement n'a pas mis en place un tel projet.

Psychose, Ehpad et qualité de vie

Comme nous l'avons indiqué, la rencontre de ces deux résidents a été organisée au motif de situations a priori opposées quant à l'adaptation à ce nouveau lieu qu'était l'Ehpad. Le changement d'institution a introduit pour M. S. un élément qui nous a amené à interroger l'écart entre ce qui était vécu par le résident et les conditions que nous avions perçues de sa nouvelle affectation. Des critères objectifs, une structure ouverte, l'organisation d'activités, la qualité des locaux avec obtention d'une chambre personnelle et, plus subjectifs, liés à l'accueil, à la dynamique d'équipe, aux retrouvailles avec des patients qu'il connaissait, devaient contribuer au mieux-être du résident. Ambiance et contexte que nous avions nous-mêmes favorablement ressentis. Cet éprouvé, nous l'avons prêté au résident qui s'est montré plus réservé, rappelant à plusieurs reprises qu'il était bien, aussi, dans la précédente structure. Ce décalage, et la confrontation des discours des patients, nous a amené à nous intéresser à la *qualité de vie des résidents* telle qu'elle est perçue par les soignants et par les intéressés. Cette formule, à rapprocher de la *vie bonne* de la philosophie antique à la source du questionnement éthique, nous l'avons à plusieurs fois utilisée dans cet ouvrage sans y mettre un poids de sens particulier[2]. Y-a-t-il dans la littérature scientifique des témoignages se rapportant à la qualité de vie du psychotique âgé ? L'ouvrage *Longévité et qualité de vie* [3] placé sous la direction de C. Jasmin et R. Butler délivre, en 413 pages et pas moins de 44 chapitres, des indications sur les différentes déclinaisons possibles du terme, rapporté à la santé et à la pathologie, aux différents âges jusqu'à la mort qui est traitée, aux modèles culturels et au genre. La dimension multidimensionnelle de ce signifiant est affirmée, alliage de données objectives et subjectives qui se réfèrent à la valeur, à l'amour de la vie. Un chapitre est consacré aux « *Besoins et attentes des patients âgés déments* », mais aucun écrit ne se rapporte à l'apparentement psychose-qualité de vie. Les auteurs considèrent-ils que les psychotiques ne vivent pas au-delà de 65 ans, ou cette question contiendrait-elle sa propre contradiction ? Des éléments cliniques indirects peuvent orienter dans cette voie, nous avons précédemment souligné l'effet des pulsions autodestructrices sur l'espérance de vie. La prise en compte du concept dans notre champ est tardive, datée du début des années 1980 et les publications en français sont rares, en comparaison de celles du monde anglo-saxon. Un des contributeurs principaux, C. Lançon, associé à d'autres auteurs, est issu de l'école de phénoménologie de Marseille, fondée par A. Tatossian. Les caractéristiques isolées par A. Lehman[4], qui a initié les premières recherches aux États-Unis, restent

---

2. Nous trouvons chapitre V (p. 101), sous notre plume la phrase : « la notion de bientraitance est ici indissociable des notions connexes de qualité de vie, d'humanité, d'autonomie et de passivité qui parcourent cet ouvrage » !

3. Publié chez *Les empêcheurs de penser en rond*, Le-Plessis-Robinson, 1999.

4. On retrouve ces éléments concernant l'historique dans l'article de F. Petitjean [2] et de L. Boyer [3], J. Roblin a fait une publication sur schizophrénie et avancée en âge [4], C. Lançon est a à l'origine de plusieurs contributions, nous en avons retenu une [5].

pertinentes. Cet auteur a retenu comme critères : les données personnelles socio-démographiques, économiques, les incidences de la stigmatisation sociale, des indicateurs *objectifs* de condition de vie, et *subjectifs* évalués par le patient. À ces paramètres sont agrégés les *effets des traitements* psychotropes. Des échelles d'évaluation ont été adaptées à partir de ces éléments, avec des variantes étudiées par P. Martin et J M. Azorin [6] dans le livre qu'ils ont consacré au sujet. Les concepteurs insistent sur les difficultés liées au contexte psychopathologique qui ont pour nom, la difficulté de perception de la conscience de soi, la reconnaissance inconstante de la maladie, auxquels peuvent se sommer des troubles cognitifs. La démarche consacrée à cette évaluation est utile pour guider les stratégies thérapeutiques visant ces résidents. Le risque est de substituer ses propres affects, son perçu ou son *a priori* à ceux des sujets hébergés. Lorsqu'ils sont conviés à dire, ces derniers se positionnent assez clairement. La surprise peut être au rendez-vous, comme chez cette patiente érotomane de B. Dalle [7], Madame M, qui après 50 ans d'hospitalisation continue au centre hospitalier Sainte-Anne, animée par une passion restée intacte, considérait sa vie réussie ! L'invention d'un délire peut orienter la vie de ces sujets tendus vers un but, « la quête d'un rêve impossible, d'une inaccessible étoile », comme le formule *l'Homme de la Mancha* dans la comédie musicale éponyme tirée du roman Don Quichotte de Miguel de Cervantes. P. Cohen [8], dans sa contribution consacrée à « *La qualité de vie est-elle un concept ?* » retient parmi différentes définitions cet aphorisme : « la vie est de qualité quand elle fait sens ». Le sens étant ici à entendre dans ses trois acceptions, *la direction, la signification et la sensibilité*. Le délire fait sens pour le sujet, donne à sa vie une signification toute personnelle, guide son existence. Lors de notre première rencontre, Monsieur S. nous a confié posséder quelques milliards de dollars dans une grande ville des États-Unis... Sa vie est aussi ailleurs et autrement. Dans un article, F. Petitjean [2] fait part de ses réflexions dans ce domaine. L'auteur a remanié une échelle, la *Lancashire Quality of Life Profile* (LQLP), conçue pour la population de psychotiques chroniques. Ce type de travail lui a permis de comparer deux cohortes, les patients fréquentant le seul CMP, et ceux qui couplent CMP, CATTP ou hôpital de jour. Transposer une telle étude serait utile pour évaluer la qualité de vie des psychotiques âgés demeurant seuls à leur domicile, ceux vivant dans des Ehpad[5] classiques ou dans des unités pour Handicapés psychiques âgés. Dans le chapitre consacré au *Vieillissement des psychoses*, N. Bazin, J.-P. Clément et I. Jalenques [9], après avoir réalisé un inventaire épidémiologique et clinique, mettent en perspective les patients schizophrènes « ambulatoires » et ceux séjournant en institution afin d'évaluer le pronostic global à partir des comorbidités, de l'incidence respective du déclin cognitif, les relations interpersonnelles et la vie quotidienne.

---

5. On se reportera au document *Programme qualité de vie en Ehpad*, janvier 2012, qui se décline en 8 recommandations par catégories, ainsi *qu'à La revue de littérature relative à la qualité de vie des résidents en Ehpad* 211 p., 2010. Ces documents publiés par l'Anesm sont disponibles en ligne sur le site de l'agence.

Cette réflexion sur la qualité de vie des patients ou résidents psychotiques, peut amener à nous poser plus facilement ces questions et les mettre au travail auprès des résidents et avec l'entourage familial et institutionnel.

La qualité de vie une exigence éthique ?

Cette élaboration ponctue notre parcours d'écriture et nous conduit à *la qualité de vie des psychotiques*, formule à la fois simple, voire simpliste, lorsqu'elle est utilisée comme la bientraitance ou l'éthique, sous la forme d'un élément de langage[6], de l'ordre du prescriptif. Il s'agit d'un énoncé à la fois d'évidence et d'exigence, car il surplombe l'idée même de qualité des soins. On peut y lire comme en filigrane, un emprunt à l'*erlebnis*[7] de la phénoménologie ou à *l'économie psychique* et à *la fonction du délire* décrits par la psychanalyse[8]. Qu'est-ce qui permet à un sujet psychotique de soutenir son existence ? Quelle construction, élaboration, y compris délirante, activité physique, artistique, lui permet que la vie soit au-delà d'une vie *juste possible,* faite de silence et d'ennui, et sans qu'elle ait de conséquence négative sur les autres de la famille ou de l'institution ? Le syntagme *de la qualité de vie* donne une unité aux différents points de notre développement, lui apportant à la fois sa finalité et une déduction conclusive à l'entretien avec les deux résidents. Sous ce concept se retrouve à la fois logés l'esprit humaniste et progressiste du secteur, qui élève le malade à « la dignité de personne humaine », conception analysée avec finesse par A. Vernet [10] et la lutte contre les discriminations. Cette psychiatrie a le souci d'un autre différent, de ses conditions de vie, de sa parole, d'un usage raisonné des médicaments, du respect des principes d'autonomie, et d'une nécessaire adaptation de la liberté et de la contrainte aux établissements qui les hébergent. Cette exigence éthique, d'œuvrer à la qualité de vie des sujets psychotiques âgés, dépasse le projet de « prendre en charge » un malade objet de soins, ou porteur d'un handicap. Cet objectif chargé d'idéal vise à établir une relation partenariale avec une personne dans sa singularité, répond à la demande implicite du sujet psychotique et explicite de sa famille.

---

6. Une des dernières trouvailles (délire ?), condensée par des « sigles atroces » (T. Trémine) concerne la qualité des soins, à travers *le patient traceur*, « dont le fil conducteur est le dossier » ! « Les actions d'amélioration, issues des résultats des évaluations *Patient Traceur*, seront intégrées et suivies dans le PAQSSPH (programme d'amélioration qualité, sécurité des soins et de la performance hospitalière) des centres hospitaliers ». Des professionnels médicaux et paramédicaux seront formés à cette méthode. Nul doute que les équipes s'empareront avec autant d'application que d'enthousiasme dans cette avancée majeure dans ce processus d'amélioration des pratiques !

7. Le terme est utilisé en phénoménologie ; il se rapporte aux impressions, aux sensations, au vécu donnant accès à la réalité.

8. Ces travaux mettent en parallèle le niveau de conscience des troubles, l'activité délirante et le vécu dépressif dépréciatif, faisant écho à l'alternance des positions paranoïdes et dépressives décrites par Mélanie Klein.

Références

1. Girard V, *et al.* La relation thérapeutique sans le savoir. Approche anthropologique de la rencontre entre travailleurs pairs et personnes sans chez soi ayant une co-occurrence psychiatrique. *L'évolution psychiatrique* 2006 ;71 : 75-85.

2. Petitjean F, Salomé F, Germain C, Demant JC. Évaluation de la qualité de vie chez des patients schizophrènes suivis en CMP, CATTP et hôpital de jour. *Pour la recherche* 1999 (22) : 2-6, disponible en ligne.

3. Boyer L. La mesure de la qualité de vie en psychiatrie et santé mentale : historique et perspectives. *Rhizome* 2014 (52) : 12.

4. Roblin J, *et al.* Qualité de vie, schizophrénie et avancée en âge. *Ann Med Psychol* 2009 ; 167 : 392-6.

5. Lançon C, Aghababian V, Richieri R, Boyer L, Simeoni MC, Auquier P. Insight et qualité de vie subjective chez les personnes souffrant de schizophrénie. *Ann Med Psychol* 2011 ; 169 : 429-31.

6. Martin P, Azorin J M. *Qualité de vie et schizophrénie.* Montrouge : John Libbey Eurotext, 2005, 128 p.

7. Dalle B, Edel Y, Fernandez A. *Bien que mon amour soit fou.* Le Plessis Robinson : Les Empêcheurs de penser en rond, 1998, p. 18.

8. Cohen P. La qualité de vie est-elle un concept ? Essai de revue critique de la littérature anglo-saxonne. *L'information psychiatrique* 1998 ; 74 : 922-32.

9. Bazin N, Clément J-P, Jalenques I, Vieillissement des psychoses, Pathologie délirante in *Psychiatrie de la personne âgée*, Flammarion 2010, Paris p. 166-72.

10. Vernet A, Boutet C, Aubert JF, *et al.* Le respect de la dignité de la personne humaine. Précisions sémantiques et conceptuelles à propos de cet impératif catégorique. *L'information psychiatrique* 2016 ; 92, 3 ; 231-40.

8 Les voies du changement, les solutions innovantes : quel avenir ?

Les propositions d'amélioration

La nécessité d'un rapport ministériel sur le sujet

En complément de la loi du 28 décembre 2015 relative à *l'adaptation de la société au vieillissement* prônant plus de justice sociale pour les sujets âgés et *le rapport de P. Gohet* consacré aux handicapés vieillissants, demander la réalisation *d'une étude spécifique centrée sur le devenir des psychotiques âgés*, assortie de recommandations et de mesures concrètes, s'impose. Cette requête auprès du ministère de la Santé doit mobiliser le relais de nos instances syndicales et de nos sociétés scientifiques, les associations de familles et d'usagers, les établissements qui adressent et ceux qui reçoivent, les Ehpad. Nous avons conscience de conforter l'image du psychiatre comme d'un spécialiste à part. En psychiatrie du sujet âgé nous avons beaucoup à partager avec les gériatres et les neurologues. Mais est-ce un manque d'influence, d'écoute, de considération, les rapports ministériels qui traitent de problématiques qui nous concernent patients, familles, équipes, mettent de côté notre discipline. D'où notre réaction !

Des voies de réflexion sont à explorer à des échelons différentiés. Au niveau national : nous souscrivons aux *orientations relatives à la prise en charge des sujets souffrant de troubles psychiques*, ainsi qu'aux objectifs contenus dans l'annexe de la circulaire DHOS du 30 avril 2007 qui définit des axes, recommande, mais ne s'appuie sur aucune étude ou enquête de terrain et se limite au soutien financier ou à la création d'équipes mobiles de psychiatrie du sujet âgé. Un premier temps doit être consacré à évaluer l'ensemble des besoins à partir d'études épidémiologiques, à faire l'inventaire des structures-ressource, des expériences innovantes, et à mobiliser les équipes en place. La création de centres de ressource régionaux, dont le cadre est rappelé par M.P. Pancrazi [1] peut contribuer à répondre à ces missions, en plus de promouvoir l'enseignement et d'être un recours dans les cas où le dilemme éthique est d'une grande complexité. L'argument qu'un plan spécifique facilite le renforcement d'une logique discriminative tombe, si l'on met en perspective les moyens dédiés aux handicapés psychiques âgés avec ceux des patients ou résidents « Alzheimer », et sur l'existence timide d'appels à projet régionaux articulés au département. Ces structures à venir s'inscrivent dans le prolongement du rapport Gohet et concernent la transformation de structures existantes en unités de 8 à 14 places pour l'accueil des handicapés vieillissants. Ces projets, qui incluent un cahier des charges, ne concernent pas les handicapés psychiques, même s'ils n'en sont pas exclus. Ce qu'il faut promouvoir, c'est un plan d'action en faveur de cette catégorie de patients afin de garantir l'accessibilité à des soins de qualité et le pilotage d'une politique concertée entre les secteurs sanitaires et médico-sociaux. La véritable discrimination est là : d'un côté un plan Alzheimer en 44 mesures, poursuivi sur 4 axes, et de l'autre une méconnaissance de la réalité clinique et institutionnelle des handicapés psychiques âgés.

Repenser les conditions du maintien à domicile

Pour les psychotiques vivant hors des institutions, la préservation de leur autonomie physique fait qu'ils ne bénéficient pas d'aides à la personne souvent nécessaires à leur maintien chez eux. Le processus du vieillissement aggrave leur dépendance tant décisionnelle que physique. Le statut de *proche aidant* est un premier pas vers la reconnaissance du rôle qu'ils assurent. Les conjoints, les enfants, mobilisés devraient pouvoir bénéficier d'indemnités compensatrices. Des mesures concernant l'aménagement du temps d'activité des aidants ou de leur poste de travail seraient dans l'ordre des choses. L'*utilité sanitaire, économique et sociale des proches aidants doit être reconnue et des moyens mis à leur disposition.* Les patients, les aidants familiaux, ne pourraient-ils pas bénéficier de prise en charge, groupes de parole d'une palette de structures d'accueil, d'interventions au domicile sur le modèle de celles dont bénéficient les malades « Alzheimer » ? La création, à l'échelon départemental de SAVS (Service d'accompagnement à la vie sociale) et de Samsah, dédiées aux personnes âgées, d'hôpitaux de jour géronto-psychiatriques sont à même de préserver l'insertion dans un logement ordinaire ou parental en complément de l'intervention des équipes de secteur ou des équipes mobiles. L'enjeu est de prolonger le plus possible le maintien dans l'habitat personnel ou familial en préservant la qualité de la vie en commun.

Améliorer les modes de traitement de ces patients

– En développant l'offre psychothérapique, les temps de consultation de psychiatre sous forme de dotation de vacations, en inventant des formules d'activités adaptées en lien avec la psychiatrie.

– En promouvant la constitution d'un groupe de travail pluri-professionnel et pluri-disciplinaire de la FFP afin d'élaborer *une recommandation de bonne pratique de prescription médicamenteuse* à l'adresse de la population des psychotiques d'âge avancé.

– Fréquentation d'hôpitaux de jour, de CATTP (Centre d'activité thérapeutique à temps partiel) ou autres ateliers thérapeutiques de psychiatrie général ou dédiés à la géronto-psychiatrie : cette inscription permet la préservation de l'autonomie en renforçant la part dédiée aux soins. Ces structures peuvent également être ouvertes à des résidents d'Ehpad. De telles expériences permettent à des résidents qui fréquentaient l'hôpital de jour, de ne pas rompre les liens établis avec l'équipe de psychiatrie dès lors qu'ils sont admis en Ehpad et, pour des résidents psychotiques, de bénéficier d'une prise en charge spécifique à la journée. Des « structures répit » sont de même utiles dans ce contexte pour permettre à l'entourage de ne pas s'épuiser. Lorsque ces patients sont en appartement ou en maison thérapeutique, la limite de 60 ans leur est souvent opposée alors que la prolongation de séjour est administrativement possible. Il faut, de ce fait, prévoir des structures externalisées spécifiques, pour les plus de 60 ans, appartements thérapeutiques et associatifs, placements familiaux couplés à des structures d'accueil de jour. Il est légitime de maintenir ces résidents âgés dans les foyers de vie à double tarification tant que leur autonomie leur permet. Des expériences existent à l'échelon local, mais ne sont pas recensées, ne font pas modèle.

La diversification de structure d'accueil et d'habitat

Il existe, en particulier en Belgique, des formules d'habitats communautaires tels les « habitats regroupés », espaces collectifs placés sous la supervision d'un hôte, préservant la dimension du soin. Certaines de ces structures ouvertes ont été établies dans des bâtiments réaffectés au sein d'hôpitaux psychiatriques[1] dont l'implantation centrale garantit leur accessibilité.

Il existe, à l'initiative d'associations comme l'Udaf (Union départementale des associations familiales) et la Fondation de France, des structures communautaires ouvertes aux sujets âgés, sans exclusivité : placements familiaux, maisons relais, résidences accueil spécialisées. Le département de la Marne a développé un dispositif original d'habitat groupé pour des personnes touchées par le handicap, l'exclusion, dont des sujets psychotiques de tous âges. Ces structures intitulées *les familles gouvernantes*[2], favorisent le maintien de tels patients dans la cité. D'autres initiatives, issues du monde associatif, en particulier l'Unafam, existent et justifient d'être répertoriées et diffusées.

Inscription dans des pratiques de réseaux

La psychiatrie du sujet âgé, avec son dispositif sectoriel ouvert sur la cité, est en prise directe avec les différents partenaires, en particulier ceux qui coordonnent les actions de terrain, les CLIC (centre local d'information et de coordination gérontologique) et

---

1. Rencontré en particulier au centre psychiatrique Saint-Bernard à Manage.
2. Cf. le site www.udaf.51

les MAIA (méthode d'action pour l'intégration des services d'aide et de soins dans le champ de l'autonomie). Cette dernière structure s'est ouverte à d'autres pathologies du sujet vieillissant que la maladie d'Alzheimer. Les équipes de secteur sont partie prenante des réseaux qui se mettent en place autour de la personne âgée afin d'améliorer les filières de soin, le maillage du territoire et de prise en charge du handicap. Il s'agit de fédérer les dispositifs existants ou développés au niveau interdépartemental dans les Priac (programme interdépartemental d'accompagnement des handicaps et de la perte d'autonomie), ou régional *via* les Sros (schéma régional d'organisation médico-sociale) et intégrés dans le projet régional de santé. L'idée est de mettre en lien les intervenants issus des domaines des soins primaires délivrés par les médecins généralistes, de la gériatrie et du registre médico-social, conformément à l'article 69 de la récente *loi de modernisation de notre système de santé.* La mission des réseaux est de proposer une approche articulée et graduée des soins en fonctions des différents lieux, du domicile à l'Ehpad, et des niveaux de besoin diversifiés. L'exercice de la psychiatrie de liaison permet à la fois une expertise et l'organisation de prises en charge au domicile, au CMP ou dans les Ehpad. Le développement des conventions entre psychiatrie et structures médico-sociales facilite l'implication de chacun dans un partenariat qui améliore la qualité des soins apportés aux patients et résidents.

Préserver les structures de la psychiatrie du sujet âgé

Malgré le recours aux VAD de secteur, la création d'équipes mobiles, y compris celles dédiées aux Ehpad, l'hospitalisation en psychiatrie du sujet âgé, continue d'être un outil utile pour le patient et tous ceux qui ont le souci de lui dans son entourage. Réflexion qui se justifie quand le maintien local de telles unités spécialisées est menacé pour des raisons budgétaires par l'ARS. C'est le cas de deux structures à compétence départementale dont l'existence a été temporairement remise en cause, par l'ouverture de lits de psychogériatrie dans une clinique récemment installée à proximité de l'hôpital et la création d'une équipe mobile pour l'une, par fermeture sans alternative pour l'autre. À terme, la capacité de cette dernière devrait être légèrement réduite, un projet d'unité mobile est en discussion. Unité mobile et service d'hospitalisation sont complémentaires et non concurrentiels. En cas de cessation d'activité, ce sont les psychotiques âgés, qu'il s'agisse de sujet chronicisés ou de décompensations tardives, qui risquent d'être ainsi pénalisés par la perte d'une expérience et d'une compétence, d'un service rendu dans ce domaine. Cette situation est-elle transposable à d'autres régions ? Cette interrogation renforce l'intérêt de réaliser un inventaire national des structures, de les fédérer et d'organiser un front de lutte contre toute tentation ou tentative de démantèlement.

Penser la création de structures psychiatriques dédiées

La situation de psychotiques âgés souffrant de « troubles mentaux sévères, durablement instables et à haut risque de rechute », handicap mental ou de formes de psychoses infantiles ou de TED (troubles envahissants du développement) sévères, avec des comorbidités, n'ayant jamais quitté l'hôpital depuis l'enfance ou l'adolescence doit être envisagée avec réalisme. D'autres patients n'ont pas pu s'intégrer durablement en maison de retraite, ont fait l'objet de ré-hospitalisations répétées et ont multiplié les admissions dans différents Ehpad. Face à ces échecs qui défient la politique prônée de glissement de la maladie vers la dépendance c'est, nous semble-t-il, à la psychiatrie de service public de concevoir de petites structures d'accueil et de soin intersectorielles pour ces patients, plus qu'au secteur médico-social, sauf à en modifier le statut juridique, la vocation et les moyens. L'implantation hospitalière de ces unités assurant soins et hébergement au long cours permet, lorsque cela s'avère nécessaire, de recevoir des patients non stabilisés. Dans notre expérience, il s'est avéré difficile de faire entendre à l'administration de l'hôpital, à l'ARS, une telle demande qui n'est pas politiquement correcte. Le maître mot est celui de la réinsertion, qui contient en germe son *utopie*, littéralement une absence de lieu, et la priorité donnée à la réduction des lits ! D'où ce conseil qui nous a été délivré de relayer ce projet de création par celui d'une équipe mobile de psychiatrie du sujet âgé, plus conforme aux orientations d'une politique de santé, plus pensée à partir de l'enveloppe budgétaire *disponible* que de l'identification de besoins.

Développer la psychiatrie de liaison

Ce volet d'activité permettra davantage d'interventions pluri-professionnelles dans les établissements, soit à partir des équipes de secteur à compléter pour cette mission, soit par la création d'équipes mobiles pour Ehpad qui représentent un mode de réponse émanant le plus souvent d'un pôle ou d'un service de psychiatrie du sujet âgé. La mise en commun est utile pour développer des équipes mobiles dédiées aux sujets âgés institutionnalisés ou pas. Elle peut se réaliser dans le cadre d'une organisation intersectorielle ou en interdisciplinarité psychiatrie-gériatrie.

La question des Ehpad : perspectives innovantes

– *À partir des Ehpad traditionnels.* Ces structures sont-elles les mieux à même de proposer aux résidents psychotiques qualité de vie, cadre convivial et maintien de leurs potentialités ? L'admission réalisée à partir du domicile se fait au prix d'un déracinement familial, d'une rupture du réseau social ou institutionnel. L'institutionnalisation est rarement décidée à partir d'une indication, comme un projet de vie, avec sa propre finalité, mais par défaut d'un ailleurs et autrement. Le mixage des pathologies et des âges s'avère difficile à assumer pour les résidents et les équipes, d'où la nécessité d'établir des conventions de partenariat avec la psychiatrie de secteur, de généraliser la présence des psychologues à tous les établissements et d'amplifier leur temps d'affectation.

– *Créer des unités ou des Ehpad spécialisés :* pour les handicapés psychiques admis en Ehpad, certains établissements privés ou publics se sont spécialisés dans l'accueil de tels résidents en les *regroupant en unités spécifiques.* De telles réalisations ont vu le jour sans reconnaissance administrative, ou sont en attente d'un appel à projet innovant puis d'un agrément. Cette innovation mérite d'être soutenue, sous réserve que des moyens supplémentaires consistants, en temps de psychologue, en infirmiers, aides-soignants, éducateurs, aides médico-psychologiques, ergothérapeutes, ayant de préférence une expérience de la psychiatrie, leur soit octroyés. *Les bénéfices*[3] à attendre sont d'améliorer les conditions d'existence, de contrecarrer le vide relationnel, la pauvreté des investissements, de réduire les prescriptions médicamenteuses, les hospitalisations inadaptées, les situations de crise, et de contribuer à améliorer la filière de prise en charge des sujets âgés. Un autre élément nous paraît essentiel, c'est la tolérance des autres résidents, de l'équipe, des familles, aux manifestations de la psychose, qu'il s'agisse d'idées délirantes paraphrénisées, d'un dialogue hallucinatoire ou de troubles mineurs du comportement, dès lors qu'ils sont bien supportés par le groupe. Cette capacité de *vivre au rythme de sa folie* de façon apaisée, est un critère de qualité de vie à apporter au sujet psychotique. Ce projet rompt avec une exigence de norme calquée sur celle des unités regroupant majoritairement des sujets âgés ou altérés au plan cognitif. Les résidents psychotiques ont en partage leur âge, des parcours similaires, les discours de discrimination tenus à leur encontre, et se retrouvent dès lors « entre-soi » dans une communauté de vie, conjoncture qui distingue de l'isolement ressenti dans des Ehpad polyvalents.

– *Les enjeux de ces créations.* La dénomination de ces unités n'est pas fixée ; un agrément spécifique pour les structures recevant des « personnes handicapées vieillissantes », est retenu par les ARS. Pour le regroupement de psychotiques, on peut lire différentes terminologies : unité de vie pour handicapés psychiques vieillissants ou âgés, unités de vie spécifiques. Une structure a été agréée dans l'Aisne pour recevoir des *personnes âgées présentant des troubles psychiatriques.* Nous ferons trois commentaires : utiliser le vocable unité de vie c'est gommer la dimension du soin alors que cette reconnaissance s'accompagne d'une enveloppe complémentaire *soins* de la part de l'ARS. Parler de *troubles psychiatriques* c'est risquer de dévier vers des unités centrées sur les troubles du comportement quelle qu'en soit l'origine, ou de déléguer à des

---

3. Cette liste des bénéfices attendus fait pour une part emprunt à une intervention de P. Vandel et H. Vallat aux journées du 30ᵉ congrès de la *Société de psychogériatrie de langue française* dont les actes sont en ligne. Cette communication intitulée *Unité de psychiatrie en Ehpad, à propos d'une expérience novatrice* faisait référence la création à Besançon d'une structure de 14 places dédiée à des « patients souffrants de pathologies psychiatriques stabilisés avec risque de rechute ».

Ehpad des situations aigues qui relèvent de notre spécialité. Quant à l'adjectif vieillissant, ou de l'avancée en âge, nous le sommes tous, à tout moment de notre vie ! Le terme le plus juste nous paraît donc *unité spécifique pour handicapés psychiques âgés.*

Les missions en sont à préciser. Ces unités ont vocation à accueillir des *patients stabilisés* au sens de l'autonomie et de la sociabilité. L'orientation selon des critères d'homogénéité doit être discutée au cas par cas, en équipe et avec l'intéressé, après un temps d'observation ; elle est révisable. Certains patients sont capables de s'intégrer dans les structures d'Ehpad non différenciées, en tirent profit, d'autres le font au prix du renoncement à leur mode d'être et d'une souffrance verbalisée ou « agie ».

Unité spécifique et socialisation : l'envoi en Ehpad depuis le domicile, un foyer, l'hôpital, peut témoigner de l'échec de la mission de la psychiatrie de réinsérer ou de préserver l'inscription sociale. Deux logiques, le soin avec hébergement d'un côté, l'hébergement avec soins de l'autre, peuvent être complémentaires dans un même projet d'ouverture sur l'extérieur. L'Ehpad, par son implantation géographique, sa politique, peut permettre des liens avec le *socius* qui n'avait pu se mettre en place à partir de la structure psychiatrique d'origine. Les moyens en sont une *unité spécifique pour résidents psychotiques* stabilisés, implantée dans la cité, ouverte sur l'extérieur, mobilisant des éducateurs, ergothérapeutes ou moniteurs de sport adapté pour aider les résidents à renouer des contacts culturels, sportifs et sociaux facilités par un contrat avec la municipalité. Cette possibilité d'échanges avec l'environnement, d'ouverture à une vie que ces résidents n'ont parfois plus connue depuis longtemps, témoigne de la capacité de préserver les liens sociaux, ou de les recréer, que l'on peut retrouver dans un habitat collectif, une maison-relai. Les bénéfices, en termes de qualité de vie, de ces unités à vocation communautaire, seront à évaluer à distance de leur création. Dans cette logique l'implantation de ces structures au cœur de la cité plutôt qu'isolée de la société est un des critères à prendre en compte.

Reste à en *définir les conditions d'attribution ;* quel en est ou sera le cahier des charges, qui est concerné, Ehpad public, associatif, privé, quels types de patients sont accueillis et dans quelles conditions ? Doivent-elles être réservées à des structures ouvertes, semi ouvertes, fermées ? Quels sont les critères de sélection et qui décide ? Compte tenu du statut particulier de ces unités accueillant des patients « psychiatriques », est-il pertinent de s'appuyer sur un seul avis administratif ? Un agrément délivré par une commission pluridisciplinaire comportant un représentant de l'autorité judiciaire n'offre-il pas une plus grande garantie ?

La création d'une telle unité relevant d'une prise en charge innovante justifie un cahier des charges portant sur la capacité de l'ordre de 15 lits, sur le ratio de personnel et le statut juridique. Dans ces nouvelles unités qui mettent en place un regroupement nosographique au sein d'une institution qui opère déjà une fonction de séparation en fonction de l'âge, le risque de contamination par le « *virus asilaire* » P. Delion, est redoublé, appelant à la vigilance sur la qualité éthique des accompagnements. Il existe une grande variété dans les types d'établissements, nous l'avons constaté lors de nos visites effectuées dans une vingtaine d'établissement principalement des trois départements de Picardie. Malgré nos relances, des promesses, il ne nous a pas été possible, comme pour un confrère médecin coordonnateur, de rencontrer, d'échanger sur place avec l'équipe d'un établissement spécialement fermé, de l'intérieur vers l'extérieur, et réciproquement, qui s'est spécialisé dans l'accueil de tels résidents. En psychiatrie, la densité du personnel encadrant, y compris dans les unités dites « chroniques » ou de « réinsertion » est de l'ordre de 1/1 équivalent temps-plein, comme dans les structures médico-sociales pour adultes jeunes. Le taux moyen d'encadrement dans les Ehpad de l'Aisne, représentatif de l'échelon national, est de l'ordre de 0,40 à 0,60/temps plein par place ; ce chiffre est un indicateur du différentiel de moyens. Dans les structures d'unité de vie spécifiques en cours d'agrément par l'ARS, le chiffre peut atteindre 0,66 %. La taille recommandée des unités est de 8-14 places, avec une indication d'emplacement en rez-de-chaussée. Cette spécialisation ne peut se concevoir sans un programme de formation de l'équipe référente, recrutée sur la base du volontariat, et *sans l'obtention d'un temps de psychiatre* dédié d'abord au travail institutionnel auprès de l'équipe, qui s'inscrive en lien avec le médecin et l'infirmier(e) coordonnateurs, le (la) psychologue ! L'intervention d'un psychiatre dans l'établissement s'inscrit de façon complémentaire aux suivis individuels des résidents et non à leur place. Le psychiatre donne son avis sur les admissions, participe à des réunions d'équipe, reçoit des résidents, veille sur la iatrogénie médicamenteuse, en particulier à l'adéquation du traitement psychotrope. La dénomination, dans le contrat signé, d'un collègue intervenant deux demi-journées par semaine sous le vocable de *psychiatre coordonnateur*, nous paraît pertinente pour préciser ses différentes fonctions.

Un risque est possible dans la suite de telles créations : celui de la sélection. La mise en place *d'unités de vie spécifiques*, ou plutôt leur préfiguration, réalise, nous l'avons constaté dans plusieurs établissements de la région, de véritables modèles, des pôles d'excellence. Nous avons décrit les exigences quant aux critères d'admission qui, avec un objectif spécifiquement adapté à cette population, en sont à l'origine. Quel sera le devenir des résidents non retenus et des établissements médico-sociaux qui les recevront ? Il y a toujours un reste, un non traité.

Fédérer les actions et les financer

La prise en charge de ces patients, l'accompagnement des aidants, les conditions d'institutionnalisation, justifient aussi des « moyens financiers ambitieux » pour assurer les dimensions « du soin de l'accompagnement de la recherche et de l'évaluation » selon des formules extraites du plan Alzheimer. Faute d'avoir anticipé le devenir de cette catégorie de handicapés, il existe un retard considérable dans la réponse aux besoins. *La structuration d'une réponse cohérente ne peut être tributaire de seuls appels à projets régionaux délivrés au compte-goutte pour des unités de vie spécialisées, des foyers d'accueil médicalisés, ou la création d'équipes mobiles dédiées aux Ehpad. Ce qui manque c'est une conception centralisée, hiérarchisée et diversifiée, adaptée aux différentes situations.*

Fédérer les dispositifs à partir de cette première plate-forme de propositions est envisageable. Cette action dépend de la volonté politique à mobiliser par l'éveil de la conscience publique.

Les conditions de faisabilité

La question de fond est celle de l'implication, de la sensibilisation des équipes de l'Ehpad à de tels projets, mais aussi celle du secteur d'appartenance du résident ou de celui de la structure. Cette question peut être source de contentieux ! Il importe que l'engagement sectoriel ne cesse pas du fait de l'avancée en âge. Les réponses divergent quant à l'organisation d'une complémentarité indispensable entre service de psychiatrie et Ehpad. Le secteur doit contribuer à améliorer l'offre médicosociale adaptée aux besoins des résidents présentant des troubles psychiatriques, ce d'autant qu'ils sont pour une part originaires de nos hôpitaux. L'existence d'unités de psychiatrie du sujet âgé, de pôles, contribuent à délivrer des réponses cohérentes, des plateformes de service aux psychotiques âgés, en prenant en compte les parcours de vie et de soin et en préservant autonomie, droit et liberté. C'est l'une des missions principales de tels intersecteurs. Leur généralisation à tout le territoire, la création d'un DESC (Diplôme d'études spécialisées complémentaire) de psychiatrie du sujet âgé, toujours différées, permettraient de former les jeunes psychiatres et de les impliquer dans cet exercice.

À ces considérations de portée générale s'ajoutent, dans la logique du développement et de l'argumentaire qui précède, plusieurs actions ciblées quant au statut juridique des résidents d'Ehpad qui demande une concertation entre psychiatres, médecins coordonnateurs, gériatres et juristes.

Des contacts avec les différentes ARS sont à promouvoir afin de sensibiliser cette instance administrative à cette problématique, en suscitant des études épidémiologiques et des enquêtes régionales sur la prescription des psychotropes chez les psychotiques âgés, alternant avec les recommandations concernant les malades Alzheimer !

Les actions de formation et de recherche

La demande d'échanges et de formations formulée par les équipes recouvre des réalités différentes : il peut s'agir d'une curiosité pour la psychose et le psychotique, et son mode d'être, mais aussi se limiter à l'acquisition d'un savoir en plus, de recettes, afin de mieux maitriser les situations au quotidien ou en urgence. Le médecin coordonnateur, les équipes souhaitent avant tout avoir un correspondant *psy* sur qui compter en cas de « crise ».

Il y a de la part de notre corps professionnel trop d'abandon de ce champ de la psychiatrie dans la communauté, dont les Ehpad font partie malgré leur statut d'extra-territorialité[4] ! Ce soutien insuffisant par rapport aux besoins rend ces prises en charge difficiles aux équipes d'Ehpad.

Si le médecin coordonnateur complète volontiers sa formation par un DU de psycho-gériatrie ou de psychiatrie du sujet âgé, l'accès en est plus difficile aux médecins traitants. Les actions de formation des psychiatres à l'adresse de leurs confrères sont trop rares. Les réunions de concertation sont difficiles à mettre en place. L'accès à un savoir spécifique concernant la psychose et les psychotiques est au cœur de l'amélioration des pratiques. Qu'il s'agisse de la formation initiale et continue des psychiatres, des gériatres, des médecins traitants, qui pour certains ont pu bénéficier lors de stages d'IMG (internes de médecine générale) effectué en psychiatrie d'une sensibilisation à la psychopathologie et à la psychiatrie du sujet âgé, des psychologues et de l'ensemble des équipes. La disparition en 1982 de l'internat spécialisé en psychiatrie et du diplôme d'infirmier de secteur psychiatrique en 1992 ont entrainé un déficit à la fois quantitatif dans le nombre de postes mis à disposition et qualitatif au bénéfice de la polyvalence et de la mobilité. L'intégration d'un infirmier(e) de secteur dans une équipe d'Ehpad amenait une plus grande tolérance et sérénité dans l'accueil de résidents psychotiques. L'acquisition d'un savoir théorique et une meilleure connaissance pratique permettent un positionnement différent. La demande d'accéder à une analyse des pratiques dont nous ont fait part beaucoup d'équipes peut relever de formations externes, mais aussi de groupes de supervision internes à l'institution. Dans ce domaine, le recours à des séquences courtes délivrées sur quelques jours, voire une journée, se résume à un vernis de connaissances peu opérant. Certains organismes s'engagent dans des modules de plus grande amplitude. Les conventions entre établissements « psy » et médico-sociaux devraient prévoir des échanges de temps d'activité afin que les professionnels acquièrent un regard autre et confrontent leur cultures respectives et leur approche des mêmes patients. Cette expérimentation est en projet dans un établissement lié par convention avec un EPSM voisin. L'enjeu de ce partenariat est d'assurer une qualité de vie aux patients handicapés psychiques âgés, quel que soit leur lieu de résidence, sans exclure les Ehpad parce qu'un minimum de soins y est garanti. Ce désir d'un savoir complémentaire, autour d'une technicité thérapeutique, et d'un partage d'expérience doit être reconnu, soutenu et s'intégrer dans un programme de formation.

À l'échelon régional, la création d'une organisation en réseau *de conseil et d'audit dédié à la prise en charge des psychotiques vieillis résidant en Ehpad* serait une des voies de

---

4. En effet, selon la règle des secteurs qui est variablement appliquée en fonction des départements, les maisons de retraites peuvent être considérées *hors secteur*.

réponse. Cette structure devra être à même d'assurer des formations auprès des médecins coordonnateurs, médecins traitants et équipes incluant les recommandations de bonnes pratiques en matière de prescription médicamenteuse. Les formations s'appuieront sur un bilan de l'existant et sur des objectifs ciblés avec des données théoriques et la promotion d'aides à l'accompagnement de ces sujets. Ce volet sera complété par des interventions sur place à la demande d'un établissement adhérent pour un travail plus spécifique d'analyse de cas et de supervision des pratiques.

Les différents facettes précédemment détaillées de la prise en charge de ces résidents peut constituer une base de données épidémiologiques, cliniques, thérapeutiques supports de *recherches* à la fois pluridisciplinaire et pluri-professionnelles en particulier dans le cadre de PHRC (Programme hospitalier de recherche clinique) de groupement d'intérêt scientifique « psychiatrie » ou « gérontologie » au sein de l'Inserm, ainsi que dans le domaine des sciences humaines et sociales, *via* les groupements de recherche (GDR) du CNRS.

 **Référence**

1. Pancrazi MP, Guinard P, Isserlis C. L'organisation de la psychiatrie du sujet âgé en Île-de-France. *L'Information psychiatrique* 2015 ; 91 : 755-61.

Conclusion

Comment penser la prise en charge au plan institutionnel et éthique d'un groupe social, celui des psychotiques âgés qui ne s'implique pas dans une perspective temporelle, ne s'intéresse pas à son avenir, n'a pas d'influence sur la vie publique ? Tout ce qui est séparé, disjoint, coupé du monde des actifs, n'est pris en compte que de façon complémentaire, assistentielle. La responsabilité qui pèse sur nous, psychiatres de service public, gériatres, psychologues, équipes de secteur, d'Ehpad, tient précisément à cette perception des différentes structures, ambulatoires ou d'hébergement et de soins qui s'appuient sur une *pluralité des parcours et des discours*. Cette perspective exige une volonté pour regarder en face la problématique qui dissone et un engagement pour amener les perfectionnements qu'imposent notre époque soucieuse d'éthique et des droits du citoyen, des patients, des résidents d'Ehpad et de leurs familles.

Des indicateurs sont dès à présents pour nous alerter : les données démographiques et l'augmentation de l'espérance de vie de cette population, la difficulté des équipes de psychiatrie à endiguer le processus de chronicisation, la « saturation » des unités intra-hospitalières et la désorganisation de la psychiatrie publique. Le secteur en mutation peine à assurer ses missions de santé mentale en particulier dans les CMP, lors des visites à domicile, menacés par l'augmentation des demandes et le repli des personnels sur les structures intra-hospitalières. Concrètement, il existe une demande forte des services de psychiatrie en intra, en extra, pour orienter précocement ces patients en Ehpad, par contre leur disponibilité pour assurer dans le respect du principe de la continuité des soins, l'accompagnement sont de plus en plus défaillants. Les équipes des Ehpad, insuffisamment formées, dont la densité d'encadrants est réduite, se trouvent dès lors amenées à un exercice difficile, avec des conséquences pour la qualité de la prise en charge, sur-médication, stigmatisation interne, manque d'activités adaptées, et d'ouverture sur l'extérieur. Aux difficultés institutionnelles, se conjuguent des questions éthiques sur le consentement de ces patients à intégrer ces établissements et sur leur libre circulation dans et hors des murs. Une clarification en termes juridiques des pratiques se justifie.

Nous pouvions espérer avec le rapport de P. Gohet consacré aux handicapés vieillissant, commandité par le ministère, une prise en compte par nos gouvernants de l'ampleur du problème et des moyens à mobiliser. La réponse de la secrétaire d'État[1]

---

1. L'ensemble des interventions du 23 septembre 2014, dont le discours de clôture de Mme S. Neuville, secrétaire d'État chargée des personnes handicapées et de la lutte contre l'exclusion, est disponible dans un DVD dont les références figurent sur le site de *Handicap & société*.

rappelant l'engagement de la France pour une *société inclusive, participative* ne permettant pas de ce fait de mesures catégorielles spécifiques, constitue à nos yeux, une non-réponse... Quand la rhétorique vient au secours de l'économie et de restrictions budgétaires qui touchent à la santé. Qui en période de crise financière se soucie du destin des psychotiques âgés qui pour les deux tiers n'ont pas intégré un circuit du travail ? Force est de considérer que cette population, lourdement discriminée par la pathologie psychotique assimilée à la démence, son âge, le défaut de ressources, est vulnérabilisée et fait l'objet d'une hiérarchisation sociale. Les handicapés psychiques vieillissant sont les victimes d'un statut de non-droit, d'un régime d'exception, qui s'inscrivent dans le droit fil d'un invariant, la violence faite de toujours aux malades mentaux... dont la ségrégation sociale est un indicateur. Ce positionnement engage l'action sociale dans le sens d'une discrimination muette, en maintenant ces résidents dans « un statut aliéné et restrictif » D. Jodelet. C'est cette version de la réalité que nous avons voulu décrire, en tenant compte que l'on observe un léger bougé, avec la création d'équipes mobiles dédiées aux Ehpad, l'augmentation de la dotation en personnel dont de temps de psychiatre, les projets d'unités pour handicapés vieillissants, qui peuvent témoigner d'une première prise en compte des besoins mais qui manque d'organisation et de lisibilité. Notre développement contribue à saisir les enjeux pluridisciplinaires mobilisés, psychiatrique, anthropologique, éthique, juridique et politique. À l'heure de la montée en puissance de la prise de parole de nombreuses minorités sociales qui se considèrent opprimées, victimes, la condition de la catégorie des malades mentaux âgés reste tributaire de leur déficit dans le lien social et des représentations négatives auxquelles ils restent associés, qui viennent entamer le sentiment de justice sociale, de solidarité et les actions spécifiques à mettre en place. S'il est un sens, une portée à cet ouvrage c'est de contribuer à éveiller les consciences, à lever le refoulement sur ce sujet impliquant l'organisation des soins et à contribuer à améliorer la qualité de vie de ces sujets, celle des proches aidants à qui il est beaucoup délégué et qui les assistent au quotidien. La négligence dont les psychotiques âgés fait l'objet, le silence, l'impéritie actuelle des pouvoirs publics font symptôme pour notre société. C'est à l'ensemble des acteurs impliqués qu'il appartient de dire, et d'agir au niveau régional et ministériel afin qu'une volonté politique soit impulsée, et que soient données des réponses d'ordre organisationnel, juridique et financier, à la hauteur de cette problématique. Notre pays doit s'engager, de façon déterminée, dans une démarche de planification et de modernisation d'une gamme diversifiée et graduée de structures ambulatoires, d'hospitalisation dédiée, d'habitat résidentiel communautaire pour cette catégorie de patients et promouvoir la création d'unités spécifiques pour handicapés psychiques âgés, au sein des Ehpad, à la hauteur de besoins qui restent à évaluer dans une étude prospective qui leur soit consacrée.

Annexe

Extrait du Rapport P. Gohet, Tome I, pp. 22-23.

Le handicap psychique

Le handicap psychique est la conséquence d'une maladie mentale (schizophrénie, TOC, bipolarité, dépression sévère...) qui nécessite des soins et de l'accompagnement, qui expose à des périodes de décompensation plus ou moins lourdes et fréquentes, qui rend difficile une vie indépendante et qui est à l'origine des situations, d'attitudes, de besoins et de réponses divers (logement, ressources, protection juridique, activités, notamment de type professionnel...).

Le handicap psychique provoque des risques importants de stigmatisation, de marginalisation, d'exposition à la maltraitance, d'isolement... Il est à l'origine de désarroi, de pertes de repères, de tentation du suicide...

Pour toutes les raisons qui précèdent, l'accompagnement et le soin constituent les pièces maîtresses des réponses à apporter aux personnes handicapées psychiques. Leur espérance de vie s'accroît. Ce qui s'accompagne souvent d'une aggravation de leur situation, d'une accentuation de leurs difficultés et d'une augmentation de leurs besoins.

Les réponses attendues[1] *:*

- l'adaptation des groupes d'entraide mutuelle (GEM), des maisons relais, des services d'accompagnement et des structures psychiatriques aux conséquences de l'avancée en âge,
- *la création des structures manquantes** ;
- la formation des professionnels, notamment en Ehpad ;
- l'anticipation et la prévention des addictions (tabagisme, alcoolisme...) ;
- l'intégration de la problématique de l'avancée en âge dans les soins prodigués par les hôpitaux psychiatriques, notamment en cas de difficultés aiguës, et en lien avec l'accompagnement médico-social dont le patient bénéfice en temps ordinaire ;

---

1. *Souligné par nous.*

- la mise en place d'un véritable partenariat entre la psychiatrie et la gériatrie se concrétisant, notamment, par la coordination des équipes mobiles des deux secteurs sur l'ensemble des lieux de soins et d'accompagnement.

Le handicap, quelle que soit sa nature, peut provoquer des surcharges psychiques, elles peuvent s'accroître avec l'âge. Le groupe recommande d'inclure cette réalité dans les projets d'établissements, dans les projets de vie, les services rendus en institutions et en milieu ordinaire, les formations...

Glossaire

AAH	allocation d'adulte handicapé
APA	Association psychiatrique américaine et allocation personnalisée d'auto-nomie
APA	Allocation personnalisée d'autonomie
APM	Agence de presse médicale
AGGIR	Autonomie gérontologie groupes iso-ressources
AMP	aide médico-psychologique
Anesm	Agence nationale de l'Évaluation et de la qualité des établissements et Services sociaux et Médico-sociaux
Apap	antipsychotique d'action prolongée
Arcos	Association « Réseau de la communauté sanitaire de la région lausan-noise »
ARH, ARS	Agence régionale de l'hospitalisation, Agence régionale de santé
ASH	agent des services hospitaliers
ATIH	Agence technique de l'information sur l'hospitalisation
AVC	accident vasculaire cérébral
CASVP	Centre d'action sociale de la Ville de Paris
CATTP	centre d'activité thérapeutique à temps partiel
CCOMS	Centre collaborateur de l'Organisation mondiale de la santé
CDSP	Commission départementale des soins psychiatriques
CGLPL	contrôleur général des lieux de privation de liberté
CHS	Centre hospitalier spécialisé
CHU	Centre hospitalier universitaire
CIM-10	Classification internationale des maladies, 10e révision
CMP	Centre médico-psychologique
Copil	Comité de Pilotage chargé d'assurer la démarche d'évaluation des acti-vités DAF Dotation Annuelle d'établissement
DESc	Diplôme d'études spécialisées complémentaires
DGS	Direction générale de la santé

DHOS	Direction de l'hospitalisation et de l'offre de Soin
Drees	Direction de la recherche des études et évaluation et statistiques
DMS	durée moyenne de séjour
DSM	Manuel diagnostic et statistique des troubles mentaux
DU	diplôme universitaire
ECG	électrocardiogramme
Ehpad	Établissement d'hébergement pour personnes âgées dépendantes
EPSM	Établissement public de santé mentale
EPSMDA	Établissement public de santé mentale département de l'Aisne
Esat	Établissement et service d'aide par le travail (ex-centre d'aide par le travail – CAT)
EPRD	État Prévisionnel des Recettes et dépenses
ETP	équivalent temps plein
FAM	foyer d'accueil spécialisé
FFP	Fédération française de psychiatrie
FFPP	Fédération française des psychologues et de psychologie
FHF	Fédération hospitalière de france
FNAP-PSY	Fédération nationale des associations de patients et (ex) patients en psychiatrie.
GDS	Groupements de défense sanitaire
Gem	Groupe d'entraide mutuelle
Gepso	Groupe national des établissements publics sociaux et médico-sociaux
GIR	Groupes iso-ressources (Le GIR évalue les capacités d'autonomie surtout physiques.)
GPS	*Global Positionning System* ; système mondial de positionnement
HAD	hospitalisation à domicile
HAS	Haute Autorité de la santé
HID	Handicaps-Incapacités-Dépendance (enquête de l'Insee de 1998 sur les institutions)
HPST	loi du 21 juillet 2009 portant réforme de l'hôpital et relative aux patients, à la santé, et aux territoires
HPV-HPA	handicapé psychique vieillissant ou âgé
IDE, Idec	infirmier(e) diplômé d'état, infirmier(e) diplômé (e) d'état, coordonnateur (trice)
IMG	interne en médecine générale
Insee	Institut national de la statistique et des études économiques

Inserm	Institut national de la santé et de la recherche médicale
Irdes	Institut de recherche et documentation en économie de la santé
JLD	juge des libertés et de la détention
MAÏA	maison pour l'autonomie et l'intégration des malades Alzheimer et personnes âgées puis Méthode d'action pour l'Intégration des services d'aide et de soins dans le champ de l'autonomie
MAS	maison d'accueil spécialisée
MCO	médecine, chirurgie, obstétrique
MMSE	*Mini Mental Status Examination* (test d'évaluation globale de la mémoire)
MNASM	Mission nationale d'appui en santé mentale
NPI-R	Inventaire neuro psychiatrique d'évaluation des troubles du comportement...
PASA	pôle d'activités et de soins adaptés
PHC	psychose hallucinatoire chronique
PHRC	Programme hospitalier de recherche clinique
PRIAC	Programme interdépartemental d'accompagnement des handicaps et de la perte d'autonomie
Samsah	Service d'accompagnement médico-social pour adultes handicapés
SAVS	Service d'accompagnement à la vie sociale
SMR	service médical rendu
Sros	Schéma régional d'organisation sanitaire
SSR	Soins de suite et de réadaptation
TED	trouble envahissant du développement, nouvelle dénomination des troubles autistiques
TSM	Taux standardisé de la mortalité
TOC	troubles obsessionnels compulsifs
TCM	troubles cognitifs majeurs se substitue à démence
UDAF	Union départementale des associations familiales
Unaf	Union nationale des associations familiales
Unafam	Union nationale des familles et amis et de personnes malades et/ou handicapées psychiques
VAD, IAD	Visite ou intervention à domicile

Remerciements

Je suis redevable pour l'élaboration de ce livre à de nombreuses personnes que je ne peux toutes citer et que je remercie ici très chaleureusement, en particulier :

– Pierre Noël, psychiatre des hôpitaux honoraire récemment disparu, pour son accueil au début de ma carrière, l'initiation à la psychiatrie du sujet âgé, et la transmission de valeurs humaines et professionnelles ; ce livre est un hommage rendu à sa mémoire.

– Mes collègues du Syndicat des psychiatres des hôpitaux et de son association scientifique, la SIP, pour leur engagement au service d'une psychiatrie publique de qualité et la confiance qu'ils m'ont accordée, de même qu'aux directeurs de revues scientifiques, directeurs de collection, éditeurs, pour avoir accepté mes différentes contributions.

– Pierre-Yves Malo président de l'association *psychologie & vieillissement*, qui m'a suggéré ce travail d'écriture.

– Thierry Trémine, rédacteur en chef de *l'Information psychiatrique*, directeur de la collection « Offre de soins en psychiatrie », pour la présente publication et pour sa préface.

– L'ensemble de « mes » patients, leurs familles, les équipes de psychiatrie du secteur du XIᵉ arrondissement de Paris, d'Abbeville sud-Vimeu, celle de psycho-gériatrie de l'EPSMD de Prémontré, de mes lieux d'exercice actuels, qui ont conforté mon intérêt pour une approche collective de la pratique.

– Les médecins coordonnateurs, psychologues, équipes des Ehpad de l'Aisne qui ont répondu aux différents questionnaires, participé à des réunions de restitution, à des rencontres dans les établissements sur le thème de l'accueil des psychotiques âgés.

– Madame Catherine Draperi, agrégée de philosophie, maître de conférence, à l'université de Picardie *Jules-Verne*, à mes collègues Olivier Boitard, Christian Carette et Catherine Stef, à Jean-René Vicet, ancien vice-recteur, qui m'ont fait bénéficier de leurs remarques stimulantes sur l'ouvrage.

– Jean-Denis Routier, médecin de santé publique de l'ARS de Picardie, pour ses éclairages sur la coupe Pathos, à Jacques Gauillard psychiatre, Catherine Brandon médecin coordonnateur, André Delehelle médecin, président de l'Unafam 02, Camille Lepla, assistante sociale, pour la qualité des échanges.

– Lorène Jovelet, agrégée de lettres, pour sa contribution à la lecture des épreuves.

– Mesdames Florence Thomas-Martin et Agnès Belmer documentalistes, des bibliothèques de l'EPSMD de Prémontré et du CH du Vinatier.

– Toute l'équipe de John Libbey Eurotext, en particulier Mesdames Valérie Parocco, directrice éditoriale, et Anne Chevalier, éditrice, pour la vaillance avec laquelle ont traité les desiderata de l'auteur et le soin mis à la composition et à la réalisation de l'ouvrage, un « *work in progress* » !

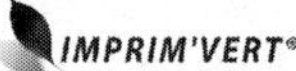

Achevé d'imprimer par Corlet, Imprimeur, S.A.
14110 Condé-sur-Noireau
N° d'Imprimeur : 183539 - Dépôt légal : mars 2017
Imprimé en France